北京协和醫院

PEKING UNION MEDICAL COLLEGE HOSPITAL

第②版

妇产科住院医师手册

主编 尹婕 周莹

人民卫生出版社
·北京·

图书在版编目（CIP）数据

北京协和医院妇产科住院医师手册 / 尹婕，周莹主编 . —2 版 . —北京：人民卫生出版社，2021.1
ISBN 978-7-117-31218-9

Ⅰ. ①北… Ⅱ. ①尹…②周… Ⅲ. ①妇产科病 — 诊疗 — 手册 Ⅳ. ①R71-62

中国版本图书馆 CIP 数据核字（2021）第 019638 号

人卫智网	**www.ipmph.com**	医学教育、学术、考试、健康，购书智慧智能综合服务平台
人卫官网	**www.pmph.com**	人卫官方资讯发布平台

北京协和医院妇产科住院医师手册
Beijing Xiehe Yiyuan Fuchanke Zhuyuan Yishi Shouce
第 2 版

主　　编： 尹　婕　周　莹
出版发行： 人民卫生出版社（中继线 010-59780011）
地　　址： 北京市朝阳区潘家园南里 19 号
邮　　编： 100021
E - mail： pmph @ pmph.com
购书热线： 010-59787592　010-59787584　010-65264830
印　　刷： 廊坊一二○六印刷厂
经　　销： 新华书店
开　　本： 787 × 1092　1/32　印张：13　插页：5
字　　数： 297 千字
版　　次： 2012 年 3 月第 1 版　2021 年 1 月第 2 版
印　　次： 2021 年 4 月第 1 次印刷
标准书号： ISBN 978-7-117-31218-9
定　　价： 88.00 元

编　者（以姓氏汉语拼音为序）

陈　娜　　戴毓欣　　范　融
桂　婷　　郭　琦　　胡惠英
计鸣良　　李　玲　　李　舒
李　源　　李晓川　　梁　兵
梁　硕　　刘　倩　　刘思邈
娄文佳　　吕　嬿　　吕昌帅
毛　溯　　戚庆炜　　商　晓
史精华　　宋晓晨　　孙　崟
汤萍萍　　陶　陶　　仝佳丽
王　丹　　王　姝　　王　涛
王永学　　杨　华　　杨　洁
尹　婕　　张多多　　张国瑞
钟逸锋　　周　倩　　周　莹
周希亚

第 2 版总序

规范的住院医师培训体系是百年协和人才培养的"瑰宝",该体系源自 20 世纪初北美医学教育改革产物的"霍普金斯医学教育模式",与中国传统的"大医精诚"道德价值观相融合,强调知识、技能和素质的结合与统一,是医学临床专家形成过程的关键所在。北京协和医院在国内率先建立严格、规范、与国际接轨的住院医师培训制度,始终秉持"三基三严"、住院医师 24 小时负责制等优秀传统,注重素质培养与文化熏陶。

2012 年,由北京协和医院住院医师编写的北京协和医院住院医师手册系列书第 1 版正式出版,深受住院医师、主治医师及医学生们的喜爱,成为住院医师培训的重要参考书籍。在过去的 8 年时间里,医学知识更迭加速,循证医学理念已植根于青年医师心中,大量国内外诊治指南和共识不断更新,对于疾病发病机制的研究,以及新治疗技术的开展都取得了新进展。同时,全国住院医师培训制度逐渐成熟,培训体系不断完善,北京协和医院牵头成立"中国住院医师培训精英教学医院联盟",推出"临床医学博士后培养"项目,发布我国首部"住院医师核心胜任力框架共识",积极推进全国住院医师规范化培训水平的提升。

北京协和医院青年医师们怀揣对医学的热爱和对

科学的敬畏,对北京协和医院住院医师手册系列书进行了第 2 版修订,聚焦常见病的规范化诊治,从住院医师培训的角度阐述基本理论、基本知识及基本技能,融入了青年医师在北京协和医院临床工作中接触到的疑难、罕见及危重症病例的诊疗心得,是"严谨、求精、勤奋、奉献"的协和精神在青年一代传承的生动写照。

2020 年,在抗击新冠肺炎疫情的战斗中。北京协和医院作为医疗卫生领域的"国家队",第一时间派出 186 名队员出征武汉。战"疫"初期,在对新发疾病认识不清、没有特效药的情况下,北京协和医院援鄂抗疫医疗队的队员们抗击疫情的武器就是"基本功",就是"三基三严",这正是北京协和医院医学教育和人才培养的准则。我们相信本套书将成为广大住院医师必备的案头书,帮助他们成长为优秀的青年医师。

2021 年,北京协和医院即将迎来百年华诞,本套书也是向协和百年献礼的书籍之一。作为中国住院医师规范化培训的实践者和先行者,北京协和医院将继续坚持高标准、高起点和严要求,搭建实践育人平台,不断探索,传承精进,竭力培养医学顶尖人才。我们非常欣慰地看到协和青年们始终朝气蓬勃、奋发有为,期待他们在迈向协和新百年的新征程中,不负韶华,砥砺奋进,为国家医学事业发展、服务人民百姓健康、实现中国梦贡献青春力量!

北京协和医院院长　　　　北京协和医院党委书记

赵玉沛院士　　　　　　　张抒扬教授

2020 年 10 月

第 2 版前言

2019 年初，北京协和医院再次接到人民卫生出版社的邀请，希望能够对 2012 版的《北京协和医院住院医师手册》进行再版。北京协和医院包括妇产科在内的内科、外科、儿科等多个相关科室的中青年医师热情饱满地承担了这项任务。2012 年身为住院医师的我们都有幸参与了第 1 版的撰写，这套书也成为伴随我们完成住院医师轮转重要的阅读和参考丛书，能够帮助我们解决日常工作中遇到的最常见问题。

8 年的时间，在妇科和产科领域，许多疾病的诊断、治疗观念和方法都有所更新。8 年的时间，当初还是住院医师的我们也成长为主治医师、副教授。多年的临床一线工作，使得我们真正知道住院医师工作中最需要知道的是什么、最欠缺的是什么、最需要帮助的是什么。我们删减了一些不常遇到的疾病，变更为临床更常见、更重要、研究热点疾病的诊断和处理，并对常见疾病的诊疗进展进行了更新，比如我们增加了新生儿复苏、产后出血处理中增加了子宫的缝合技术等，使得整本书的内容做到"与时俱进"。

因为该手册是写给住院医师看的，所以涉及的也都是住院医师日常工作中经常遇到的，特别是需要住院医师初步处理甚至决策的内容。这个初衷并没有改变，所以这次改版我们仍然秉承前一版的宗旨：内容并不"博大"，更不"精深"，能解决临床工作中遇到的问题就好，但就是这些内容，哪怕是最基本的知识和技能，我们都尽力查阅权威的著作，并请相关领域的专家审阅把关。使得整本书的内容做到"准确、实用"。

这次妇产科分册的编写任务仍然落到了全体妇产科住院医师的头上。鉴于第 1 版我们的亲身经历，我们有理由相信，尽管住院医师刚刚走出校门不久，尽管他们临床经验欠缺，理论知识并不丰富，但是他们在北京协和医院人文、学术氛围的熏陶下，完全有能力独立完成编写一本写给自己和同道的书籍任务。原来的编者变成了审阅者，新参与人员也同前人一样都抱着相同的态度和决心准备本书的编写工作，同时也是给自己一次总结更新知识的机会，通过独立编写，提高和丰富自身的知识和技能。

我们仍然把这本书定位于"口袋式"的参考书，放在我们白大衣的口袋里，伴随我们查房、处理病患的临床工作。当我们遇到临床问题时，能够迅速找到相应的标题，直接得到规范的诊疗原则、处理流程。我们编写的虽然不是专著巨作，内容不会面面俱到，但绝对"接地气"，是"浓缩的精华"。真心希望这本手册能够为大家"答疑解惑"，你们的认可就是对我们最大的肯定。

当然我们深知，我们目前的知识和技能水平还是非常有限，书里有的内容基本上是依据北京协和医院的临床诊疗常规或指南编写，不一定完全符合其他医院的实际。郎景和院士常教导我们说："我们不能保证治疗好每一位患者，但要保证好好治疗每一位患者。"同样，我们不能保证每个章节都没有错误和不当之处,但能保证认认真真写好每一个章节,希望读者们谅解并不吝赐教。

同样,我们首先要感谢我们的患者,他们是最好的老师;其次,要感谢北京协和医院妇产科参与审阅的各位专家,他们是最好的指挥家;最后,要感谢参与撰写的全体医师,他们是最好的战友。

尹 婕 周 莹

2020 年 10 月

第1版总序

"住院医师制"是现代医学发展的必然结果。该制度最初发轫于欧洲,后传入美国,20世纪初美国约翰·霍普金斯大学医学院加以改革和完善,使之成为现代医师培养体系不可或缺的一环。1921年北京协和医院以约翰·霍普金斯医学院为模板,建立了正规化的住院医师培训体系,成为该领域的国内先行者。90年过去了,目前协和仍然保留了这一宝贵传统,其要旨在于帮助住院医师打下坚实全面的临床基础,掌握独立工作的临床经验,使之初步具备一定的科研和教学能力,从而为各三级学科输送优秀人才。在历史上,住院医师培训始终是协和人才培养的核心内容,一代医学大师如张孝骞、林巧稚、曾宪九等都脱胎于该体系。

当前,全国范围内正探索建立住院医师培训制度。但由于各地区发展水平存在差异,目前还处于摸索阶段,缺少成熟的范例,更难以做到全国的整齐划一。有鉴于此,我们有心将协和多年来的经验和成果作初步总结,以就教于医界同道。展现在读者面前的这四本《北京协和医院住院医师手册》,正是我们的住院医师们自发编写,并由上级医师审阅修订后的成果。协和年轻的住院医师们在辛勤工作之余，总结自己的临床心得，结合医学领域的最新进展，借鉴医界前辈的宝贵经验，聚沙成塔，集腋成裘，终于完成了这一丛书的编著，展现了他们的临床能力和学术水平。

该丛书可用于相关专业住院医师的培训教材，也可作为高年资医师的参考读物。由于经验和学识尚有不足，住院医师们的著述可能会有一定的瑕疵，但他们代表着临床医学事业的未来。在这些年轻人身上，我们看到了热情、专注、纯粹和奉献的职业精神。我们期待着他们不断提高，继续传承和发扬协和传统，为人民健康事业作出更大贡献，将来在世界舞台上奏响中国医学的华彩乐章！

敬请国内同道不吝指正。

北京协和医院院长　　　北京协和医院党委书记

赵玉沛院士　　　　　　姜玉新教授

2012 年 2 月

第1版序

本书是《北京协和医院住院医师手册》丛书的妇产科学部分，是以住院医师手册为主旨编撰的。

住院医师的特点是：刚刚结束医学的系统理论学习、缺乏实践技能（尽管有见习及实习的临床训练，但离掌握临床技能相去甚远），由于没有临床印证，所学的理论也很不牢固，容易忘却和模糊，所以住院医师阶段实际属于"医学徒"，即跟随上级医师学习做医生。

根据上述住院医师的特点，首先应该加强临床实践，将书本上、课堂上所学的理论和知识应用到临床上，反复实践，形成自己的技能和经验。其次，必须有一本可以随时查阅的参考书，简明扼要，方便快捷，即为手册或备忘录，避免遗忘和疏漏，或者至少原则精准，大项不缺，此即为手册之功效。如若深入研讨，可以再查找其他参考书或文献。

这本手册的编写者全都是北京协和医院妇产科的住院医师，并且妇产科所有住院医师都参加了这本手册的编写。住院医师的知识积累和临床阅历都有限，能够独立完成编写书籍的任务吗？一开始我们也有这样的顾虑。此时我们想到了国际著名的《约翰·霍普金斯妇产科手册》(*The Johns Hopkins Manual of Gynecology and Obstetrics*)。这本书至今已经出到第 3 版，是公认的优秀手册性工具书。该书从第 1 版开始，就全部由美国约翰·霍普金斯医院的住院医师编写，很多作者后来成为享誉世界的专家。有了这本书的借鉴，我们相信中国的住院医师同样能够组织和编写一本适合中国住院医师使用的手册。

因为这本书的作者全都是住院医师，他们既是本书的编写者，又是本书的使用者，所以更加知道住院医师在临床工作中面临哪些困惑，遇到何种困难，需要怎样帮助。鉴于此，在编写时力求从这几个方面着手，不求"面面俱到"，只希望对住院医师经常遇到的问题，在提供必要的背景知识的同时，能够给出快速处理这些问题的建议。

住院医师阶段的另一个特点是非常重要的"基础建设"时期，如幼苗、如小树、如地基，要茁壮、要挺拔、要坚固，方可有收获、可成材、起大厦。所以，不可小视手册的作用，它也是基础建设的一部分。我们常说"十年磨一剑"，即从住院医师开始；我们也说"十年树木，百年树人"，也是从住院医师开始。只有翅膀坚强，才能高飞远翔。

作为住院医师，知识和经验固然有限，但工作和成长在北京协和医院妇产科这样一个临床病例丰富、学术气氛浓厚的集体，使我们的年轻住院医师有信心完成这项工作。手册编写后又请相关专业的资深医师审阅，很多审阅者都是该领域的著名专家，给出了许多宝贵的意见和建议，是掌控、是推进，使我们的年轻医师受益匪浅。我们也想通过这本手册,将北京协和医院妇产科的这些宝贵财富,奉献给所有使用这本手册的住院医师们。

郎景和

中国工程院院士

北京协和医院妇产科主任

教授　博士生导师

向　阳

北京协和医院妇产科副主任

教授　博士生导师

2012 年 2 月

第 1 版前言

2011年下半年,北京协和医院接到人民卫生出版社的邀请,希望能够编写一套适合住院医师阅读和参考的丛书,帮助住院医师解决日常工作中遇到的最常见的问题。在妇产科郎景和院士、向阳教授的关心下,妇产科分册的编写任务,落到了全体妇产科住院医师的头上。当时我们真的非常惶恐,心想:"我们只是一些刚刚走出校门不久,临床经验欠缺,理论并不丰富的小医生,能自己独立完成编写一本书的任务吗?"但是正如序言中郎景和院士和向阳教授鼓励我们的那样,只有住院医师自己才真正知道工作中最欠缺的是什么,最需要帮助的地方在哪儿。相信通过自己的独立编写,我们的知识和技能一定能够获得丰富和提高。

确实,约翰·霍普金斯大学附属医院的住院医师能够独立编写享誉世界的《约翰·霍普金斯妇产科手册》,我们中国的住院医师为什么不可以?于是北京协和医院妇产科全部住院医师,不管是第一年的"新人",还是第五年的总住院医师,都像准备一场"决战"那样准备本书的编写工作。因为该手册是写给住院医师看的,所以涉及的都是住院医师日常工作中经常遇到的,特别是需要住院医师初步处理甚至决策的内容。内容并不"博大",更不"精深",可能在很多高年资医师看来,这些内容未免有点"小儿科",但就是这些内容,哪怕是最基本的知识和技能,我们都尽力查阅权威的著作以求准确,并请相关领域的资深专家审阅把关。

当我们写完这本书的最后一个字时,蓦然发现,以前工作中的很多疑惑,在编写的过程中不知不觉已豁然开朗;很多专家的审阅意见,不就是临床工作中的"金口玉言"吗?因为这本书定位于"口袋式"的参考书,所以不可能详加解说,况且也不是专著巨作,所以也不会面面俱到,但是衷心地希望每一位读者在使用这本手册以后,能够和我们一样,有一些"原来如此"的感慨,那就是对我们最大的赞许和肯定。

我们深知,因为知识和技能的水平还非常有限,这本书一定有不少错误和不当之处,真诚地希望读者不吝赐教。书里有的内容,是依据北京协和医院的情况或指南编写,不一定符合其他医院的实际,也请读者们谅解。

最后,还要感谢我们的患者,他们其实才是最好的老师;感谢郎景和院士和向阳教授一直关心并指导本书的编写;感谢北京协和医院妇产科参与审阅的各位专家,他们无时不在帮助我们成长;感谢我们的家人对我们无私地支持。

周希亚　彭　澎
2012 年 2 月

目　录

第一篇　产科学

第二篇　妇科学

第三篇　计划生育学

第一篇

产 科 学

第一章

产科常见症状和体征

第一节　妊娠期阴道出血

阴道出血在妊娠各阶段均是常见现象。出血均来自母体而不是胎儿。临床医生通常根据患者的孕龄及其出血特征(量的多少、有无疼痛、呈间歇性还是持续性)做出临床诊断,然后利用实验室和影像学检查来证实或修正初步诊断。

一、妊娠早期阴道出血

【概述】

妊娠早期(0~13^{+6}周)阴道出血较常见,发生于20%~40%的妊娠女性。主要的非创伤性阴道出血来源有以下4个。

1. 自然流产相关性出血　是最常见的妊娠早期阴道出血原因。

2. 异位妊娠　是早期妊娠出血最严重的病因,所有妊娠女性都必须排除该诊断。

3. 妊娠着床。

4. 宫颈、阴道或子宫病变(如息肉、炎症/感染、滋养层细胞疾病)。

【评估】

评估目的是尽可能做出确定性诊断,排除严重病变(图1-1)。评估的第一步是确定患者是否已进行超声检查,明确妊娠囊的位置是在宫腔内还是宫腔外。但需要注意的是,近年来随着辅助生育技术的实现,受孕增多,不能漏诊异位双胎妊娠(即一个为宫内妊娠、一个为宫外妊娠)或宫角(间质部)异位妊娠的可能性。第二步是明确患者是否存在血流动力学不稳定,以便快速启动支持性措施和治疗。

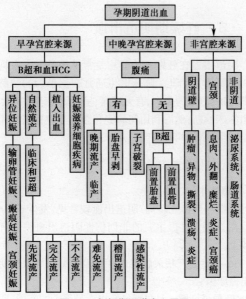

图 1-1　妊娠期阴道出血原因

【病史】

应确定出血的程度:患者是排出血凝块,还是血液渗透了衣物?患者感觉头晕目眩吗?患者有严重的盆腔疼痛或痉挛吗?患者有排出组织吗?如果患者对这些问题的回答为"是",那么诊断为异位妊娠和自然流产的可能性较大。另外,如果仅存在少量、间歇性、无痛性出血或者正常月经,并不能排除异位妊娠。

【查体】

如果患者出现直立性低血压或脉搏改变,提示重度失血,需进行支持性治疗和快速处理。应仔细检查患者排出的任何组织,如果见绒毛、部分/完整胎儿、胎膜、胎盘绒毛小叶,提示完全/不全流产,并将排出物送病理学检查,以除外妊娠滋养细胞疾病。在进行内诊前,应检查患者的腹部。

腹部检查后,令患者取截石位。检查外生殖器,以评估出血量和来源,然后插入阴道窥器。观察宫颈口有助于区分先兆流产和难免流产。如果宫颈已开,且直接观察到堵塞的孕囊,通常足以在临床上诊断为难免流产。不全流产或近期完全流产后,宫颈可以闭合,也可能扩张。扩张的宫颈内口可容纳小的器械,比如一根棉签。如果宫颈口闭合,且没有明显的出血病灶,进行双合诊盆腔检查。当存在异位妊娠时,盆腔检查可能的发现包括:附件压痛、宫颈举痛或腹部压痛;附件包块;子宫轻度增大。如果子宫的大小大于预期月份,提示存在多胎妊娠、妊娠滋养细胞疾病(葡萄胎)或其他子宫病变(子宫肌瘤可导致子宫不规则增大)。

阴道窥器检查可能发现与妊娠无关的出血来源,包括阴道肿瘤、阴道疣、阴道分泌物、宫颈息肉、宫颈炎症、宫颈外翻、宫颈肿瘤、肌瘤等。

【检查】

经阴道超声检查是早期妊娠出血评估的基础,其目的一是确定是宫内还是宫外(异位)妊娠,二是如果为宫内妊娠,确定是否为活胎。应考虑到异位双胎妊娠的可能性。

超声不能确定妊娠部位及胚胎是否存活时,连续测量人绒毛膜促性腺激素(HCG)有助于鉴别。

对所有血流动力学不稳定(低血压、心动过速、直立性低血压、晕厥)的女性,应进行血红蛋白/血细胞比容和凝血功能检查。

【处理】

从以上评估中收集到的资料可以用于确定诊断及治疗计划。早期妊娠阴道出血明显的女性,应进行血型检查及配血准备。具体处理细则详见各专题。

二、妊娠中、晚期阴道出血

【概述】

妊娠中期(14~27^{+6}周)和妊娠晚期(28周至分娩)较少发生阴道出血。在这些时间段阴道出血的主要原因是：

1. 见红与临产(根据定义,早产临产/足月产临产分别发生在36^{+6}周以前、37周以后)。

2. 自然流产(根据定义,自然流产发生在妊娠28周以前)。

3. 前置胎盘。

4. 胎盘早剥。

5. 子宫破裂。

6. 前置血管。

7. 其他病因,包括宫颈、阴道或子宫病变(如息肉、炎症/感染、滋养细胞疾病)等。

【评估】

妊娠20周前阴道出血女性的评估与早期妊娠出血的评估相似,但较少考虑异位妊娠。第一步确定出血的程度以及出血是否伴随疼痛。只存在少量、间歇性、无痛性出血提示见红来自于宫颈功能不全、小面积边缘性胎盘分离或宫颈/阴道病变(如息肉、感染、癌症)。出血量较大(特别是伴有疼痛时)更符合先兆/难免流产或较大面积胎盘早剥的表现。

腹部查体可以明确子宫的大小,从而判断孕周。腹部检查后,让患者取截石位。检查外生殖器,然后插入阴道窥器。如上所述,体格检查可能发现与妊娠无关的出血来源,如宫颈外翻、息肉、炎症、生殖道撕裂伤等。如果直接观察到宫颈扩张或胎膜,在有宫缩的情况下,诊断为难免流产,而在无宫缩的情况下,可能诊断为宫颈功能不全。

对于出血量大、甚至血流动力学不稳定(低血压、心动过速、直立性低血压、晕厥)的患者,应进行血常规和凝血功能检查,必要时查血型及配血。

超声检查同样是评估中期妊娠出血的基础。超声可以明确胎儿及胎心搏动情况,胎盘是否覆盖子宫颈口(前置胎盘)、是否存在蜕膜出血导致胎盘剥离(即胎盘早剥)的证据,以及宫颈是否存在提示宫颈功能不全的征象(宫颈长度缩短、宫颈内口扩张、胎膜脱出)。

妊娠 20 周后出血,与妊娠前半期出血不同,在排除前置胎盘前应避免宫颈指诊。对前置胎盘进行指诊可立即引起重度出血。评估流程详见图 1-2。

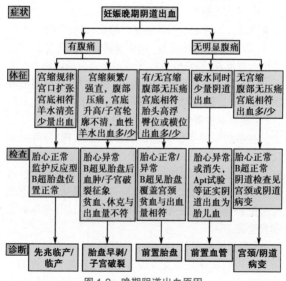

图 1-2 晚期阴道出血原因

【处理】

对于妊娠中期和妊娠晚期时阴道出血的妊娠女性,

其处理取决于很多因素,包括孕龄、出血的原因、出血的严重程度和胎儿状况。具体处理方法详见对应的专题。

(梁　硕　王　涛　胡惠英)

第二节　妊娠期腹痛

【概述】

妊娠期腹痛和急腹症的处理与非妊娠状态时类似,但处理需要考虑到与妊娠、孕龄和胎儿状态相关的生理/解剖变化,以及可能更多地由妊娠状态引起或与产科并发症相关的急腹症病因。

【评估】

除了成人腹痛的一般性诊断评估(全面询问病史和详细查体),还需记录胎儿心率。病史询问除了内、外科病史,还应了解既往史和当前产科病史,是否有任何阴道出血或流液(胎膜破裂)。子宫的检查应该评估子宫大小、张力,是否存在压痛。如为妊娠后半期,注意宫缩频率和强度。评估有无胎膜破裂和宫口扩张/宫颈管消退。

【实验室检查】

基本的实验室检查包括血常规、尿常规、肝和胰腺功能检查(氨基转移酶、胆红素、淀粉酶、脂肪酶)。若存在发热或生命体征不稳定,应进行血培养和尿培养。对于血流动力学不稳定的女性,应进行凝血功能、血型和交叉配血检查。对于呕吐或厌食的女性,应评估电解质和肾功能。

【影像学检查】

超声通常是妊娠女性腹部诊断性影像学检查的一线检查方式。当超声结果模棱两可或不确定时,二线影像学检查方式包括磁共振成像(magnetic resonance imaging,MRI)、计算机断层扫描(computed tomography,CT)等。MRI避免了电离辐射,且对许多疾病的诊断而言,它的效果与 CT 相似。

【鉴别诊断】

常见腹痛原因的鉴别思路,见图 1-3。产科因素中,妊娠前半期流产、异位妊娠是鉴别重点。妊娠后半期,与妊娠相关的腹痛是鉴别重点,并常威胁母胎安危,应尽早识别,早期处理。妊娠晚期腹痛的详细鉴别,见图 1-4,具体处理详见各专题。

妇科因素引起的腹痛常见附件(卵巢/输卵管)扭转、卵巢囊肿破裂或出血、子宫肌瘤变形或扭转。处理见本章"妊娠期的妇科手术"部分。

其他内科和外科疾病引起的腹痛包括胃食管反流、胆囊疾病(妊娠期胆石症、急性胆囊炎)、急性肝炎、急性胰腺炎、肺炎、肠梗阻、穿孔性溃疡、急性阑尾炎、肾结石、炎症性肠病、憩室炎、创伤、肠胃炎、肠系膜静脉血栓形成等,需要专科配合诊治。

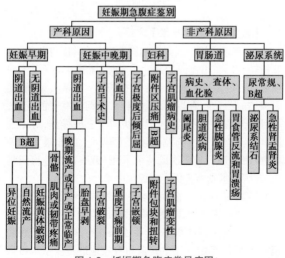

图 1-3 妊娠期急腹症常见病因

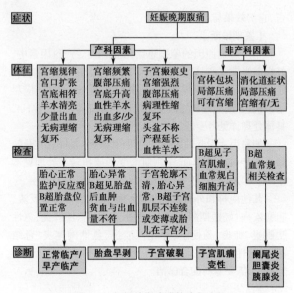

图 1-4 妊娠晚期腹痛的诊断流程

【妊娠期的妇科手术】

1. **手术选择** 当妊娠期腹痛患者合并附件包块,可疑扭转、破裂、出血或者恶性病变时,常需要积极手术探查处理。妊娠期行腹腔镜手术探查具有术后疼痛、肠梗阻、粘连形成少,住院时间短、日常活动恢复快的优势,并且与开腹手术相比,可以减少对子宫的操作,对子宫影响小。但如果术前超声诊断发现巨大的卵巢实性肿块,或患者进行过多次既往手术和/或有粘连性疾病病史,开腹手术则通常优于腹腔镜手术。

2. **手术时机** 急诊手术不考虑孕周问题,择期手术则推迟到分娩之后,限期手术最佳时机为中期妊娠的早期。此阶段子宫体积不大,手术操作空间尚充足,腹腔镜手术可在妊娠女性中安全而有效地进行。手术可最晚至孕 34 周进行。

3. **手术操作** 手术过程中,根据计划手术类型,妊娠女性取仰卧位或低截石位,最好向左倾斜,降低子宫对腔静脉和主动脉的压迫。麻醉方式则根据手术范围和需要进行选择,尽管麻醉药物不增加妊娠早期胎儿致畸率、流产率及妊娠不良结局,但仍应尽量减少药物暴露。

腹腔镜手术时,插入主套管针时需要注意避免损伤妊娠子宫,置入口可定位在宫底上方至少 6cm 处,并提起腹壁插入,可以获得最佳视野和操作空间。气腹压力(intraabdominal pressure, IAP)应保持 8~12mmHg,不能超过 15mmHg,以免影响胎盘血供。有条件也可考虑行单孔腹腔镜手术。开腹手术的切口取决于术式和孕周。一般而言,推荐选择腹正中切口,既容易暴露,也容易必要时延长切口。

术中操作尽可能轻柔,尽量缩短手术时间,使用下肢充气加压装置预防血栓,有文献报道手术时间超过 45 分钟需使用低分子肝素预防性抗凝治疗。

4. **术后护理** 应根据孕龄情况,在恢复室进行胎心率和子宫活动监测。对于早期妊娠(孕 7~9 周)以前、手术去除患者黄体者,应给予黄体酮支持(经阴道 / 口服 / 肌内注射给药)。孕 9 周以后,胎盘形成,则不再需要黄体支持。对于妊娠晚期出现先兆早产的患者,给予抑制宫缩剂治疗。必要时可应用阿片类药物和止吐剂,以控制术后疼痛和恶心。应避免使用非甾体消炎药,尤其是孕 32 周后,因为可能引起胎儿动脉导管过早闭合。

（梁　硕　王　涛　胡惠英）

第二章

正常妊娠

妊娠是胚胎和胎儿在母体内发育生长的过程。从成熟受精卵开始,到胎儿及其附属物娩出终止。我国对于围生期的定义是从妊娠满 28 周(即胎儿体重 ≥ 1 000g 或身长 ≥ 35cm)至产后 1 周。

第一节 妊娠期监护措施

妊娠期的监护包括对孕妇和胎儿的监护。

产前检查从确诊为早孕就开始,妊娠 28 周前每 4 周一次,28~36 周每 2 周一次,36 周以后每周一次。高危妊娠应酌情增加产前检查次数。产前检查的内容包括病史采集、全身检查和产科检查。

采集病史时,要系统询问产妇的基本情况、本次妊娠情况、月经史、既往孕产史、既往史和家族史。根据末次月经的日期推算预产期(停经 40 周),具体方法为末次月经月份减 3 或加 9,日数加 7。对于末次月经记不清、月经不规律或哺乳期未来月经的女性,应综合早孕反应、胎动开始时间、子宫大小及 B 超测量的顶臀长和双顶径进行推算。

【全身体格检查】

进行全身体格检查时,应该特别注意患者的血压、体重和水肿的情况。

1. 胎儿大小 根据宫高和腹围判断胎儿大小(表 2-1)。

表 2-1 不同妊娠周数的宫底高度及子宫长度

妊娠孕周	手测宫高	尺测耻上子宫长度 /cm
12 周末	耻骨联合上 2~3 横指	–
16 周末	脐耻之间	–
20 周末	脐下 1 横指	18

续表

妊娠孕周	手测宫高	尺测耻上子宫长度 /cm
24 周末	脐上 1 横指	24
28 周末	脐上 3 横指	26
32 周末	脐与剑突之间	29
36 周末	剑突下 2 横指	32
40 周末	脐与剑突之间	33

2. 胎位的判断 通过四步触诊法判断胎产式、胎先露、胎位及胎先露是否衔接。

第一步手法：左手置于宫底，确定宫底的位置，估计胎儿大小与孕周是否相符。双手置于宫底，以两手指腹相对交替轻推，判断宫底的胎儿部分是头还是臀，浮球感为胎头，胎臀软而形态不规则。

第二步手法：两手掌分别置于腹部两侧，交替轻轻深按，确定胎背和肢体的位置。平坦饱满为胎背，凹凸不平为胎儿肢体。

第三步手法：右手拇指与其余四指分开，置于骨盆入口上方，握住胎先露，判断先露为胎头或胎臀，左右推动，以确定是否衔接。

第四步手法：双手分别置于胎先露两侧，向骨盆入口方向深按，判断胎先露入盆的深度。

3. 胎心音检查 胎心音在胎背上方腹壁处听诊最清楚。枕先露时，胎心在脐下方。臀先露时，胎心在脐上方。

4. 产道评估

(1)骨产道检查：骨产道各条重要的解剖径线，如表2-2所述。

表 2-2　女性骨盆解剖径线

名称	定义	长度 /cm
骨盆入口平面		
对角径	耻骨联合下缘到骶岬上缘中点的距离	12.5~13
入口前后径（真结合径）	耻骨联合上缘中点至骶岬前缘正中间的距离	11
中骨盆平面		
中骨盆横径	坐骨棘间径距离	10
骨盆出口平面		
出口横径	坐骨结节间径,即两坐骨结节内侧缘的距离	8.5~9.5(成人一横拳)
出口后矢状径	骶尾关节至坐骨结节间径中点间的距离	8~9

出口横径 + 后矢状径大于 15cm,3 500g 以下的胎儿可以经阴道试产。此外,耻骨弓角度也可以间接预测骨盆出口的横径,正常值为 90°,小于 80° 为不正常。

(2)软产道检查:软产道由子宫下段、宫颈、阴道及盆底软组织形成,应除外畸形、赘生物及囊肿等。

【胎儿宫内评估】

1. **胎动**　每次计数 1 小时,共 3 次,相加后乘以 4 得到 12 小时胎动计数。≥ 30 次 /12 小时,为正常。<10 次 /12 小时,提示胎儿缺氧。

2. **B 超**　评价胎儿宫内生长发育情况、胎动,发现胎儿畸形,测羊水量,观察胎盘位置等。

3. **胎心监护**　具体见本章"第二节"。

4. **胎儿畸形及遗传疾病监测**　包括母血清学唐氏筛查(早期唐氏筛查、中期唐氏筛查)、胎儿游离 DNA 无创产前筛查、形态学检查[胎儿颈项透明层厚度(NT)超声及妊娠中期排畸超声〕、绒毛活检、羊水或脐血穿刺、羊水中胎蛋白(alpha-fetoprotein,AFP)等成分测定、胎儿镜检查等。

5. 产前筛查与诊断的时机

(1)早期唐氏筛查与 NT 超声检查:11 周至 13^{+6} 周。

(2)中期唐氏筛查:15~20 周。

(3)无创产前筛查(NIPT):孕 12 周后。

(4)有创产前诊断

1)绒毛活检(10~13 周)。

2)羊水穿刺(15~20 周)。

3)脐血穿刺(25~30 周)。

(张多多　吕　嬿　胡惠英)

第二节　胎心监护

一般在 28~32 周后进行。可靠的胎心率图形为:基线 120~160 次/min,变异正常,伴有胎心加速。胎心监护的意义,见表 2-3。

表 2-3　胎心加速和减速的意义

胎心变化	出现时间	变化幅度	持续时间	回复时间	意义
加速	胎动时	15 次/min 以上	15s 以上		提示胎儿情况良好
早期减速	与宫缩同时开始与结束	低于基线 20~30 次/min	短	快	胎头受压
变异减速	与宫缩无恒定关系	幅度不定	长短不一	快	脐带受压
晚期减速	宫缩高峰后开始,持续到宫缩结束后	低于基线 10~40 次/min	长	缓慢	胎盘功能不良,胎儿缺氧

1. **无应激试验(NST)**　20分钟内胎心监护出现≥3次胎动时胎心加速,称为有反应型,胎儿1周内死亡风险低(不包括急性缺氧所致的死亡),否则为无反应型,应继续监护至40分钟,直至出现胎心加速,如仍无反应,应在24小时内重复或行缩宫素激惹试验。

2. **缩宫素激惹试验(OCT)**　通过缩宫素诱导宫缩3次/10min,观察20分钟,如果10分钟内连续出现3次以上晚期减速、胎心基线变异减少(<5次/min)称为OCT阳性,提示胎盘功能减退,胎儿宫内缺氧。

(王　涛　胡惠英)

第三节　先兆临产和临产

【先兆临产的表现】

1. 假临产

(1)出现不规律宫缩,常于夜间出现,不伴有宫颈管的变化,镇静剂可以抑制。

(2)胎儿下降感。

(3)见红。

2. 先兆临产的处理

(1)核对孕周和产前检查资料,判断孕妇是早产先兆临产,还是足月先兆临产。有无阴道分娩的禁忌证。明确有无临产后的特殊准备,如配血、会诊等。

(2)明确孕妇为足月先兆临产且无阴道分娩的禁忌证后,可以让孕妇回家观察,但务必嘱孕妇如果宫缩逐渐转强、转规律,或者出现阴道出血、流水,或者自觉胎动异常或有其他不适,应立即返院。

(3)有阴道分娩禁忌证而需要剖宫产终止妊娠的孕妇,在出现先兆临产后,应入院准备剖宫产。

【临产的表现】

1. 规律宫缩,宫缩强度逐渐增强,每次持续≥30秒,间歇 5~6 分钟。

2. 伴有宫颈管进行性消退、宫口扩张和胎先露下降。

3. 镇静剂不能抑制宫缩。

【临产的处理】

1. 核对产前检查资料,如果没有近期(1 周内)的血常规、凝血化验和胎儿超声评估,需检查。

2. 核对孕周,如为早产临产,需按早产处理(第四章第五节)。如为足月临产,则收入待产室,观察产程进展。

3. 有阴道分娩禁忌证,需行剖宫产术终止妊娠的孕妇,立即入院行剖宫产术术前准备。

4. 就诊时初步判断已经临产的产妇,一定要做阴道检查,评估宫颈消退、宫口开放、先露位置、胎膜完整情况。就诊时初产妇宫口近全、经产妇宫口开大 4cm 时,应尽快送入产房准备接产。产妇转运过程中,初诊医师必须全程陪同,直至产妇进入产房,并且中途必须携带接产器械(如无菌产包),以备途中接产用。对于估计即将分娩,无时间转运到产房的经产妇,需立即就地做好接产准备,同时呼叫上级医师支援。

(张多多　吕　嬿　胡惠英)

第四节　正常阴道分娩

【背景知识】

分娩全过程是从规律宫缩开始到胎儿、胎盘娩出为止,总产程分为 3 个阶段。

第一产程:从规律宫缩到宫口开全,初产妇需要 11~12 小时,经产妇需要 6~8 小时。主要表现为规律宫缩,宫口扩张,胎头下降和胎膜破裂。

第二产程:从宫口开全到胎儿娩出,初产妇需要 1~2 小时,经产妇一般数分钟即完成。胎头拨露:宫缩时胎头露出阴道口,间歇期又缩回。胎头着冠:宫缩间歇胎头也不能回缩。

第三产程:从胎儿娩出到胎盘娩出,需 5~15 分钟,不超过 30 分钟。胎盘剥离征象:宫体变硬呈球形升高;脐带自行延长;阴道少量流血;手压耻骨联合上方子宫下段,脐带不回缩。

【接诊要点】

1. 第一产程

(1)宫缩监护:手感最简单、也最直观。最常用的是电子外监护。

(2)肛门或阴道检查:了解宫颈质地、宫口扩张、是否破膜、骨盆大小、胎位和胎头下降情况。结合胎头下降和宫口扩张情况可绘制产程图。

(3)胎膜破裂后:立即听胎心,观察羊水性状。警惕脐带脱垂。

(4)胎心听诊:潜伏期 1~2 小时听诊一次,活跃期15~30 分钟听诊一次,每次 1 分钟。

(5)孕妇生命体征测量:每 4~6 小时测量一次。

(6)活动与休息:宫口扩张至 3cm 后,可肌内注射哌替啶 100mg 镇痛,使产妇充分休息,产程进展较快者慎用。

(7)排尿与排便:每 2~4 小时排尿一次,避免膀胱充盈影响胎头下降,必要时可导尿。

(8)其他:安慰、鼓励产妇,少量多次进食,摄入足够水分,外阴备皮等。

(9)新产程标准:为进一步降低剖宫产率,减少对产程不必要的干预,2014 年我国推出了新产程标准,将宫口开大 6cm 作为活跃期的起点,之后又根据新产程应用中存在的相关问题,在 2020 年发表了《正常分娩指南》,现将其要点进行归纳(表 2-4)。

1)潜伏期的管理:潜伏期延长的发生率仅为 4%~6%。新产程专家共识指出,潜伏期延长不作为剖宫产术的指征,但并不意味着仅仅去等待:宫口开大 0~ <3cm 时,建

议每 4 小时进行阴道检查以了解宫口扩张的情况;如潜伏期已经超过 8 小时,应实施干预,宫口开大 0~<3cm 的干预手段主要为支持、镇静、镇痛、休息和缩宫素静脉滴注,不宜选择剖宫产。宫口开大 3~<6cm 时,每 2 小时进行阴道检查以了解宫口扩张情况,若无进展应进行干预,宫口开大 3~<6cm 应选择人工破膜和缩宫素静脉滴注以促进产程进展。

2) 活跃期的起点是否必须是 6cm 个体差异很大。就每例产妇而言,宫口开大 3~6cm 都有可能是活跃期的起点。25% 的产妇宫口开大 3cm 时就进入活跃期,50% 的产妇是在宫口开大 4cm 时进入活跃期,宫口开大 6cm 时 100% 的产妇进入了活跃期。2014 年中华医学会妇产科学分会产科学组《新产程标准及处理的专家共识》推荐宫口开大 6cm 为活跃期标志,是为了避免对活跃期停滞的过度或过早诊断,降低剖宫产率。2018 年 WHO 综合关于低危、自然临产孕妇产程进展情况的系统综述,推荐以宫口扩张 5cm 作为活跃期标志。我国经过专家认证,2020 年中华医学会围产医学分会《正常分娩指南》推荐以宫口扩张 5cm 作为活跃期标志。活跃期异常应积极处理,应每 2 小时进行检查,不可盲目诊断活跃期延长或停滞。若出现异常应首先进行阴道检查,如胎膜未破应人工破膜,破膜之后观察 1~2 小时,如宫缩不佳应考虑静脉滴注缩宫素。如果达到活跃期停滞的诊断标准,可考虑行剖宫产术。

2. 第二产程

(1)严密监测胎心,每 5~15 分钟听诊一次。

(2)指导产妇屏气用力。

(3)按照分娩机制,保护会阴,协助胎头以最小径线在宫缩间期缓慢通过阴道口。要点包括:①接生者站在产妇右侧;②可人工破膜;③胎头拨露,会阴紧张时开始保护,协助胎头俯屈和缓慢下降;④宫缩间歇期放松保护会阴的右手,防止会阴水肿;⑤胎头枕部从耻骨弓下露出时,协助胎头仰伸;⑥宫缩间歇期稍向下屏气,胎头缓慢娩出;⑦脐带绕颈时退下或剪断;⑧胎头娩出后仍不能放松会阴保护,不急于娩肩,挤压口鼻黏液;⑨协助胎头复位及外旋转,使胎肩经与骨盆出口前后径一致,下压颈部,使前肩娩出,再托胎颈向上,使后肩娩出;⑩协助胎体及下肢娩出。

(4)会阴切开的指征:①胎儿过大或会阴过紧;②产前或吸引器助产;③会阴撕裂不可避免;④母儿情况急需结束分娩。一般行左中侧切术。

表 2-4 新旧产程标准的比较

(2020 年 7 月中华医学会围产医学分会发表新指南)

类别	新产程标准 (中华医学会,2020 年)	旧产程标准 (美国妇产科医师协会,2003 年)
第一产程		
潜伏期		
潜伏期延长	初产妇 >20h,经产妇 >14h,缓慢但有进展的潜伏期延长不是剖宫产的指征	初产妇 >20h,经产妇 >14h,是剖宫产的指征
活跃期	宫口扩张 5cm 为起点	宫口扩张 3~4cm 为起点
活跃期停滞	宫缩正常,宫口停止扩张 ≥4h;宫缩欠佳,宫口停止扩张 ≥6h(诊断前提:胎膜已破且宫口扩张≥5cm后)	宫口停止扩张 ≥4h
活跃期延长	初产妇≥ 12h;经产妇≥ 10h	宫口停止扩张 ≥8h或 <1.0cm/h
第二产程		
初产妇	无分娩镇痛 ≥ 3h;分娩镇痛 ≥ 4h	无分娩镇痛 ≥ 2h;分娩镇痛 ≥ 3h
经产妇	无分娩镇痛 ≥ 2h;分娩镇痛 ≥ 3h	无分娩镇痛 ≥ 1h;分娩镇痛 ≥ 2h

3. **第三产程** 胎肩娩出后,静脉注射缩宫素 10U。确认胎盘完全剥离后,一手握住宫底,另一手牵拉脐带,协助胎盘娩出。注意检查胎盘及胎膜的完整性。

4. **新生儿处理** 清理呼吸道,处理脐带,阿普加(Apgar)评分。

5. **产后注意事项** 检查软产道有无裂伤。按摩子宫、注射缩宫素预防产后出血。观察生命体征、饮食、大小便、伤口等恢复情况。产后 2 小时是产后出血等并发症的主要发生时期,尤其要注意观察。

(张多多 吕 嫨 胡惠英)

第三章

异常分娩

异常分娩(abnormal labor)又称难产(dystocia),其原因可以简单地分为3类:①产力(子宫收缩力)异常;②产道(骨产道和软产道)异常;③胎儿(胎位、胎儿大小)异常。异常分娩的处理原则以预防为主,针对原因适时处理,必要时行人工助产或剖宫产。

产程异常包括以下方面。

1. 潜伏期延长 从临产规律宫缩开始至活跃期起点(5cm)称为潜伏期。初产妇>20小时、经产妇>14小时称为潜伏期延长。新产程标准已不将此作为剖宫产指征。

2. 活跃期异常

(1)活跃期延长:从活跃期起点(5cm)至宫颈口开全,称为活跃期。初产妇一般不超过12小时,经产妇不应超过10小时。

(2)活跃期停滞:当破膜且宫颈口扩张≥6cm后,若宫缩正常,宫颈口停止扩张≥4小时;若宫缩欠佳,宫颈口停止扩张≥6小时,称为活跃期停滞。

3. 第二产程异常

(1)胎头下降延缓:第二产程初产妇胎先露下降速度<1cm/h,经产妇<2cm/h,称为胎头下降延缓。

(2)胎头下降停滞:第二产程胎头先露停留在原处不下降>1小时,称为胎头下降停滞。

(3)第二产程延长:初产妇>3小时,经产妇>2小时,产程无进展,称为第二产程延长。如采用硬膜外麻醉镇痛分娩时,各延长1小时。

第一节 产力异常

【背景知识】

产力包括子宫收缩力(简称宫缩)、腹肌及膈肌收缩力和肛提肌收缩力,而子宫收缩力是临产后的主要产力,贯穿于分娩全过程,具有节律性、对称性、极性及缩复作用,本节所述产力异常(abnormal uterine action)仅指子宫收缩力异常。产力异常包括子宫收缩乏力和子宫收缩过强,每种又分为协调性及不协调性(图3-1)。子宫收缩乏力可由头盆不称、胎位异常、精神源性因素、子宫肌源性因素及内分泌失调等引起,可导致产程延长或停滞、产后出血、产妇水及电解质代谢紊乱、手术产率增加、产褥感染率增加、胎儿窘迫、新生儿窒息等母儿并发症。子宫收缩过强可导致产程进展过快、病理性缩复环或子宫破裂、子宫痉挛性狭窄环、强直性子宫收缩等,发生急产或产程延长,增加羊水栓塞、胎儿宫内窘迫、产后出血、产褥感染及手术产的机会。

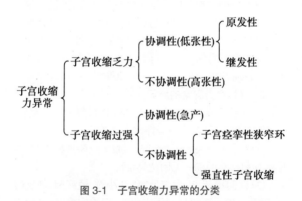

图 3-1 子宫收缩力异常的分类

【接诊要点】

1. 严密观察产程,及时检查并记录结果,以判断有无产程进展缓慢、停滞、急产。

阴道检查:潜伏期每4小时做一次阴道检查,活跃期每1小时检查一次,了解宫口扩张及胎先露下降情况,明确胎位。肛门检查已经取消!

2. 观察宫缩情况,判断产力异常的类型。

(1) 腹部触诊:观察宫缩持续时间、强度、规律性、间歇期时间及子宫放松情况,并及时记录。将手掌放置于产妇腹部,宫缩时宫体部隆起变硬、间歇期松弛变软,且宫缩以宫底部最强、最持久,约为子宫下段的 2 倍。宫缩高峰时指压宫底部肌壁仍可出现凹陷,提示协调性子宫收缩乏力。但当宫缩强度下段强于上段,且宫缩间歇子宫壁不完全放松时,则考虑为不协调性子宫收缩乏力。而腹部检查很难发现子宫不协调性收缩过强形成的子宫痉挛性狭窄环,若耻骨联合和脐部之间出现明显的环形凹陷(即病理性缩复环),则提示先兆子宫破裂。不协调性子宫收缩过强还会引起子宫持续性强直性收缩。

(2) 仪器监测:常用胎儿电子监护仪行外监测,将宫缩压力探头固定在产妇腹壁宫体近宫底部,描记宫缩曲线,可显示宫缩频率、相对强度和持续时间,同时可观察胎心率变异及其与宫缩、胎动的关系,了解胎儿在宫内的安危程度。宫缩 10 分钟内 >5 次,至少持续 20 分钟,定义为宫缩过频。

3. 寻找产力异常的原因

(1) 头盆不称:根据宫高、腹围及 B 超预测胎儿大小,并行胎头跨耻征检查,充分评估头盆关系。

(2) 胎位异常:通过腹部四步触诊法、阴道检查,必要时行 B 超检查明确有无胎位异常。

(3) 询问用药史:大剂量解痉、镇静、镇痛剂,如硫酸镁、哌替啶等可直接抑制子宫收缩,而缩宫素、前列腺素(地诺前列酮、米索前列醇)可加强宫缩,如予硬膜外麻醉镇痛可能增加胎位异常或持续性枕后位,对导致难产具有特别的重要性。

4. 鉴别诊断

(1) 病理性缩复环(图 3-2):临产后,胎先露下降受阻时,宫缩使子宫下段逐渐变薄,而子宫上段更加增厚、变短,在子宫体部和子宫下段之间形成明显的环形凹陷,此凹陷可随着产程进展逐渐上升达脐平甚或脐上,称为病理性缩复环。同时,产妇腹部拒按,疼痛难忍,且膀胱受压充血,出现排尿困难、血尿。

(2)子宫痉挛性狭窄环(图3-3):是指子宫局部平滑肌呈痉挛性不协调性收缩形成的环形狭窄,持续不放松,常位于子宫上下段交界处及胎体狭窄处,且不随宫缩而上升。腹部检查很难发现此环,而第三产程常造成胎盘嵌顿。

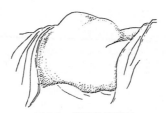

图 3-2 病理性缩复环

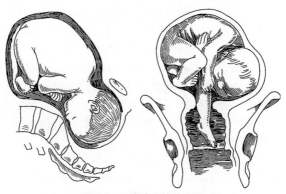

图 3-3 子宫痉挛性狭窄环

【治疗】

1. 评估阴道分娩可能性 如检查发现头盆不称(胎

儿过大、骨盆狭小等),或胎位异常(高直后位、前不均倾位、肩先露等),难以经阴道分娩者,应及时行剖宫产术。需注意,当产力异常,发生病理性缩复环时,无论胎儿是否存活,应在抑制宫缩的同时尽早行剖宫产术。

2. 一般治疗 产程的积极处理并不意味着仅仅是应用大剂量缩宫素或早期人工破膜,而应从预防难产着手,解除产妇的紧张情绪和心理顾虑,充分休息和补充水分,并指导其饮食和排便,必要时予以镇静剂。

3. 药物治疗

(1)镇静剂

1)用法及用量:①宫颈口开大 0~3cm 而潜伏期超过 8 小时,可予哌替啶 100mg 肌内注射,以纠正不协调性宫缩,缓解疼痛,给予产妇休息的机会。Friedman 的研究显示,85% 潜伏期延长的产妇如果予以镇静剂,将会进入活跃期,10% 的产妇宫缩消失即假临产,而约 5% 产妇仍处于不规则宫缩阶段,需要用缩宫素。②一旦出现强直性宫缩,则同时予哌替啶 100mg 肌内注射及 $25\%MgSO_4$ 16ml 加入 5% 葡萄糖 20ml 缓慢静脉注射来抑制宫缩,并密切监测胎儿安危,若宫缩不缓解,且出现胎儿宫内窘迫或病理性缩复环,应尽快行剖宫产术。

2)禁忌证:①不协调宫缩乏力时,如伴有胎儿宫内窘迫和 / 或头盆不称者,禁用强镇静剂;②哌替啶的代谢产物(如去甲哌替啶)会影响胎儿的呼吸中枢,可能引起新生儿呼吸抑制,故估计胎儿可能在 2 小时内娩出者,禁用哌替啶。

(2)缩宫素

1)使用指征:适用于协调性宫缩乏力、胎心良好、胎儿正常、头盆相称者,人工破膜 1~3 小时产程无进展。

2)用药前评估:使用缩宫素前评估阴道分娩的可能性,无头盆不称、胎位异常,并用胎儿电子监护仪监测胎心和宫缩 30 分钟。

3)用法及用量(北京协和医院妇产科常规用法):5%葡萄糖 500ml+ 缩宫素 1~2U,从 1~2mU/min(10 滴 /min,相当于 30ml/h)开始,每 15 分钟增加 1~2mU/min,直至产生规律宫缩。若宫缩不满意,可增加缩宫素浓度,一般不超过 3U,最大滴速 40 滴 /min,每 15 分钟检查一次宫缩、胎心情况,并记录,在宫缩规律后,检查间隔时间可延长为 30 分钟。如果使用最大剂量缩宫素,2 小时仍不能达到充分宫缩,或经过 2~4 小时充分宫缩后,宫颈扩张无进展,则考虑缩宫素无效。

有效宫缩的判定标准为 10 分钟内出现 3 次宫缩,每次宫缩持续 30~60 秒,伴有宫颈缩短和宫口扩张。

4)注意事项:①10 分钟内宫缩超过 5 次即宫缩过频,或强直宫缩,或宫缩持续时间超过 1 分钟,或宫缩间歇期宫内压超过 15~20mmHg,立即停用缩宫素;②重度变异减速、晚期减速、胎儿心动过缓或心动过速,立即停用缩宫素;③有明显产道梗阻或瘢痕子宫者禁用缩宫素;④有急产史(包括家族有急产史)者,临产后慎用缩宫素及其他促宫缩的处置,如灌肠、人工破膜等;⑤子宫不协调收缩时,禁用缩宫素,以免加重病情;⑥当胎儿先露异常、子宫过度膨胀(如病理性的羊水过多、胎儿过大或多胎时),应避免使用缩宫素。

4. 其他助产措施(详见本章第四节)

(1)人工破膜:适用于宫口扩张 ≥ 3cm、无头盆不称、胎头已衔接而产程延缓者。

(2)产钳术或胎头吸引术分娩:若母儿状况良好,胎头下降至 ≥ +3 水平,协调性宫缩乏力,可行阴道助产分娩。

5. 剖宫产 协调性宫缩乏力时,若处理后胎头下降无进展,胎头位置在 ≤ +2 以上,应及时行剖宫产术。对伴有胎儿窘迫征象及头盆不称者,或应用镇静剂后宫缩仍不协调,应考虑行剖宫产术。

【Tips】

1. 若未正式临产或是处于潜伏期,可适当给予甘油灌肠剂 110ml 灌肠,既能避免分娩时粪便污染,又能反射性刺激宫缩,加速产程进展,经产妇、胎膜早破、阴道流血、胎位异常、有剖宫产史、高血压或已经进入活跃期者禁止灌肠。

2. 嘱产妇每 2~3 小时排尿一次,以免膀胱充盈影响宫缩及胎先露下降。如有尿潴留(表现为排尿困难或淋漓不畅),则及时放置尿管。如有产间尿潴留,产后常规放置导尿管 24 小时。

3. A 类证据 硬膜外麻醉会改变正常分娩的进展,因此应谨慎地、有选择性地使用,而不是常规使用,也不可用于产程潜伏期。

4. C 类证据 因活跃期停滞而实施缩宫素催产的最短时间从 2 小时延长到至少 4 小时,既安全,又有效,也可减少剖宫产。

(商 晓)

第二节 产道异常

【背景知识】

产道异常包括骨产道异常及软产道异常,以骨产道异常多见,又称为狭窄骨盆,是指骨盆径线过短或骨盆形态异常,使骨盆腔容积小于胎先露部能够通过的限度,阻碍胎先露部下降,影响产程顺利进展。骨产道异常(图 3-4,见文末彩插)分为骨盆入口平面狭窄(常见于单纯扁平骨盆、佝偻病性扁平骨盆)、中骨盆平面狭窄(常见于男型骨盆、类人猿型骨盆)、骨盆出口平面狭窄(常见于男型骨盆)、骨盆三个平面狭窄(又称均小骨盆)、畸形骨盆。骨产道异常可引起胎位异常、产程延长及停滞、继发性宫缩乏力、产后出血、脐带脱垂、新生儿产伤等,严重时发生子宫破裂。软产道是由子宫下段、宫颈、阴道、外阴及骨盆底组织构成的弯曲管道,软产道异常常见于先天性苗勒管发育异常、妊娠合并盆腔肿瘤、手术所致瘢痕。

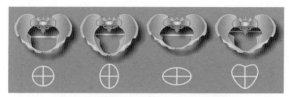

图 3-4　骨盆类型分类与主要狭窄环节

从左到右依次为:女型、类人猿型(三个平面横径均狭窄)、扁平型(入口平面前后径狭窄)、男型(中骨盆与出口平面均狭窄)。

【接诊要点】

1. 仔细询问病史及手术史

(1)病史:既往是否患佝偻病、骨结核、脊髓灰质炎及骨外伤等,既往有无难产史及原因,既往是否诊断过生殖道畸形,是否合并盆腔肿瘤。

(2)手术治疗史:既往是否行剖宫产术、子宫肌瘤剔除术、宫颈锥切术、宫颈环形电切术(LEEP 术)、宫颈环扎术、宫颈冷冻治疗、生殖道瘘修补术。

2. 体格检查

(1)全身检查

1)身高:身材矮小(身高 <145cm),体形匀称者易合并均小骨盆。

2)脊柱:脊柱侧凸者常伴偏斜骨盆畸形。

3)下肢:跛行者可伴偏斜骨盆畸形。

4)米氏菱形窝:对称但过窄者常为中骨盆狭窄;对称但过扁者常为扁平骨盆;不对称且一侧髂后上棘突出者可能为偏斜骨盆;两侧髂后上棘对称突出且狭窄者提示为类人猿型骨盆。

5)其他:骨骼粗壮、颈部较短者易伴漏斗型骨盆。

(2)骨盆测量:妊娠期行骨盆内测量和外测量,了解骨盆的大小和形态。狭窄骨盆可分为临界性狭窄、相对性狭窄、绝对性狭窄 3 个级别,具体数值详见表 3-1~ 表 3-3。

表 3-1 骨盆入口平面狭窄

测量径线		骶耻外径 / cm	对角径 / cm	骨盆入口 前后径 / cm
正常值		18~20	12.5~13	11
I 级	临界性狭窄	18	11.5	10.0
II 级	相对性狭窄	16.5~17.5	10~11	8.5~9.5
III 级	绝对性狭窄	≤ 16	≤ 9.5	≤ 8

表 3-2 中骨盆平面狭窄

测量径线		坐骨棘间径 /cm	坐骨棘间径 + 后矢 状径 /cm
I 级	临界性狭窄	10	13.5
II 级	相对性狭窄	8.5~9.5	12~13
III 级	绝对性狭窄	≤ 8	≤ 11.5

表 3-3 骨盆出口平面狭窄

测量径线		坐骨结节间径 /cm	坐骨结节间径 + 后矢状径 /cm
正常值		9	>15
I 级	临界性狭窄	7.5	15
II 级	相对性狭窄	6~7	12~14
III 级	绝对性狭窄	≤ 5.5	≤ 11

(3)腹部检查:①根据宫高、腹围,结合 B 超结果估计胎儿大小。②腹部四步触诊法,明确胎位,如有胎位异常,要考虑狭窄骨盆可能。③临产后需行胎头跨耻征检查,评估头盆关系,具体方法如下:产妇排尿后仰卧,两腿伸直,检查者一手放在耻骨联合上方,另一手向骨盆腔方向推压胎头,如胎头低于耻骨联合平面,称胎头跨耻征阴性,表示头盆相称。若胎头与耻骨联合在同一平面,称胎头跨耻征可疑阳性,表示头盆可能不称。若胎头高于耻骨联合平面,称胎头跨耻征阳性,表示头盆不称(cephalopelvic disproportion,CPD)。CPD 提示骨盆入口平面相对性或绝对性狭窄可能。

(4)阴道检查:再次确定胎位,持续性枕后位或枕横位提示中骨盆平面狭窄可能,而扁平骨盆或均小骨盆亦容易形成持续性枕横位。有无生殖道畸形,如阴道横隔、阴道纵隔、阴道斜隔。阴道有无瘢痕挛缩及严重程度。评估宫颈成熟度(Bishop 评分,表 3-4)。

表 3-4　宫颈 Bishop 评分

条件	分数			
	0	1	2	3
宫口开大 /cm	0	1~2	3~4	5~6
宫颈管消退(未消退宫颈管 2~3cm)/%	0~30	40~50	60~70	80~100
先露位置(坐骨棘水平 = 0)	−3	−2	−1~0	+1~+2
宫颈硬度	硬	中	软	
宫口位置	后	中	前	

满分为 13 分,对评分低于 7 分者,应先促宫颈成熟治疗。

3. 监测宫缩及产程进展　潜伏期延长,考虑可能有骨盆入口平面狭窄。活跃期及第二产程延长及停滞,提示中骨盆平面狭窄。如继发性宫缩乏力及第二产程停滞,要考虑骨盆出口平面狭窄。

【治疗】

1. 骨盆入口平面狭窄

(1)相对性狭窄:产力好,胎儿不大(<3 000g),胎位、胎心正常,可试产至宫口扩张至4cm以上。

(2)绝对性狭窄:足月活胎多不能经阴道分娩,应行剖宫产术。

2. 中骨盆平面狭窄

(1)坐骨棘水平以下:宫口开全,胎头双顶径已达坐骨棘水平或以下,多能自然分娩,个别情况下需手转胎头阴道助产。

(2)坐骨棘水平以上:宫口开全1小时以上,产力良好而胎头双顶径仍在坐骨棘水平以上,或伴有胎儿窘迫征象,应行剖宫产术。

3. 骨盆出口平面狭窄 原则上不能阴道试产。

4. 均小骨盆

(1)阴道试产:胎儿小、产力好、胎位及胎心正常。

(2)剖宫产:胎儿较大,合并头盆不称或出现胎儿窘迫。

5. 畸形骨盆 畸形严重、头盆明显不称者,应及时行剖宫产术结束分娩。

6. 软产道异常

(1)先天发育异常:孕前已确诊的,可先行矫形术。分娩时发现者,可 X 形切开横隔或切断纵隔,若横隔过厚,需行剖宫产术。

(2)软产道瘢痕

1)子宫瘢痕:前次剖宫产为子宫上段纵切口者,不宜阴道试产。前次剖宫产次数 ≥ 2 次者,不宜阴道试产。若前次剖宫产为子宫下段横切口,可考虑阴道试产,但需根据前次剖宫产指征、怀孕间隔时间、此次临产后头盆关系等综合分析决定。有肌瘤剔除史的产妇可阴道分娩。妊娠期及分娩过程中需警惕子宫破裂的发生,一旦出现破裂征象,立即行剖宫产术,同时修复子宫破口。

2)宫颈瘢痕:如宫颈瘢痕硬化,持续不扩张,行剖宫产术终止妊娠。若出现宫颈水肿,可予利多卡因宫颈局部注射。

3)阴道瘢痕:瘢痕严重或有生殖道瘘修补术史,行剖宫产术。

(3)盆腔肿瘤

1)子宫肌瘤:不阻碍产道,可阴道分娩。子宫下段或宫颈肌瘤,应行剖宫产术。

2)卵巢肿瘤:如需手术者,最佳时间为妊娠 12~20 周,减少对胎儿的干扰。若孕晚期发现且卵巢肿瘤阻碍胎先露衔接,则行剖宫产术,同时切除卵巢肿瘤。

3)宫颈癌:应行剖宫产术,如为早期浸润癌,可同时行宫颈癌根治术。

(商 晓)

第三节 胎位异常

【背景知识】

胎位异常包括胎产式异常(包括纵产式中的臀先露、横产式及斜产式)、胎先露异常(顶先露、臀先露、面先露、额先露、肩先露、复合先露)和胎位异常(主要为持续性枕后位/枕横位)。胎位异常可导致宫缩乏力、产程进展缓慢或停滞、子宫破裂、胎先露下降停滞、胎儿宫内窘迫、新生儿窒息等。发生胎位异常时,应及时采取措施纠正胎位,无效时,行剖宫产术。

【接诊要点】

1. 询问患者主诉

(1)过早出现排便感为枕后位,因胎儿枕部持续位于骨盆后方压迫直肠所致,同时背痛也是枕后位的临床标志。

(2)过早出现排尿困难及尿潴留为前不均倾位,因膀胱颈受压于前顶骨与耻骨联合之间。

(3)妊娠晚期胎动时,孕妇常有季肋部受顶压、胀痛感,考虑臀先露。

2. 监测宫缩及产程进展 严密监测产程进展和宫缩情况,如出现宫缩乏力、产程进展缓慢或停滞时,要警惕胎位异常的可能,进一步行腹部检查、阴道检查及B超检查。如枕后位时,因俯屈下降欠佳,不能有效扩张宫颈及反射性刺激内源缩宫素释放而导致协调性宫缩乏力。而额先露时,以胎儿枕颏径(胎头最大径线)入盆,常很难通过骨盆入口,导致继发性宫缩乏力及产程停滞。

3. 腹部检查 行腹部四步触诊法,了解有无胎产式、胎先露和胎位异常。

(1)异常情况

1)持续性枕后位/枕横位:胎背偏向母体后方或侧方,腹前壁容易触及胎儿肢体。

2)胎头高直前位:腹前壁被胎背占据,触不到胎儿肢体。

3)高直后位:腹前壁被胎儿肢体占据,有时能在耻骨联合上方触及胎儿下颏。

4)额先露:悬垂腹型或子宫体偏斜一侧疑有子宫畸形时,应警惕额先露可能。若同时在耻骨联合上方触及胎儿下颏或枕外隆凸,则可确诊。

5)面先露:腹部触诊胎儿成S形,子宫隆起而侧腹部空虚感,由于胎头过度仰伸,在胎背和枕部之间可及明显的凹陷。

6)臀先露:宫底触及圆而硬、按压时有浮球感的胎头。

7)肩先露:子宫呈横椭圆形,耻骨联合上方空虚,宫底触不到胎头或胎臀。

(2)胎心检查:臀先露时,胎心音在脐左(右)上方。肩先露时,胎心音在靠近脐周两侧最清楚。颏后位时,胎背远离孕妇腹壁,使得胎心听诊遥远,颏前位则更清晰。

4. 阴道检查

(1)触摸颅缝及囟门,并判断矢状缝位置:如位于骨盆斜径上,前囟在前,后囟在后时,考虑枕后位。矢状缝与骨盆横径一致,前囟、后囟分别位于骨盆两侧方,提示枕横位。矢状缝在骨盆入口的前后径上,偏斜度<15°,考虑高直前/后位。

(2)阴道口可见胎发,经多次宫缩时屏气不见胎头继续下降,则可能是持续性枕后位。

(3)盆腔后半部空虚且宫颈水肿,要考虑前不均倾位,因前不均倾位时前顶骨紧嵌于耻骨联合后方,压迫宫颈前唇常致其水肿。

(4)若触及额缝(额缝一端为前囟,另一端为鼻根以及鼻根内侧的眼眶),则为额先露。

(5)头位时,若触不到圆而硬的颅骨,考虑面先露。

(6)若可触及肛门、坐骨结节及骶骨等胎臀特征时,提示臀先露。

(7)若触及胎足,考虑混合臀先露、足先露、复合先露,此时要警惕有无脐带脱垂。

(8)若可触及肩胛骨、肋骨及腋窝,提示肩先露。

5. B超检查
必要时可行B超检查明确胎先露及胎位。

(1)高直后位可在耻骨联合上方探及眼眶反射。高直前位可在产妇腹壁正中探及胎儿脊柱反射。

(2)臀先露时,行B超检查明确臀先露的种类(图3-5,见文末彩插)。

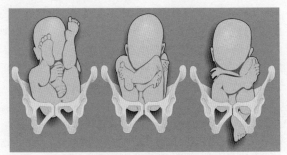

图 3-5 臀先露的种类

从左到右依次为单臀先露、混合臀先露、单足先露。

【治疗】

1. 枕后/横位　首先需排除中骨盆狭窄的可能,枕左(右)后位内旋转时向后旋转 45° 成正枕后位,经阴道分娩,常需产钳术。枕横位多需用手或胎头吸引器将胎头转成枕前位娩出。

2. 高直前/后位　高直后位很难经阴道分娩,一经诊断,应行剖宫产术。高直前位时,可阴道试产,加强产力,同时指导产妇侧卧或半卧位,胎头枕部借重力及宫缩作用旋转、俯屈,促进胎头衔接、下降,而经阴道分娩。若试产失败或伴明显骨盆狭窄,应行剖宫产术分娩。

3. 前不均倾位　一旦确诊,应尽快行剖宫产术结束分娩。若胎儿小、宫缩强、骨盆宽大,可给予短时间试产。

4. 额先露　建议产妇取胎儿对侧卧位,促进胎头俯屈转为枕先露。若未能转位且产程停滞,则行剖宫产术。

5. 面先露　产程中,绝大多数的面先露可自然俯屈转为枕先露,但若确诊为面先露且胎儿无畸形,应该以选择性剖宫产结束分娩。颏前位时,如胎儿偏小,骨盆条件非常好,可尝试阴道试产,但并不提倡,分娩过程中可静脉滴注缩宫素加强产力、产钳术分娩,绝对禁止使用胎头吸引器。而颏后位不可能经阴道分娩,需行剖宫产术(图 3-6 和图 3-7,见文末彩插)。

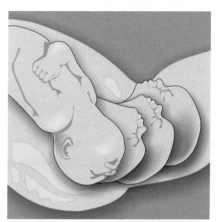

图 3-6 颏前位阴道分娩机制

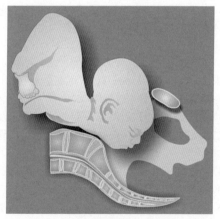

图 3-7 颏后位不能经阴道分娩

6. 臀先露 臀位是最常见的胎位异常,近年来,全世界范围均倾向于臀位行剖宫产术分娩。2000年一项国际多中心随机对照研究证实:对于单纯性足月臀位,选择性剖宫产组的围产儿死亡率和新生儿严重并发症发病率明显低于阴道分娩组。

(1)妊娠期:孕30周以后胸膝卧位、外转胎位以纠正胎位,应嘱孕妇注意胎动情况。

(2)分娩期

1)除非急诊情况或胎儿不可活,原则上不进行阴道试产。产道异常、胎儿体重 >3 500g、双顶径 >9.5cm、胎头仰伸位、足先露、胎儿窘迫等,均应行剖宫产术。

2)一旦破膜,需立即听胎心,警惕脐带脱垂。如有脐带脱垂,立即行剖宫产术。

3)阴道分娩时,需堵臀使宫颈扩张充分,并行臀位助产术。胎儿脐带娩出到胎头娩出应 <8 分钟。

7. 肩先露

(1)妊娠期及时发现并纠正胎位。

(2)分娩期处理

1)初产妇足月活胎:行剖宫产术,子宫切口应选纵形切口。

2)经产妇足月活胎:首选行剖宫产术。若胎膜已破、羊水未流尽、宫口开大 5cm 以上,可在全身麻醉(全麻)下行内转胎位术,以臀先露分娩。

3)双胎妊娠足月活胎:第一胎儿娩出后未及时固定第二胎儿变成肩先露,立即行内转胎位术,以臀先露分娩。

4)伴先兆子宫破裂或子宫破裂:不论胎儿死活,均应行剖宫产术。

5)胎儿已死、无先兆子宫破裂:全麻下行断头术或除脏术。

8. 复合先露 合并胎手复合先露,一般不影响分娩。如先露的胎手、胎足无法回纳,阻碍产程,则需行剖宫产术。

【Tips】

1. 胎儿颜面与臀部触诊　面先露时口与两颧骨突出点呈倒三角形排列,而臀先露时肛门与两个坐骨结节呈直线排列。此外,手指插入肛门口可有括约感,并可带出胎粪。

2. 外倒转术　一般在孕 36~37 周后,排除外倒转术的禁忌(胎盘前壁、脐带绕颈)后选择适宜人群,在超声及电子胎心监护下进行,术前必须做好紧急剖宫产的准备,有诱发胎膜早破、胎盘早剥及早产等危险,应谨慎选择。

(商　晓)

第四节　人工助产措施

一、人工破膜

【适应证】

1. 因各种原因需终止妊娠,且宫颈已成熟者。人工破膜可使胎头直接紧贴子宫下段及宫颈内口,引起反射性子宫收缩。

2. 适用于宫口扩张 ≥ 3cm、无头盆不称、胎头已衔接而产程延缓者,可加速产程进展。

3. 羊水过多,需终止妊娠。

4. 部分性前置胎盘。

5. 胎盘早剥,临床上认为人工破膜在胎盘早剥处理过程中应尽可能早实施。其基本原理是羊水的流出可以增加子宫收缩,减少继续剥离。有可能减轻剥离处的压力,以减少促凝物质进入母体血液循环,然而没有足够的证据表明破膜可以达到这两个目的。

【具体操作】

孕妇取膀胱截石位,孕妇头放平或适当头低位。常规消毒外阴及阴道,无菌操作下左手示、中指置于宫颈内口处,触及胎囊;右手持长弯血管钳,在阴道内手指的指引下,在两个手指之间进入宫口,并在宫缩间歇期(以免发生羊水栓塞、脐带脱垂)钳破胎膜。可见胎儿头发,或有多量羊水流出。

【注意事项】

1. 破膜前要明确有无禁忌证:明显头盆不称,胎位异常(横位、臀位),产道有梗阻者,脐带先露,血管前置,生殖道严重感染。

2. 破膜前及破膜后应常规听诊胎心,及时发现有无胎心减速,当出现胎心变异减速或持续减速时,应立即行阴道检查,以确诊有无脐带脱垂。

3. 破膜后阴道内手指应堵住破口,控制羊水缓慢流出,以免宫腔骤然缩小,引起胎盘早剥和脐带脱垂。

4. 注意羊水的流出量、颜色和性质及有无胎粪污染。如羊水呈黄色或黄绿色或呈稠厚糊状深绿色,均提示有胎粪污染,系胎儿宫内窘迫的表现,应予重视。如有血性羊水,应检查有无胎盘早剥征象。

5. 胎头高浮者禁用,因胎头未衔接时行人工破膜术有增加脐带脱垂的危险。

6. 对潜伏期宫缩乏力者不主张行人工破膜术。有学者认为,在潜伏期人工破膜对产程进展无良性影响,且人工破膜并非毫无风险,比如会增加变异减速或拟诊异常胎心率图形而行剖宫产术。

7. 临产后的不协调宫缩不易与假临产区别,最好不做人工破膜,以免引起宫腔感染。

8. 破膜12小时以上,如未临产,予抗生素预防感染。

二、胎头吸引术助产

【胎头吸引器分类】

1. 软性吸引头 主要用于第二产程简单的助产。

2. **硬质金属头** 主要适用于枕后位、枕横位和比较困难的枕前位分娩。

【适应证】

1. **第二产程延长** 因持续性枕横位、枕后位、宫缩乏力等原因,可能发生第二产程延长。

2. **缩短第二产程** 因妊娠合并心脏病、妊娠期高血压疾病、子宫有瘢痕、颅内病变、肺结核活动期等不适宜在分娩期屏气用力者。

3. **胎儿指征** 第二产程中任何提示胎儿宫内安全受到威胁的情况。

【前提条件】

头先露、宫口开全、胎膜已破、没有明显的头盆不称、如果进展不顺利愿意放弃助产。

【禁忌证】

1. 早产,孕周小于 34 周的胎儿,因脑室出血风险大,不宜使用胎头吸引术助产。

2. 臀先露、面先露、颌先露和横位。

3. 宫颈扩张不全。

4. 真性头盆不称。

5. 胎头未衔接。

6. 需要额外的牵引力——吸引器的牵引力是自限性的。

【操作规范】

初学者可采用"ABCDEFGHIJ"缩写记忆。

A = ask for help, address the patient, anesthesia adequate. 请求帮助 / 告知患者 / 麻醉是否足够? 硬膜外麻醉或阴部阻滞麻醉最有效。

B = bladder empty. 排空膀胱。

C = cervix must be completely dilated. 宫口需开全。

D = determine position of the fetal head, think of shoulder dystocia. 确定胎头位置,考虑肩难产。

E = equipment ready. 准备好设备。

F = fontanel. 根据后囟位置,在矢状缝上放置吸引器头。放置位置的选择应保证牵拉时有利于胎头俯屈以最小径线颏顶径通过骨盆,故而将吸引器头放在矢状缝上后囟前方约 3cm 处——"俯屈点"是应用胎头吸引器正确位置的重要标志。放置前先检查是否漏气。

G = gentle traction. 轻牵引。

H = halt. 宫缩间歇,暂停牵引。如果吸引器滑脱 3 次,或连续 3 次牵拉没有进展,就应该停止吸引器助产。随机对照研究结果显示:吸引器助产时间不宜超过 20 分钟。

I = evaluate for incision, or episiotomy, when the perineum distends. 如果会阴扩张,检查有无切开的必要。

J = remove forceps when the jaw is reachable. 当看到颌骨时,移走吸引器。

【与产钳术比较】

1. 阴道分娩用胎头吸引器新生儿死亡率比使用产钳低,但头皮血肿、视网膜出血更常见,胎头吸引术助产后要警惕新生儿高胆红素血症和帽状腱膜下血肿的发生。

2. 使用胎头吸引术助产,胎头受外力较小,不需要特别的麻醉,与使用产钳相比,能减少侧切,以及会阴和肛门括约肌撕裂的机会。

三、产钳术

在过去的 10~15 年中,世界各国产科实践中胎头吸引术的使用普遍增加,而产钳术的使用在减少,我院亦如此,故不详述其使用方法。

【产钳分类】

1. **出口产钳** 无须分开阴唇即可见到胎头,头颅已达盆底,矢状缝为前后径或左/右枕前/后位,矢状缝与前后径夹角不超过 45°。

2. 低位产钳　头颅已达 +2 以下,胎头旋转 >45°。

3. 中位产钳　胎头已衔接,颅顶在 +2 以上。

【并发症】

1. 对胎儿　面神经麻痹(通常可恢复)、面部血肿、皮肤损伤较常见,但胎头血肿、颅骨撕裂却不常见。

2. 对产妇　阴唇、阴道和会阴的撕裂较常见,但Ⅲ、Ⅳ度裂伤并不常见。

（商　晓）

第五节　剖宫产术

【分类】

1. 子宫下段横切口剖宫产　在子宫下段下推膀胱并做一横切口,娩出胎先露部分,此术式的子宫切口局限于子宫下段,不是产后子宫收缩的主要部位,更容易愈合,且术后再次妊娠时子宫切口裂开的风险较小,术后并发症较少,目前广为应用。

2. 子宫下段纵切口剖宫产　理论上切口选择在子宫下段,切口裂开的概率很小,但实际上切口常延至宫体,再次妊娠会产生与古典式剖宫产相同的弊端。故而,仅当孕龄小,子宫下段的总宽度减少,不能为胎儿娩出提供足够大的切口时,选取子宫下段纵切口。

3. 古典式剖宫产　在子宫上段做一垂直切口,直接切入子宫的活跃部分,娩出胎儿,应用并不广泛。适应证:早产孕周小,子宫下段窄、发育较差;子宫下段广泛致密粘连;植入性或非植入性前置胎盘导致子宫下段巨大血管分布;子宫结构异常,如子宫下段肌瘤等;胎儿横位已破水;忽略性分娩导致的缩窄环。术后再次妊娠时切口裂开概率增加,故而应避免阴道分娩,二次剖宫产的时间应选在孕 38 周时。

【指征】

1. 胎儿指征　胎心率异常;胎位异常(横位、额先露、颏后位等);脐带脱垂;人类免疫缺陷病毒(HIV)感染等;极低体重儿(<1 500g)剖宫产较安全。

2. 母体指征　再次剖宫产;骨盆狭窄;梗阻性肿瘤;阴道重建性手术;严重内科合并症(如心肺疾病、血小板减少症等);两次以上胎、婴儿死亡和不良产史。

3. 胎儿母体指征　产程进展受阻、胎盘早剥、前置胎盘、前置血管、围死亡期。

【手术时机】

1. 选择性剖宫产　主要根据胎儿成熟度和胎儿状态选择时机,通常在孕 38 周后进行。

2. 紧急剖宫产　重度子痫前期、胎盘早剥、脐带脱垂、梗阻性分娩、(先兆)子宫破裂、胎儿宫内窘迫等时紧急行剖宫产术。

【并发症】

1. 术中并发症

(1)出血:如为子宫无张力,可行子宫按摩和药物治疗(缩宫素、卡前列素氨丁三醇肌内注射),B-Lynch 缝合。前置胎盘 / 胎盘粘连,刮匙刮除粘连的胎盘,8 字缝合创面止血。如无效,可填塞宫纱 / 球囊止血或行子宫动脉栓塞,如仍无效,必要时行子宫切除术。

(2)子宫切口撕裂:在先露异常 / 巨大儿或子宫下段较薄时,较易发生切口撕裂,需充分暴露,缝合修复。

(3)泌尿系损伤。

(4)胃肠道损伤。

(5)麻醉并发症。

2. 术后早期并发症

(1)子宫内膜炎:子宫或宫旁疼痛、发热,予广谱抗生素 72 小时后 90% 患者的症状可缓解。

(2)伤口感染:表现为伤口红斑和压痛,腹部 B 超对脓肿的定位有帮助,治疗包括广谱抗生素和伤口护理,必要时清创缝合。

(3)泌尿系感染:与留置导尿管有关。

(4)血栓栓塞性并发症:深静脉血栓形成(deep venous thrombosis,DVT)发生率高于阴道分娩,表现为下肢压痛、肿胀。

3. 术后晚期并发症

(1)盆腔粘连:可能出现受孕力下降,慢性疼痛综合征。

(2)再次妊娠时子宫瘢痕可能裂开或出现子宫破裂,需手术修补。

【B-Lynch 缝合】

B-Lynch 缝合是最常用的子宫压迫缝合术,是 B-Lynch 及其同事于 1997 年首次描述并命名的,通过垂直压迫横行进入子宫的血管而达到机械性止血的目的。

1. 适应证 主要用于低位横切口的剖宫产术中和开腹止血时,子宫按摩或宫缩剂无效的宫缩乏力性出血,胎盘因素或凝血功能异常的产后出血。

2. 手术步骤(图 3-8,见文末彩插)

(1)将子宫置于腹腔外,行子宫压迫试验,经压迫后子宫出血明显减少,则成功可能性大,充分下推膀胱腹膜返折。

(2)用可吸收线在子宫下段横切口侧缘下方 3cm 距右侧缘 3cm 处(A 点)垂直进针穿入子宫前壁,在子宫切口上方 3cm 处(B 点)出针,缝线环绕宫底压在距子宫侧缘约 4cm 处,并下达正对切口的子宫后壁(C 点),穿过后壁进入宫腔并自另一侧正对切口的后壁(D 点)出针。相反的方向缝合左半侧(E、F 点),助手用双手对子宫前后壁持续加压的同时,慢慢将两侧的线头向一起扎紧打结,使子宫呈纵向压缩状,线结位于切口中线的下方。

(3)观察若效果明显,常规缝合子宫下段并关腹。

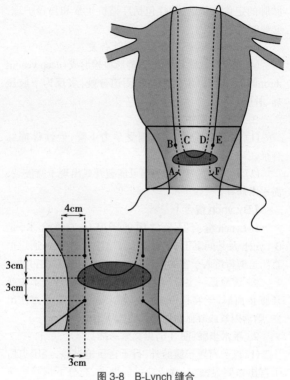

图 3-8 B-Lynch 缝合

3. **并发症** 较罕见,主要是缝合线滑脱和肠管套叠;子宫坏死;盆腔粘连和宫腔粘连。

(商 晓)

第六节 新生儿复苏

【背景知识】

大多数新生儿不需要干预即可完成宫内到宫外环境的过渡,但有一些新生儿需要帮助才开始呼吸,还有少部分新生儿需要更进一步的干预。复苏的关键是新生儿肺部的有效通气。国际新生儿复苏指南每5年更新一次,中国新生儿复苏项目专家组参照2015年国际新生儿复苏指南,结合中国国情,制定了《中国新生儿复苏指南(2016年北京修订)》及中国新生儿复苏指南流程图(图3-9)。其中对于2015年国际指南的2项进行了主要修改:①羊水胎粪污染吸引胎粪;②关于3导联心电图测量心率。

【接诊要点】

确保每次分娩时至少有1名熟练掌握新生儿复苏技术的医护人员到场。在ABCD复苏原则下,新生儿复苏可分为4个步骤:①快速评估(或有无活力评估)和初步复苏;②正压通气和脉搏血氧饱和度监测;③气管插管正压通气和胸外按压;④药物和/或扩容。复苏的基本程序是评估—决策—措施,并在整个复苏中不断重复。其中评估主要基于3个体征:呼吸、心率、脉搏血氧饱和度。通过评估来确定每一步骤是否有效。其中心率对于决定进入下一步骤是最重要的。新生儿复苏强调团队合作,团队评估产前危险因素、确定组长、分配任务、准确记录、明确需要的物品和仪器、明确如何呼叫以寻求进一步支援。

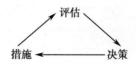

【治疗】

1. 复苏前准备

(1)产前咨询:分娩前询问产科医务人员4个问题,识别高危因素:①孕周多少? ②羊水清吗? ③预期分娩的新生儿数目? ④有何高危因素? 根据答案,决定应该

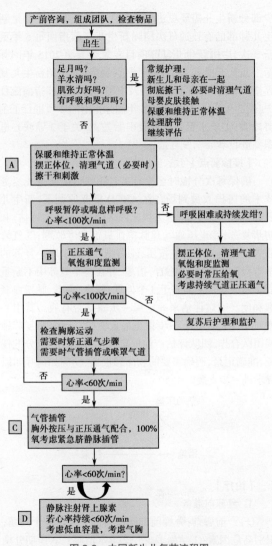

图 3-9 中国新生儿复苏流程图

来源:《中国新生儿复苏指南(2016 年北京修订)》。

配备的人员及准备的复苏物品。

(2)组成团队:每次分娩至少有一名熟练掌握新生儿复苏技术的医护人员在场,负责处理新生儿。高危孕妇分娩时需要有多名医务人员组成复苏团队。复苏团队组建后,首先确定团队领导,团队领导需要熟知新生儿复苏流程、熟练掌握新生儿复苏技能,并有很强的领导能力,在整个复苏过程中站在直接观察和指挥团队成员工作的位置。复苏前,在团队成员的简短的准备会上讨论可能遇到的问题、安排小组成员工作任务和所负责任、做好复苏计划。

(3)检查物品:检查复苏所需的设备和药品,确保准备齐全和功能良好(表3-5)。

表3-5 复苏器械快速检查表

保暖	预热辐射台
	预热毛巾或毛毡
	温度传感器
	帽子
	塑料袋或保鲜膜(<32周)
	预热的床垫(<32周)
清理呼吸道	吸引球
	10号或12号吸痰管连接壁式吸引器,压力80~100mmHg
	胎粪吸引管
听诊	听诊器

通气	氧流量 10L/min
	给氧浓度调至 21%（如果是 <35 周早产儿，氧浓度调到 21%~30%）
	正压通气复苏装置
	足月和早产儿的面罩
	8 号胃管和大号空针
氧气装置	常压给氧的装置
	脉搏氧饱和度仪及传感器
	目标氧饱和度值表格
气管插管	喉镜 0 号、1 号镜片（00 号，可选）
	导管芯（铁丝）
	气管导管（2.5、3、3.5 号）
	二氧化碳（CO_2）检测器
	卷尺和气管插管插入深度表
	防水胶布、插管固定装置
	剪刀
	喉罩气道（1 号）、5ml 注射器
药物	准备好
	1∶1 000（0.1mg/ml）肾上腺素
	生理盐水
	脐静脉插管和给药所需物品
	心电监护仪和导联（可选）

2. 初步复苏

(1)快速评估:用几秒的时间确定新生儿是否需要复苏。尽管在 2015 年国际新生儿复苏指南中快速评估不再推荐评估羊水,《中国新生儿复苏指南(2016 年北京修订版)》新生儿出生后的快速评估仍然包括以下 4 项:"足月吗？""羊水清吗？""肌张力好吗？""有呼吸和哭声吗？"如果四项均为"是",应快速彻底擦干,与母亲皮肤接触,进行常规护理。如有一项为"否",进入初步复苏。

(2)初步复苏

1)保暖:产房温度设置为 25℃左右,提前预热辐射保暖台。

2)摆正体位:将新生儿摆成"鼻吸气"体位,使咽后壁、喉和气管成一直线,以开放气道。可在肩下放一折叠的毛巾,使颈部轻度仰伸。

3)清理呼吸道:强调"必要时"吸引口鼻,避免过度刺激。先口咽,后鼻,吸引时间 <10 秒,吸引器负压不超过 100mmHg。关于羊水胎粪污染的处理,清理呼吸道在前,擦干在后。我国 2016 年指南推荐如有羊水胎粪污染,评估新生儿活力:新生儿有活力,继续初步复苏;新生儿无活力,20 秒内完成气管插管及用胎粪吸引管吸引胎粪。如不具备气管插管条件,且新生儿无活力,快速清理口鼻后,尽快开始正压通气。

4)擦干和刺激:快速彻底擦干头、躯干和四肢,拿走湿毛巾。如经过擦干的刺激后仍无呼吸,用手轻拍或手指弹患儿的足底或摩擦背部数次,以诱发自主呼吸。

(3)初步复苏的评估:初步复苏 30 秒,评估呼吸和心率。如呼吸暂停或喘息样呼吸,或心率 <100 次 /min,进行正压通气。如有条件,连接脉搏氧饱和度仪,监测血氧饱和度。

1）监测健康新生儿出生后 10 分钟内动脉导管前脉搏氧饱和度值：正确放置传感器位置，应连至右上肢，先连新生儿端，后连仪器端。足月健康新生儿出生后在呼吸室内空气（21% 氧气）的情况下，达到氧饱和度 90% 以上需 10 分钟。

2）评估心率：沿胸部左侧用听诊器听诊是检查新生儿心率最准确的物理检查方法。听诊时，可以用手在床上按心搏节拍拍打，使得团队其他成员了解新生儿心率，计数新生儿心率 6 秒，乘以 10 即为每分钟心率。也可以触诊脐带根部感觉脐带搏动，但可能低估真实心率。也可连接脉搏血氧饱和度仪或心电图监护评估心率。

3. 正压通气

（1）指征：呼吸暂停或喘息样呼吸，或心率 <100 次 /min。有以上指征者，要求在"黄金 1 分钟"内实施有效正压通气。如新生儿有呼吸，心率 >100 次 /min，但有呼吸困难或持续发绀，应清理气道，监测脉搏血氧饱和度，可常压给氧或持续气道正压通气，特别是早产儿。

（2）气囊面罩正压通气：正压通气时，应连接脉搏氧饱和度仪，显示心率和氧饱和度。

1）面罩放置：选择大小合适的面罩，覆盖下颌尖、口、鼻，不覆盖眼睛。如单手法密闭欠佳，推荐使用双手法：双手的拇指和示指握住面罩，向面部用力，其余 3 指放在下颌骨角，并向面罩的方向轻抬下颌。助手站在新生儿侧面，挤压复苏气囊或开闭 T- 组合复苏器控制呼气末正压的开关以实施正压通气。

2）给氧浓度：足月儿开始用空气进行复苏，早产儿开始给予 21%~40% 浓度的氧。用空氧混合仪根据血氧饱和度调整给氧浓度，使血氧饱和度达到目标值。胸外按压时，给氧浓度要提高到 100%（表 3-6）。

表 3-6 新生儿出生时间脉搏氧饱和度变化表

新生儿出生时间	动脉导管前脉搏氧饱和度值
1min	60%~65%
2min	65%~70%
3min	70%~75%
4min	75%~80%
5min	80%~85%
10min	85%~95%

3）正压通气压力：正压通气压力需要 20~25cmH$_2$O，某些新生儿，尤其生后头几次呼吸可能需要 30cmH$_2$O。频率：40~60 次 /min。进行大声计数，在念"呼吸"时挤压气囊或堵塞 T- 组合复苏器的 PEEP 帽，念"2、3"时放松。

（3）评估和处理：开始正压通气后，受限观察胸廓是否有起伏，如胸廓无起伏，做矫正通气步骤。如胸廓有起伏，继续做正压通气 30 秒后评估心率。

1）矫正通气步骤：MRSOPA。M（mask）：调整面罩，使面罩和面部形成好的密闭。R（reposition airway）：重新摆正体位，使头、颈部处于轻度仰伸位（"鼻吸气"体位）。S（suction）：吸引口鼻，清除分泌物。O（open mouth）：打开口腔，使新生儿的口张开。P（increase pressure）：增加压力。足月儿面罩通气最大的推荐压力是 40cmH$_2$O。如上述步骤矫正通气后心率 <100 次 /min，可进行 A（airway）：气管插管或使用喉罩气道。

2）有效的正压通气表现为胸廓起伏良好，心率迅速增快。经过 30 秒有效正压通气后，评估新生儿心率。如心率≥ 100 次 /min，逐渐减少并停止正压通气，根据脉搏血氧饱和度值决定是否常压给氧。如心率 60~99 次 /min，再评估通气技术,必要时再做通气矫正步骤,可考虑气管插管正压通气。经过 30 秒有效正压通气(胸廓有起伏),心率仍 <60 次 /min,应气管插管正压通气,增加给氧浓度至 100%,开始胸外按压。

3)T- 组合复苏器:可预设压力控制,稳定提供吸气峰压和呼气末正压,可延长供气时间,尤其适于早产儿复苏。吸气峰压 20~25cmH$_2$O,呼气末正压 5cmH$_2$O。

4. 气管插管

(1)指征:①需要气管内吸引清除胎粪时;②气囊面罩正压通气无效或要延长时;③胸外按压时;④经气道注入药物时;⑤需气管内给予肺表面活性物质时;⑥特殊复苏情况,如先天性膈疝或超低出生体重儿。

(2)喉镜下经口气管插管:调节 100% 氧浓度,氧流量调至 5~10L/min。

1)准备物品:如有可能,调整床的高度,使新生儿头部与操作者的上腹部或下胸部在同一水平,便于操作者观察气道。

气管导管的型号选择方法,见表 3-7。

表 3-7 不同孕周新生儿气管导管型号参照表

导管内径 /mm	新生儿体重 /g	妊娠周数 / 周
2.5	<1 000	<28
3.0	1 000~2 000	28~34
3.5	2 000~3 000	34~38
3.5~4.0	>3 000	>38

气管插管插入深度:正压通气时导管管端应在气管中点。①声带线法:导管声带线与声带水平吻合。②鼻中隔耳屏距离法(nasal-tragus length,NTL):指新生儿的

鼻中隔至耳屏的距离,插入的深度(cm)应是 NTL+1cm。测出的深度标记在气管导管上,即导管在唇端的标记。③体质量法:新生儿出生前就可预知。简单的可以记忆为 6+ 体重(kg),见表 3-8。

表 3-8　不同新生儿体重的气管插管深度参照表

出生体质量 /g	插入深度 /cm[b]
1 000[a]	6~7
2 000	7~8
3 000	8~9
4 000	9~10

[a].<750g,仅需插入 6cm;[b]. 为上唇至气管导管管端的距离。

2)气管插管操作方法

a. 摆正体位和正压给氧:稳定新生儿头部在"鼻吸气体位",插管前正压人工呼吸和给 100% 氧,整个过程常压给 100% 氧气。

b. 插入喉镜:左手持喉镜,喉镜镜片(早产儿用 0 号,足月儿用 1 号)沿舌面右边滑入,将舌头推至口腔左侧,推进镜片,直至其顶端达会厌软骨谷。

c. 暴露声门:一抬一压手法,轻抬整个镜片,平行于镜柄方向移动,不可上撬镜片顶端来抬起镜片,而把镜柄后拉。寻找解剖标记,暴露声门。如未完全暴露,操作者用自己的小指或由助手用右手示指向下稍用力压环状软骨使气管下移有助于暴露声门。如声带关闭,助手用右手示指和中指在胸外按压部位向脊柱方向快速按压一次促使呼气产生,声门张开。

d. 插入气管导管:插入气管导管顶端经声门直到

气管。

e. 撤出喉镜:右手固定面部,将导管紧贴在唇上和 /或用一只手指按在患儿上腭,左手小心撤出喉镜。

f. 气管插管要求 30 秒内完成,避免反复插管,必要时可用喉罩气道。

3) 胎粪吸引管的使用:胎粪吸引管直接连接气管导管,按压胎粪吸引管的手控口产生负压,边退气管导管边吸引,3~5 秒将气管导管撤出气管外,并随手快速吸引口腔内分泌物一次。

4) 确定插管成功的方法:①胸廓起伏对称;②听诊双肺呼吸音一致,尤其是腋下,且胃部无呼吸音;③无胃部扩张;④呼气时导管内有雾气;⑤心率、血氧饱和度和新生儿反应好转;⑥有条件可使用呼出气 CO_2 检测器:监测器变色或者迅速的心率增加是提示气管插管位置正确的主要指标,但还需听诊双肺呼吸音确认。

5) 气管插管常见并发症:气管插管后新生儿情况出现恶化,可能的原因(DOPE)有气管导管移位(displaced endotracheal tube)、气管导管阻塞(obstructed endotracheal tube)、气胸(pneumothorax)或正压通气装置故障(equipment failure)。

5. 喉罩气道 喉罩气道是用于正压通气的气道装置。适应证:①面罩气囊正压通气无效及气管插管正压通气不可能或不成功;②小下颌或相对大的舌,如皮埃尔 - 罗班(Pierre-Robin)综合征和 21- 三体综合征(唐氏综合征);③多用于出生体重 >2 000g 的新生儿。其使用限制包括不能用于从气道内吸引分泌物;如需压力较高的正压通气,可导致肺通气不充分;很少配合实施胸外按压时使用;需要气管内给药时依据不足;不能用于很小的新生儿。

6. 胸外按压

(1)指征:30 秒有效的正压通气(胸廓有起伏)后,心

率 <60 次 /min,在正压通气的同时须进行胸外按压。

(2)胸外按压方法

1)用氧:开始胸外按压,给氧浓度增加到100%,一旦心率恢复超过 60 次 /min,脉搏血氧仪可获得可靠的读数,则根据目标氧饱和度调节氧浓度。

2)按压位置:胸骨下 1/3(两乳头连线中点下方),避开剑突。

3)按压手法:常用拇指法和双指法。①拇指法:为首选方法。双手拇指的指端按压胸骨,拇指并列或重叠在一起放置。双手环抱胸廓支撑背部。②双指法:右手示指和中指 2 个指尖放在胸骨上进行按压,左手支撑背部。胸外按压可移至婴儿头侧进行,为脐静脉插管让出足够的空间。按压深度为胸廓前后径的1/3。

4)胸外按压和正压通气的配合:胸外按压时,应气管插管进行正压通气,胸外按压和正压通气的比例为3∶1,按压 90 次 /min,呼吸 30 次 /min,达到每分钟约 120 个动作。2 秒内进行 3 次胸外按压,1 次正压通气。按压者大声喊出"1-2-3- 吸",助手做正压通气配合。注意每 2 个数字间期放松胸壁,胸外按压者喊到"吸"时,暂停胸外按压,进行一次正压通气。

(3)评估:建立协调的胸外按压和正压通气后,在 45~60 秒后短时间(6 秒)停止按压,同时评估心率。如心率 ≥ 60 次 /min,停止胸外按压,以 40~60 次 /min 频率继续正压通气,给氧浓度可减至 40%。如心率 <60 次 /min,检查正压通气和胸外按压操作是否正确,给予 100% 氧,如上述操作均正确,做紧急脐静脉插管,给予肾上腺素。

(4)胸外按压期间可能需要至少 4 名医护人员,在团队合作下完成各项操作。胸外按压可能出现肝损伤、肋骨骨折等并发症。

7. 药物 很少需要。因为新生儿心动过缓通常是由于肺部通气不足及严重缺氧所致,所以建立充分的正压通气是最重要的纠正方法。

(1)药物使用前准备脐静脉插管:静脉注射的最佳途径。

新生儿对正压通气和胸外按压无反应,预期使用肾上腺素时,继续正压通气和胸外按压同时,准备放置脐静脉导管。步骤如下:①戴无菌手套,注射器连接三通和3.5F或5F单枪脐静脉导管,充以生理盐水。②消毒脐带、铺巾,沿脐带根部用线打一个松结。如断脐带后出血过多,可拉紧此结。③无菌操作,离皮肤线1~2cm处用手术刀切断脐带。可在11、12点位置看到大而壁薄的脐静脉,将导管插入脐静脉2~4cm(早产儿插入更短)。④打开导管和注射器间的三通,抽吸有回血即可。⑤给药后可拔管,扎紧脐根部的线,也可暂时保留导管,可用清洁敷料固定于新生儿腹部。

(2)肾上腺素

1)用药指征:45~60秒的正压通气和胸外按压后,心率持续<60次/min。

2)给药途径:首选脐静脉给药。如脐静脉插管操作尚未完成或没有条件做脐静脉插管时,可气管内快速注入。

3)给药剂量:使用1:10 000肾上腺素,静脉用量0.1~0.3ml/kg(0.01~0.03mg/kg),吸于1ml注射器中给药。气管内用量0.5~1ml/kg(0.05~0.1mg/kg),吸于3~5ml注射器中给药。必要时3~5分钟重复一次,如首次给药通过气管插管,重复给药需通过脐静脉给予。

4)注意:脐静脉给药要快速推入,给药后用生理盐水1ml冲管。气管内给药后要挤压复苏囊进行正压通气3~4次,使药物尽快进入肺内利于吸收。

(3)扩容剂

1)用药指征:有低血容量、怀疑失血(有阴道大量出血、胎盘剥离、前置胎盘或胎胎输血等病史)或休克(肤色苍白、脉搏微弱、心率持续低,尽管有效的复苏努力,循环状况无改善)的新生儿在对其他复苏措施无反应时。

2)用药方法:推荐使用生理盐水,首次剂量 10ml/kg,经脐静脉或外周静脉 5~10 分钟缓慢推入,必要时可重复扩容 1 次。

(4)其他药物:一般不推荐使用碳酸氢钠。

8. 早产儿复苏 早产儿复苏需要额外的人员和器械准备。增加能熟练掌握气管插管和脐静脉超管的训练有素的人员;增加额外的维持气温的措施;增加压缩空气气源、空氧混合仪和脉搏氧饱和度仪。

(1)体温管理:①提高产房温度至 25℃左右。②预热辐射保暖台,自复苏台上放置轻便的加温热垫。③给新生儿戴上帽子,对于胎龄 <32 周的新生儿复苏时,可采用塑料膜保温:新生儿生后不擦干,即刻将颈部以下放于聚乙烯塑料袋中或用塑料膜包裹。保持新生儿的腋下温度在 36.5~37.5℃。

(2)辅助通气:①推荐使用 T-组合复苏器进行正压通气,维持恒定的吸气峰压及呼气末正压。②推荐胎龄 <30 周、有自主呼吸,或呼吸困难的早产儿,产房内尽早使用持续气道正压通气,根据病情选择使用肺表面活性物质。③复苏用氧:推荐早产儿(胎龄 <35 周)开始复苏时用 21%~30% 浓度的氧,复苏时在脉搏血氧饱和度仪监测下,用空氧混合仪调整给氧浓度,保持氧饱和度在足月新生儿目标值。

(3)预防神经损伤:操作轻巧,避免新生儿头低足高位,避免过高的气道压力,维持血流动力学稳定,避免输液速度过快,避免使用高渗药物。调整通气和给氧浓度,避免低氧造成脑损伤及高氧造成视网膜病。

(4)复苏中和复苏后监测:持续、密切监测体温,避免低血糖,监测呼吸暂停和心动过缓。

9. 复苏后的处理 复苏后的新生儿必须严密监测和反复评估呼吸、氧饱和度、血压、血糖、电解质、排尿情况、精神状态和体温,包括:①体温管理;②生命体征监测;③早期发现并发症。

(周 莹)

第四章

妊娠并发症

第一节 先兆流产和流产

【背景知识】

妊娠不足 28 周,胎儿体重不足 1 000g 而终止妊娠者称为流产。发生于妊娠 12 周前者称为早期流产。妊娠 13 周至不足 28 周终止者称为晚期流产。流产的发生率占全部妊娠的 10%~15%,几乎 80% 的妊娠早期流产发生在怀孕前 3 个月。不同年龄段早期流产发病率不同,临床上年龄为 20~30 岁的孕妇发生妊娠早期流产的概率为 9%~17%,35~40 岁升至 40%,到 45 岁,妊娠早期流产高达 80%。

妊娠早期流产的原因很多,其中 50% 的患者合并胚胎染色体异常。目前认为发生妊娠早期流产最常见的危险因素是产妇高龄及既往流产史。

根据临床发展演变过程,流产可分为先兆流产、难免流产、不全流产和完全流产。另有 4 种特殊情况:宫内胚胎或胎儿死亡后未及时排出者,称稽留流产(又称过期流产);反复连续自然流产达 3 次以上者,称习惯性流产;连续两次流产者,称复发性自然流产;流产合并感染多见于阴道流血时间较长的流产患者,也常发生在不全流产或不洁流产时。流产各个阶段发展的相互关系,如图 4-1 所示。

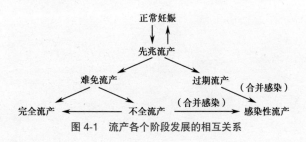

图 4-1 流产各个阶段发展的相互关系

流产临床表现主要为停经后阴道流血和腹痛。约50%的流产是未知已孕就发生受精卵死亡和流产。早期流产者常先有阴道流血，而后出现腹痛。晚期流产的临床过程与早产及足月产相似，经过阵发性子宫收缩，排出胎儿及胎盘，同时出现阴道流血。

【接诊要点】

1. 询问现病史的过程中应了解平时月经情况，有无闭经史和妊娠反应，询问有无阴道流血；阴道流血的量和性质；腹痛的性质及部位；有无阴道排出物等。

2. 对有反复流产史的患者，应询问既往生育史，还应询问有无子宫畸形、宫颈功能不全等情况，且需了解有无全身性疾病，如甲状腺功能亢进或低下、糖尿病、急性和慢性传染病、贫血、心衰、慢性肾炎、高血压、自身免疫性疾病、营养不良、吸烟、饮酒、精神创伤和外伤等。还应注意询问有无影响孕卵质量的因素，如是否用药，是否接触有毒物质，如镉、铅、有机汞及其他放射性物质。

3. 妇科检查。对已有流产症状的患者应注意检查子宫的位置及形态；核实子宫大小是否与孕周相符；两侧附件有无包块或压痛、抵抗；宫颈有无糜烂、着色、出血和息肉；检查流血是否来自子宫及出血量；检查宫口开大情况及是否有妊娠物堵塞。

4. 辅助检查。尿 HCG 可提示早期妊娠，减少常提示胚胎死亡。B 超可以直接观察胚胎或胎儿在子宫内的发育情况：孕 5~8 周时即可见胚芽及胎心、胎动反射。最新的前瞻性研究显示，平均妊娠囊直径界值为 21mm（无胚胎，有或没有卵黄囊）对妊娠早期流产诊断的特异性可达 100%。B 超还可诊断过期流产、不全流产、异位妊娠、葡萄胎等，同时还可发现子宫畸形、宫颈内口松弛症及低置胎盘等病因。

5. 鉴别诊断。处理原则取决于流产类型，故必须确定何种流产。鉴别诊断，见表 4-1 所示。

表 4-1 流产类型的鉴别诊断

流产类型	临床表现		组织物排出	妇科检查	
	出血量	下腹痛		宫颈口	子宫大小
先兆流产	少	无或轻	无	关闭	与孕周相符
难免流产	增多	加重	无	松弛或扩张	相符或略小
不全流产	多	减轻	有	松弛扩张、有物堵塞	略小
完全流产	少或无	无	全部排出	关闭	基本正常

此外，需要鉴别是妊娠早期流产抑或妊娠早期并发症。在确诊前即对患者进行干预可能会导致一些不良后果，如中断正常妊娠、诱发妊娠并发症或新生儿缺陷。

【治疗】

1. 期待疗法 期待疗法一般应用于妊娠前期。若观察达 8 周，期待疗法可使大约 80% 的患者达到完全流产。建议对于妊娠早期流产治疗后出现子宫内膜增厚但并无临床症状的妇女无需干预。

2. 药物治疗 患者拒绝清宫，且没有感染、出血、严重贫血、出血性疾病及药物过敏。米索前列醇成功率约 80%。

3. 手术疗法 清宫术是治疗妊娠早期流产的传统方法，其成功率可达 99%。对出血量大，血流动力学不稳定或有感染迹象的患者，应立即行清宫术。若患者合并严重贫血、出血性疾病或心血管疾病等医学合并症，可首选清宫术。

4. 先兆流产 染色体异常占流产胚胎的 50%~60%，自然流产是一种去劣存优的选择，只有当胚胎发育正常时才行保胎治疗。一般治疗包括卧床休息、禁止性生活。必要时予镇静、止血及抑制宫缩。黄体功能不足可予黄体酮 10~20mg，每日或隔日肌内注射至出血停止后 5~7 天；

或口服地屈孕酮片或 HCG 每次 3 000U,隔日肌内注射;也可口服维生素 E。如代谢率低者,可服用甲状腺素片,每日口服 0.03~0.06g,同时注意治疗母体各种全身与局部疾病,直到症状消失。治疗期间应做连续监护,如发现子宫大小与孕周不相符、B 超提示孕卵未发育、胚胎死亡、胎儿畸形或葡萄胎等,应及时终止妊娠,而不应盲目保胎。

5. **习惯性流产** 染色体异常的夫妇应于孕前进行遗传咨询,另可行夫妇血型及丈夫精液检查。明确女方有无生殖道畸形、肿瘤、宫腔粘连。宫颈内口松弛者应在妊娠前行宫颈内口修补术,或于孕 12~18 周行宫颈内口环扎术(图 4-2)。此外,习惯性流产患者妊娠后可行 HCG 肌内注射或地屈孕酮口服。

流产处理流程,见图 4-3。

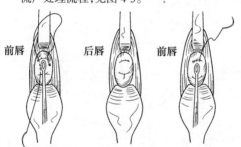

前唇　　　　后唇　　　　前唇

改良Shirodkar术式:于阴道上皮与宫颈连接处,做1~3cm切口,上推膀胱,一端针尖从宫颈内口水平的前壁切口进针,穿过邻近宫颈基质的黏膜下层到宫颈内口水平后壁侧缘出针,后唇打结,连续缝合关闭前唇切口。

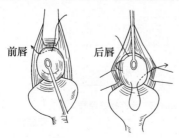

前唇　　　　后唇

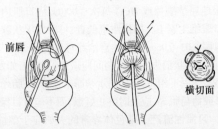

前唇

横切面

McDonald术式：无需打开阴道与宫颈交界处黏膜，在宫颈外口上至少2cm处12点进针，至少穿行4~6次，出针和下次进针保持1cm间距，进针深度至少达到宫颈基质一半，但不进入宫颈管，在12点处打结。

图 4-2　宫颈环扎术

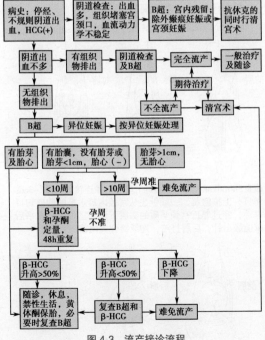

图 4-3　流产接诊流程

（娄文佳）

第二节 剖宫产瘢痕妊娠

【背景知识】

剖宫产瘢痕妊娠（CSP）是一种特殊的异位妊娠，指孕卵种植于剖宫产后子宫瘢痕处的妊娠。剖宫产瘢痕妊娠随着剖宫产率上升而逐年增加。如未得到及时处理，严重者出现大出血致休克，需要切除子宫，甚至危及生命。

1. **两种可能的病理过程**

（1）胚胎早期停止发育、胚囊剥离，断裂的血管不易闭合，导致大出血、休克，出血与胚囊形成包块逐渐增大导致子宫破裂。宫腔积血可能误诊为葡萄胎等。

（2）胚胎继续发育，可能出现早期子宫破裂，若继续发育，将会发生胎盘前置、胎盘植入，产时出现子宫破裂、胎盘不剥离或剥离面大出血等。罕见的情况下可能发展为腹腔妊娠。

2. **三种临床分型（2016年中华医学会妇产科学分会计划生育学组《剖宫产术后子宫瘢痕妊娠诊治专家共识》）**

（1）Ⅰ型：①妊娠囊部分着床于子宫瘢痕处，部分或大部分位于宫腔内，少数甚或达宫底部宫腔；②妊娠囊明显变形、拉长、下段或呈锐角；③妊娠囊与膀胱间最薄处子宫肌层厚度 >3mm；④瘢痕处见滋养层低阻血流信号。

（2）Ⅱ型：妊娠囊与膀胱间最薄处子宫肌层厚度 ≤ 3mm，其余同Ⅰ型。

（3）Ⅲ型：①妊娠囊完全着床于子宫瘢痕处肌层并向膀胱方向外凸；②宫腔及子宫颈管内空虚；③妊娠囊与膀胱之间子宫肌层明显变薄，甚或缺失，厚度 ≤ 3mm；④瘢痕处见滋养层低阻血流。

【接诊要点】

1. 剖宫产史。

2. **症状** 停经、阴道出血（包括药流、人流术中或术后)、腹痛、失血症状。

3. 体征 未必有特殊体征。发生腹腔内出血可有下腹压痛,病情加重时可有板状腹、反跳痛等腹膜刺激征。

4. 影像学 首选B超,简便、可靠。诊断要点:①宫腔与宫颈管内可见内膜线,未见胚囊;②子宫峡部瘢痕处附着不均质团块;③瘢痕处肌层连续性中断,肌层变薄,与膀胱间隔变窄;④血流信号:高速低阻血流信号。

5. 其他 β-HCG 或 HCG,MRI、腹腔镜。

【鉴别诊断】

1. 子宫峡部妊娠。

2. 宫颈妊娠。

3. 宫腔内妊娠的难免流产。

4. 宫腔内妊娠的不全流产。

5. 滋养细胞疾病。

【治疗】

1. 治疗目标 终止妊娠、去除病灶、保障安全。

2. 治疗原则 尽早发现、尽早治疗、减少并发症、避免期待治疗、避免盲目刮宫。

3. 治疗方法

(1)子宫动脉栓塞后清宫术。

(2)B超监视下清宫术

(3)甲氨蝶呤治疗后清宫术。

(4)腹腔镜或开腹子宫局部切开取囊及缝合术。

(5)局部穿刺(注射氯化钾)。

(6)子宫次全切或全子宫切除。

处理流程如图 4-4 所示。

【随访】

随访至 HCG 正常、局部包块消失。

避孕宣教:建议治愈后半年再次妊娠。

【Tips】

掌握诊断要点,保持风险意识,基层医院没有治疗条件应及时转诊,选择个体化治疗方案,治愈后有效避孕。

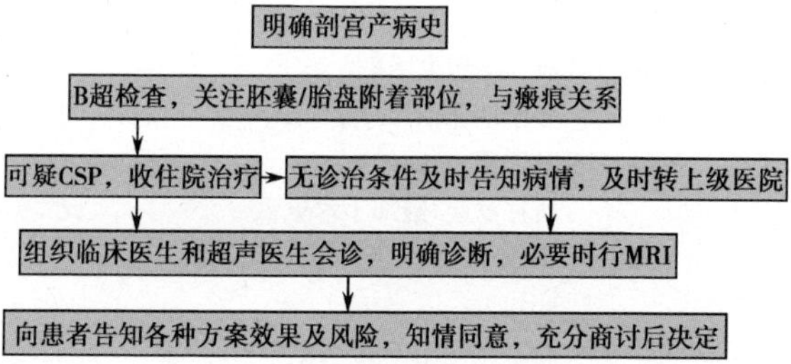

图 4-4　剖宫产瘢痕妊娠接诊流程

（娄文佳）

第三节　异位妊娠

【背景知识】

异位妊娠是指孕卵在子宫腔外着床,在早期妊娠妇女中的发病率为 2%~3%,其中输卵管妊娠最常见,约占异位妊娠的 95%。异位妊娠是妇产科最常见的急腹症,也是妊娠早期孕妇死亡的主要原因之一。

异位妊娠的危险因素包括:手术后的输卵管损伤、感染、吸烟、体外受精 - 胚胎移植术后（IVF-ET）等,然而大部分的异位妊娠患者并没有明确的危险因素（表 4-2）。

表 4-2　异位妊娠的危险因素

高危因素
输卵管矫形手术
输卵管绝育术
前次异位妊娠
着床前暴露于己烯雌酚（DES）
放置宫内节育器
有明确的输卵管病变

中危因素
不育
既往生殖道感染
多个性伴侣
低危因素
既往盆腔、腹部手术史
吸烟
阴道冲洗
初次性生活年龄 <18 岁

输卵管妊娠的结局：输卵管妊娠流产、输卵管妊娠破裂、继发性腹腔妊娠和持续性异位妊娠。

输卵管峡部妊娠多在妊娠 6 周左右破裂，间质部妊娠往往持续至 3~4 个月。

典型的临床表现包括停经、腹痛及阴道流血。

输卵管妊娠好发部位为输卵管壶腹部，约占 70%，其次为输卵管峡部。

其他类型的异位妊娠：①宫颈妊娠；②卵巢妊娠；③腹腔妊娠；④宫内、宫外同时妊娠；⑤剖宫产瘢痕妊娠需与宫颈峡部妊娠鉴别；⑥子宫残角妊娠。

【接诊要点】

1. 首先明确患者的月经史、婚育史及末次月经情况。对有腹痛和阴道不规则流血的生育期妇女，即使无停经史，亦不能完全除外异位妊娠。95% 以上的输卵管妊娠患者以腹痛为主诉就诊。输卵管妊娠流产或破裂前，出现一侧下腹隐痛或胀痛。输卵管妊娠破裂时，突感下腹撕裂样疼痛，可有里急后重感和肩胛部放射痛。

2. 相关病史还应询问有无急腹症史、溃疡病及胆道疾病史，询问内、外科诊疗情况及腹部影像学诊断情况。

3. 体格检查。①一般情况：腹腔内出血较多——急性贫血外貌；大量出血——休克症状。②腹部检查：下腹部压痛及反跳痛,患侧为剧;出血较多——移动性浊音。③盆腔检查:窥器检查可见阴道后穹隆呈紫蓝色,触诊饱满、有触痛;宫颈举痛、摇摆痛;子宫稍大而软,如果内出血多——子宫有漂浮感;子宫一侧或后方可触及"面粉团"肿块。

4. 诊断。①血 β-HCG 的测定:正常宫内孕时,β-HCG 水平在 48 小时内上升大于 53%,孕 10 周时达峰值 100 000U/L,90% 异位妊娠 β-HCG 水平 <6 500U/L。②阴道后穹隆穿刺。③经阴道超声诊断异位妊娠敏感度为 87.0%~99.0%,特异度为 94.0%~99.9%。

典型声像图表现:①子宫内未见胚囊,可见增厚的内膜。②子宫旁一侧见边界不清、回声不均的混合性包块(图 4-5)。③盆腔积液。④部分病例在宫旁包块内见胚囊,如胚囊内见到胚芽及胎心搏动,为超声诊断异位

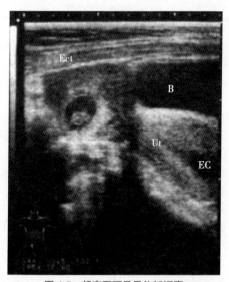

图 4-5　超声下可见异位妊娠囊
Ect. 异位妊娠;B. 膀胱;Ut. 子宫;EC. 子宫内膜。

妊娠的直接证据。⑤一般认为血孕酮 <10μmol/L 提示异常妊娠。⑥诊断性刮宫在鉴别宫内妊娠与异位妊娠中具有重要意义。⑦腹腔镜不单是一种检查手段,更多的是直接作为一种手术治疗方案。

5. 鉴别诊断包括流产、黄体破裂、卵巢囊肿蒂扭转、卵巢子宫内膜异位囊肿破裂、急性盆腔炎和急性阑尾炎等。异位妊娠处理流程如图 4-6 所示。

【治疗】

1. 大量内出血时的紧急处理是抗休克治疗(快速备血、建立静脉通道、必要时行中心静脉穿刺、输血、吸氧)并尽快手术。目前认为,腹腔镜微创手术的近、远期疗效均优于传统的开腹手术,术中可采用自体血回输,并视病变情况采取以下手术方式。

(1)输卵管切除术:适用于腹腔大量出血、伴有休克的急性患者,一般施行患侧输卵管切除。

(2)保守性手术:包括挤压术、造口术与切开缝合术、端 - 端吻合术及 Gepfert 手术。输卵管造口术和输卵管切开术后可能存在绒毛组织残留,故术后 3~7 日内应复查血 β-HCG,若下降不显著,应考虑加用甲氨蝶呤(MTX)治疗。

(3)输卵管妊娠的腹腔镜手术优于经腹手术(A 级证据)。如果对侧输卵管外观正常,输卵管切除术优于输卵管切开取胚术(B 级证据)。

2. 对无内出血或仅有少量内出血、无休克、病情较轻的患者,可采用药物治疗、手术治疗或期待疗法。

3. **药物治疗** 甲氨蝶呤(MTX)为首选。适应证:①输卵管妊娠未破裂;②肿块直径小于 35mm;③血清 β-HCG1 500~5 000U/L;④B 超未见胚胎原始心管搏动;⑤肝、肾功能及血红细胞、白细胞、血小板计数正常;⑥确认无宫内妊娠;⑦无其他 MTX 禁忌证。治疗方案分为单次给药(表 4-3)、分次给药和局部用药。

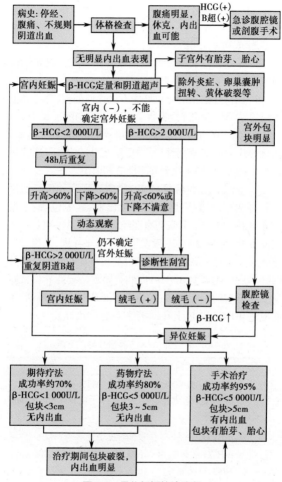

图 4-6　异位妊娠接诊流程

4. MTX 治疗成功的预测因素　①治疗前血清β-HCG 的水平。②异位妊娠的超声表现。③治疗前血清β-HCG 的水平变化趋势。④ MTX 治疗第 1、4 天的下降趋势。如果注射 MTX 的第 4 天与第 1 天的血清 β-HCG 水平相比呈下降趋势,则治疗成功率达 88%~100%。反之,治疗成功率为 42%~62%。

5. 手术治疗可采用腹腔镜或开腹方式行输卵管保守性手术,方法同前所述。

6. 期待疗法指对异位妊娠不做任何处理,等待异位妊娠的孕卵自然死亡、吸收。成功率约 70%。适应证:① β-HCG<1 000U/L;② 盆腔包块 <3cm;③ 无内出血。观察治疗期间应密切注意临床表现、生命体征,连续测定血 β-HCG、血细胞比容并定期 B 超监测。

7. 持续性异位妊娠(PEP)临床表现为异位妊娠治疗后再次出现腹痛、腹腔内持续出血、盆腔包块、术后 β-HCG 持续上升。其发病率在经腹手术为 3%~5%,在腹腔镜手术为 5%~29%,一般发生在术后 1~4 周,是患者接受再次治疗的主要原因。持续性异位妊娠在输卵管切开取胚术后发生率为 3.9%~11.0%。导致持续性异位妊娠发生率增加的可能因素:术前血清 β-HCG 水平过高、术前血清 β-HCG 快速上升、术前输卵管肿块过大。

表 4-3　单剂量 MTX 方案治疗异位妊娠

天数	检查项目	方案
第 1 天	β-HCG、血常规、肝功能、肾功能、血型等	甲氨蝶呤(MTX)50mg/m², im 若为 Rh(−),予抗 D 球蛋白 300mg im
第 4 天	β-HCG	可能轻度上升
第 7 天	β-HCG、血常规、肝功能、肾功能等	下降 15%,再予 MTX 50mg/m², im 或腹腔镜手术
每周	β-HCG	每周下降 >15%,直到 β-HCG< 5U/L

【Tips】

有性生活的女性,尤其是生育期女性,若有阴道不规则流血或下腹疼痛,都应首先排除异位妊娠的可能。异位妊娠包括期待治疗、MTX 为主的药物治疗和手术治疗。

（娄文佳）

第四节　妊娠剧吐

【背景知识】

早孕反应多在妊娠 12 周前后自然消失,一般不需特殊治疗。妊娠剧吐(hyperemesis gravidarum)指发生于妊娠早期至妊娠 16 周之间,以恶心、呕吐频繁为主要症状的一组症候群,发病率 0.3%~1%。

临床所见提示妊娠剧吐与血中 HCG 水平增高关系密切,其发展与消失过程和孕妇血 HCG 值的升降时间相吻合,多胎妊娠、葡萄胎患者 HCG 高,呕吐发生率也高。但症状轻重不一定和 HCG 成正比。

妊娠剧吐的主要临床表现为不局限于晨间的频繁呕吐,不能进食,脱水,电解质代谢紊乱及体重下降,负氮平衡,酮体增多,代谢性酸中毒。

韦尼克 - 科尔萨科夫(Wernicke-Korsakoff)综合征:频繁呕吐、进食困难引起维生素 B_1 缺乏,主要表现为中枢神经三联征:眼球运动障碍、共济失调和意识障碍。

维生素 K 缺乏导致出血倾向,如鼻出血、骨膜下出血,甚至视网膜出血。

妊娠呕吐还可能引起胎儿宫内生长迟缓及妊娠期高血压等远期并发症。

【接诊要点】

1. **现病史的询问要点**　出现恶心和呕吐症状的时间、频率和严重程度;进食情况、尿量;有无双胎、葡萄胎等危险因素;有无神经系统症状;有无出血倾向。

2. **既往史**　包括妊娠史、肝炎、胃肠炎、胰腺炎、胆道疾病、脑膜炎、脑肿瘤病史等。

3. **体格检查** 消瘦明显,极度疲乏,皮肤干燥,眼球凹陷。体温轻度增高,脉搏加快,血压下降。肝功能受损时可出现皮肤黄染。韦尼克 - 科尔萨科夫综合征患者可出现眼球运动障碍、共济失调、精神和意识障碍,必要时应行神经系统检查。

4. **辅助检查** B超排除葡萄胎,并与其他致呕吐的消化系统疾病相鉴别。尿常规可见尿比重增加,尿酮体阳性,出现蛋白和管型。查肝、肾功能可出现血胆红素、转氨酶、肌酐和尿素氮升高。血常规、血黏度、电解质、二氧化碳结合力亦是判断病情严重程度的重要指标。心电图可体现低钾血症心电特征,眼底检查可发现视网膜出血。

5. **鉴别诊断** 主要与其他致呕吐疾病相鉴别,如肝炎、胃肠炎、胰腺炎、胆道疾病、脑膜炎、脑肿瘤病史等。

【治疗】

1. **饮食** 症状较轻者,饮食上应以富含维生素、营养丰富、易消化的清淡食物为主。严重妊娠剧吐者,先禁食2~3天,缓解之后即可试进少量流质饮食,无不良反应后逐渐加食量。若妊娠剧吐患者对药物治疗无反应且无法维持自身体重,管饲肠内营养(鼻胃管或鼻十二指肠喂养)以提供营养支持应作为一线治疗方案。全肠外营养用于无法耐受管饲肠内营养的患者,可使用经外周静脉穿刺的中心静脉导管(PICC)。

2. **脱水的治疗** 对于呕吐频繁不能进食的严重脱水孕妇应禁食水,每日补液量 ≥ 3 000ml,保证24小时尿量 ≥ 1 000ml。

3. **电解质紊乱的治疗** 主要治疗是常规静脉补钾,一般补钾量参照使用较多的体内补钾量的计算公式:补钾量 =(4.5mmol/L− 血清钾值)× 0.3 × 体重(kg)+ 尿排钾量。一般应该持续1周以上,对于病程较长者,更应该延长补钾治疗的时间。严重低钾血症补钾时,有条件应予患者心电监护,以免补钾不当引起高钾血症而导致心脏停搏。

补钾注意点：①肾功能正常，见尿补钾。②补钾浓度不超过 0.3%。③补钾速度 1.5~3.0g/h。④补钾要注意心率变化及心电监护。

4. 酸碱失衡的治疗 妊娠剧吐造成的多重酸碱失衡以代谢性酸中毒为主，伴有代谢性碱中毒及呼吸性碱中毒。酸碱失衡应根据二氧化碳结合力水平及动脉血气分析及时纠正，以免酸碱失衡加重电解质紊乱。

5. 补充维生素 B 妊娠剧吐患者维生素 B 用药剂量不尽一致，一般多在 100~200mg/d，症状无好转的患者可持续服用 2 周以上。单用维生素 B_6 或联合多西拉敏治疗妊娠期恶心和呕吐安全、有效，应作为一线治疗手段。受精前 1 个月常规服用维生素可降低妊娠期恶心、呕吐的发生率和严重程度。

6. 妊娠期一过性甲状腺毒症或及妊娠剧吐导致的甲状腺功能异常，不推荐使用抗甲状腺药物。

7. 心理指导 治疗造成的不适、担心胎儿畸形等均会加剧患者的烦躁、担忧和疑虑，应进行合理的信息交流，争取家属和亲友的支持与配合，给予患者心理和精神上的安慰。

8. 终止妊娠的指征 体温持续高于 38℃；心率超过 120 次 /min；持续性黄疸或蛋白尿；出现多发性神经炎及神经性体征；眼底出血和并发严重韦尼克 - 科尔萨科夫脑病危及生命者。

【Tips】

妊娠剧吐与妊娠相关激素急剧增加有关。妊娠剧吐的治疗是综合治疗，包含了病理生理、社会及心理因素等多个方面，包括禁食、纠正水、电解质代谢紊乱和酸碱失衡，加用维生素防止韦尼克 - 科尔萨科夫综合征及心理疏导等。常规治疗无效时，应考虑终止妊娠。

妊娠剧吐止吐流程，见图 4-7。

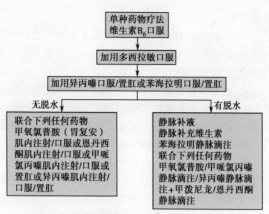

图 4-7 妊娠期恶心、呕吐的治疗流程

（娄文佳）

第五节 先兆早产和早产

【定义及诊断】

妊娠满 28 周或新生儿体重 ≥ 1 000g 至不满 37 周间分娩者,称为早产。28~37 周出现规律宫缩,间隔 5~10 分钟,持续 30 秒以上,同时伴宫颈管缩短(宫颈管消退 >75%),宫口进行性扩张 >2cm,称为早产临产。

【早产高危人群】

1. 有晚期流产及(或)早产史者。

2. 孕中期阴道超声检查发现宫颈长度 <25mm 的孕妇。

3. 有子宫颈手术史者。

4. 孕妇年龄过小或过大,孕妇 ≤ 17 岁或 >35 岁。

5. 妊娠间隔过短的孕妇。

6. 过度消瘦的孕妇。

7. 多胎妊娠者。

8. 胎儿及羊水量异常。

9. 辅助生殖技术助孕者。

10. 有妊娠并发症或合并症。

11. 异常嗜好者。

【原因】

1. 胎膜早破、绒毛膜羊膜炎

2. 下生殖道及泌尿道感染

3. 医源性早产　妊娠并发症与合并症需要提前终止妊娠。

4. 子宫膨胀过度及胎盘因素　多胎妊娠、羊水过多、前置胎盘、胎盘早剥。

5. 子宫畸形

6. 宫颈内口松弛

【早产的预测方法】

1. 前次晚期自然流产或早产史。

2. 妊娠 24 周前阴道超声测量宫颈管长度（CL）<25mm。强调标准化测量的方法：①排空膀胱后经阴道超声检查；②探头置于阴道前穹隆，避免过度用力；③标准矢状面，将图像放大到全屏的 75% 以上，测量宫颈内口至外口的直线距离，连续测量 3 次后取其最短值。宫颈漏斗的发现并不增大预测敏感性。

【早产的预防】

1. 一般预防　①孕前宣教；②妊娠期注意事项。

2. 特殊类型孕酮的应用　目前能预防早产的特殊类型孕酮有 3 种：微粒化孕酮胶囊、阴道孕酮凝胶、17α己酸孕酮酯。

3. 宫颈环扎术　主要有 3 种手术方式：经阴道完成的改良 McDonalds 术式和 Shirodkar 术式，经腹完成的宫颈环扎术（开放性手术或腹腔镜手术）。

4. 尚无证据支持的早产预测方法　卧床休息；口服阿司匹林；治疗牙周病；子宫收缩的监测；筛查遗传性或

获得性易栓症;筛查宫颈阴道 B 组溶血性链球菌感染。

【早产的诊断】

1. 早产临产 凡妊娠 28~37 周,出现规律宫缩(指每 20 分钟 4 次或每 60 分钟内 8 次),同时宫颈管进行性缩短(宫颈缩短 ≥ 80%),伴有宫口扩张。

2. 先兆早产 凡妊娠 28~37 周,孕妇虽有上述规律宫缩,但宫颈尚未扩张,而经阴道超声测量 CL ≤ 20mm 则诊断为先兆早产。因胎儿粘连纤维蛋白(FFN)阳性预测值低,2012 年美国妇产科医师协会(ACOG)发表的两个早产相关指南,均不推荐使用该方法预测早产或作为预防早产用药的依据。

【治疗】

1. 处理原则

(1)34 周后的早产,引产分娩。

(2)34 周前,胎儿存活,无胎儿窘迫,无胎儿畸形,胎膜未破,无严重妊娠合并症及并发症,应设法抑制宫缩,延长孕周。

(3)早产不可避免时,应尽力设法提高早产儿的存活率。

2. 左侧卧位休息

3. 宫缩抑制剂

目的:防止即刻早产,为完成促胎肺成熟治疗以及转运孕妇到有早产儿抢救条件的医院分娩赢得时间。

适应证:宫缩抑制剂只应用于延长孕周对母儿有益者,在有监测条件的医疗机构,对有规律宫缩的孕妇可根据宫颈长度确定是否应用宫缩抑制剂。

(1)β_2 肾上腺素受体激动剂:不良反应主要有母儿心率增快、血糖升高、电解质异常等。常用药物使用方法如下:

利托君(安宝,羟苄羟麻黄碱):50~100mg 加入 5% 葡萄糖 500ml 中,以 8~10 滴 /min 起,根据宫缩情况逐渐加量,直至宫缩明显减轻或消失,最快速度 40 滴 /min,只要孕妇无明显心悸症状,心率在 140 次 /min 以下,可维持原滴速。宫缩抑制 12~24 小时后,于停静脉滴注前半小时加用口服利托君 10mg,视宫缩情况由 q2h 逐渐减量 q4h → q6h → q8h → q12h 至停药。

沙丁胺醇(舒喘灵):2.4~4.8mg,每日 3 次,口服。

(2)钙拮抗剂:硝苯地平(心痛定)10mg,口服,每 6~8 小时一次。已用硫酸镁者慎用。

(3)缩宫素拮抗剂:阿托西班,单次静脉负荷量 6.75mg,以后 300mg/min,静脉滴注 3 小时,或 100mg/min,静脉滴注 18 小时。

(4)前列腺素抑制剂:吲哚美辛主要用于妊娠 32 周前的早产,起始剂量 50~100mg 经阴道或直肠给药,也可口服,然后每 6 小时给 25mg。

4. 硫酸镁的应用 推荐 32 周前早产者常规应用硫酸镁作为胎儿中枢神经系统保护剂治疗。加拿大妇产科医生协会(SOGC)指南推荐孕 32 周前的早产临产,宫口扩张后用药,负荷剂量 4.0g 静脉滴注,30 分钟滴完,然后以 1g/h 维持至分娩。

5. 糖皮质激素促胎肺成熟 主要药物倍他米松和地塞米松,两者效果相当。所有妊娠 28~34^{+6} 周的先兆早产应给予 1 个疗程的糖皮质激素。倍他米松 12mg 肌内注射,24 小时重复一次,共 2 次。地塞米松 6mg,肌内注射,每 12 小时重复一次,共 4 次。若早产临产,来不及完成完整疗程者,也应给药。

6. 抗生素 对于胎膜完整的早产,使用抗生素不能预防早产,除非分娩在即而下生殖道 B 族溶血性链球菌检测阳性,否则不推荐应用抗生素。

7. 早产分娩处理 吸氧,会阴侧切,儿科医师到场准备新生儿抢救。

【预防】

1. 积极筛查和治疗泌尿生殖道感染,妊娠晚期节制性生活,预防胎膜早破。

2. 妊娠前积极治疗基础疾病,把握好妊娠时机。妊娠后积极预防各种妊娠合并症的恶化及并发症的发生。

3. 宫颈内口松弛者宜于妊娠 14~16 周行宫颈内口环扎术。

（刘 倩 戴毓欣）

第六节 妊娠期高血压疾病

【病理生理变化】

全身小动脉痉挛是子痫前期 - 子痫的基本病变。

【临床表现】

妊娠 20 周后出现高血压、水肿、蛋白尿。视病变程度不同,轻者可无症状或有轻度头晕,血压轻度升高,伴水肿或轻微尿蛋白。重者出现头痛、眼花、恶心、呕吐、持续性右上腹疼痛等,血压明显升高,尿蛋白增多,水肿明显,甚至昏迷、抽搐。

【分类】(表 4-4)

表 4-4 妊娠期高血压疾病的分类

分类	临床表现
妊娠期高血压	妊娠 20 周后首次出现高血压,收缩压 ≥ 140mmHg 和 / 或舒张压 ≥ 90mmHg,于产后 12 周内恢复正常;尿蛋白(-);收缩压 ≥ 160mmHg 和 / 或舒张压 ≥ 110mmHg 为重度妊娠期高血压
子痫前期	妊娠 20 周后出现收缩压 ≥ 140mmHg 和 / 或舒张压 ≥ 90mmHg,且伴有下列一项:尿蛋白 ≥ 0.3g/24h,或尿蛋白 / 肌酐比值 ≥ 0.3,或伴随机蛋白≥(+)(无法进行尿蛋白定量时的检查方法);心脏、肺、肝、肾等重要器官或血液系统、消化系统或神经系统的异常改变,胎盘 - 胎儿受到累及等

续表

分类	临床表现
子痫	子痫前期基础上发生不能用其他原因解释的抽搐
慢性高血压并发子痫前期	慢性高血压孕妇,孕 20 周前无尿蛋白,孕 20 周后出现尿蛋白 ≥ 0.3g/24h 或随机尿蛋白 ≥ (+);或孕 20 周前有尿蛋白,孕 20 周后尿蛋白定量明显增加;或出现血压进一步升高等上述重度子痫前期的任何一项表现
妊娠合并慢性高血压病	既往存在的高血压或在妊娠 20 周前发现收缩压 ≥ 140mmHg 和 / 或舒张压 ≥ 90mmHg,妊娠期无明显加重;或妊娠 20 周后首次诊断高血压并持续到产后 12 周以后

【辅助检查】(表 4-5)

表 4-5 妊娠期高血压疾病的辅助检查

检查项目	检查内容
血液检查	RBC、Hb、Hct、PLT、凝血功能,根据病情可重复检查
肝肾功能检查	肝细胞功能受损可致 ALT、AST 升高;肾功能受损时,血清 Cr、BUN、UA 升高,Cr 升高与病情严重程度平行,UA 在慢性高血压患者中升高不明显
尿液检查	尿比重 ≥ 1.020 提示尿液浓缩,尿蛋白应每日检查;24h 尿蛋白测定
眼底检查	观察视网膜小动脉的痉挛程度,动静脉比由 2:3 变为 1:2 以上、视盘水肿、絮状渗出或出血,严重时发生视网膜剥离,出现视物模糊或突然失明

RBC. 红细胞;Hb. 血红蛋白;Hct. 红细胞压积;PLT. 血小板;ALT. 谷丙转氨酶;AST. 谷草转氨酶;Cr. 肌酐;BUN. 尿素氮;UA. 尿酸。

【重度子痫前期的诊断】（表4-6）

表 4-6　重度子痫前期的诊断

下列标准至少一条符合者可诊断为重度子痫前期
1. 血压持续升高：收缩压 ≥ 160mmHg 和 / 或舒张压 ≥ 110mmHg
2. 持续性头痛、视觉障碍或其他中枢神经系统异常表现
3. 持续性上腹部疼痛及肝包膜下血肿或肝破裂表现
4. 肝酶异常：血丙氨酸转氨酶或天冬氨酸转氨酶水平升高
5. 肾功能受损：尿蛋白 ≥ 2.0g/24h，少尿（24h 尿量 <400ml、或每小时尿量 <17ml）或血肌酐 >106μmol/L；微血管内溶血（表现有贫血、黄疸或血乳酸脱氢酶水平升高）
6. 低蛋白血症伴腹水、胸腔积液或心包积液
7. 血液系统异常
8. 心衰
9. 肺水肿
10. 胎儿生长受限或羊水过少、胎死宫内、胎盘早剥

【HELLP 综合征】

HELLP 综合征是指重度子痫前期的患者出现溶血、肝酶升高和血小板减少表现的综合症候群（hemolysis，elevated liver enzymes，low platelet count，HELLP）。

【对母儿的影响】

1. 对母亲的影响　胎盘早剥、肺水肿、凝血功能障碍、脑出血、急性肾功能衰竭、HELLP 综合征、产后出血、产后血液循环衰竭等并发症，严重者可致死亡。

2. 对胎儿的影响　胎盘供血不足、胎盘功能减退，可致胎儿宫内窘迫、胎儿发育迟缓、胎死宫内、死产或新生儿死亡。

【鉴别诊断】

妊娠期高血压疾病应与慢性肾炎合并妊娠相鉴别；子痫应与癫痫、脑炎、脑肿瘤、脑血管畸形破裂出血、糖尿病高渗性昏迷、低血糖昏迷相鉴别。

【处理】

治疗基本原则是休息、镇静、预防抽搐、有指征地降压和利尿、密切监测母儿情况，适时终止妊娠。应根据病情的轻重缓急和分类进行个体化治疗。①妊娠期高血压：休息、镇静、监测母胎情况，酌情降压治疗。②子痫前期：预防抽搐，有指征地降压、利尿、镇静，密切监测母胎情况，预防和治疗严重并发症，适时终止妊娠。③子痫：控制抽搐，病情稳定后终止妊娠，预防并发症。④妊娠合并慢性高血压：以降压治疗为主，注意预防子痫前期的发生。⑤慢性高血压并发子痫前期：兼顾慢性高血压和子痫前期的治疗。

1. 一般措施 左侧卧位休息、饮食管理、密切观察初发高血压，注意头痛、眼花、胸闷、上腹部不适或疼痛及其他消化系统症状，检查血压、体重、尿量变化、血常规、尿常规，注意胎动、胎心等监测。胎儿行胎儿电子监护、超声监测胎儿生长发育、羊水量，如可疑胎儿生长受限，检测脐动脉和大脑中动脉血流阻力等。孕妇特殊检查包括眼底、凝血功能、重要器官功能、血脂、血尿酸、尿蛋白定量和电解质等，有条件的医院行自身免疫性疾病相关指标检查。

2. 子痫前期的处理原则 解痉、镇静、降压，合理扩容及利尿，适时终止妊娠。

（1）解痉：硫酸镁可解除全身小动脉痉挛，预防和控制子痫的发作。

1）用法：首次负荷剂量25%硫酸镁16ml+5%GS 20ml静脉推注；维持量25%硫酸镁30ml+5%葡萄糖500ml静脉滴注（1.5g硫酸镁/h）；夜间可用25%硫酸镁

20ml+2% 利多卡因 2ml 分臀肌内注射。

2) 血镁浓度监测:正常孕妇血镁浓度 0.75~1mmol/L;治疗有效浓度 1.7~3mmol/L;中毒浓度 >3mmol/L。

3) 硫酸镁使用期间的监测指标:膝反射必须存在;呼吸 >16 次 /min;尿量 >25ml/h(600ml/24h)。

4) 硫酸镁中毒后的解救:10% 葡萄糖酸钙溶于 10ml 静脉注射。

(2) 镇静:轻度患者不需要镇静;精神紧张、焦虑或睡眠欠佳者可予镇静剂;重度子痫前期或子痫患者,需要应用较强的镇静剂,预防子痫发作。

1) 地西泮:2.5~5mg 口服,每日 3 次,或 10mg 肌内注射或静脉注射。

2) 冬眠药物:广泛抑制神经系统,控制子痫抽搐。由于氯丙嗪可使血压急剧下降,导致肾及胎盘血供减少,胎儿缺氧,且对母儿肝有一定损害作用,现仅用于硫酸镁治疗效果不佳患者。紧急情况下,哌替啶 100mg,氯丙嗪 50mg,异丙嗪 50mg,三种药物 1/3 量加入 25% 葡萄糖 20ml 静脉注射(>5 分钟),余 2/3 量加入 10% 葡萄糖 250ml 静脉滴注。

(3) 降压:药物选择原则为对胎儿无毒副作用,不影响心脏每搏量、肾血流量及子宫胎盘灌注量,血压不致急剧下降或下降过低。常用药物有以下几种。

1) 拉贝洛尔:是一种混合 α、β 肾上腺素受体阻断剂,为妊娠期高血压疾病的首选药物。50~150mg,每日 2~3 次,口服。也可持续静脉给药,从 1~2mg/h 开始,根据需要调整滴数。

2) 肼屈嗪:10~20mg,每日 2~3 次,口服;或 40mg+5% 葡萄糖 500ml,静脉滴注;不良反应:头痛、皮肤潮红、心率加快、恶心等。

3) 钙离子拮抗剂:硝苯地平(短效),10mg,每日 3 次,口服;硝苯地平(长效)30mg,每晚口服。

(4)扩容:一般不主张应用,仅用于严重低蛋白血症、贫血以及严重血液浓缩时。

1)血液浓缩指标:血细胞比容≥35%;尿比重≥1.020。

2)扩容禁忌证:心脏负荷重、肺水肿、全身性水肿、肾功能不全。

3)扩容药物:人血白蛋白、血浆、全血等。

(5)利尿:一般不主张应用,仅用于全身性水肿、急性心力衰竭、肺水肿、脑水肿或血容量过多且潜在性肺水肿者,常用利尿剂有呋塞米、甘露醇。

(6)适时终止妊娠:终止妊娠是治疗妊娠期高血压疾病的有效措施。

1)终止妊娠的指征

重度子痫前期经积极治疗24~48小时无明显好转(无论孕周)。

子痫前期,胎龄≥36周,经治疗好转者。

子痫前期,胎龄<36周,胎盘功能减退,胎儿成熟。

子痫控制2~12小时后。

2)终止妊娠方式

引产:无产科禁忌证,宫颈条件成熟,孕妇和胎儿无危险情况。

剖宫产:有产科指征,宫颈条件不成熟,引产失败,胎儿宫内窘迫。

3. 子痫的处理 子痫是妊娠期高血压疾病所致母儿死亡的最主要原因,应积极处理,原则为控制抽搐,纠正缺氧和酸中毒,控制血压,抽搐终止后终止妊娠。

(1)召集人员协作抢救,下病危,防损伤,防吸入,防再抽,记出入量(保留导尿监测尿量),避免声光刺激,向家属交代病情,完善化验。

(2)开放静脉通路,使用硫酸镁解痉,维持至末次抽搐发作后24小时方考虑停药,同时应用静脉注射地西泮10mg,根据检查或病情必要时可予甘露醇降低颅压。

(3) 监测并维持生命体征平稳,血压过高时予降压药。

(4) 吸氧纠正缺氧和酸中毒,必要时可予碳酸氢钠纠正酸中毒。

(5) 子痫控制 2~12 小时后应考虑终止妊娠。

(6) 如存在神经定位体征或抽搐反复发作,应行 CT/MRI 检查除外颅内病变。

〔刘 倩 戴毓欣〕

第七节 妊娠急性脂肪肝

【定义】

妊娠急性脂肪肝(acute fatty liver of pregnancy,AFLP)是发生于妊娠中晚期的一种罕见、特有的严重并发症。病因及发病机制尚不明确,一般发生于妊娠第 30~38 周,以妊娠 35 周左右的初产妇居多。发病率为 1/13 000~1/7 000。起病急,常迅速进展至肝功能衰竭,甚至可引起多脏器功能损害,病情十分凶险。

【发病机制】

1. 线粒体脂肪酸氧化障碍。

2. 孕妇体内激素变化。

3. 其他因素:细菌、真菌感染;单纯疱疹病毒感染、钩端螺旋体感染;妊娠期高血压疾病;药物(大量服用四环素、阿司匹林)。

【病理改变】

肝细胞受到大量的脂肪微滴浸润,在肝结构不发生变化的情况下,肝细胞发生肿胀,细胞质内被脂肪滴充满,肝细胞炎症坏死不明显,随着病情的进一步恶化,导致肾、胰腺、脑组织等多组织器官发生有微囊样脂肪变性,最终导致患者死亡。

【临床表现及辅助检查】

1. 临床症状 起病初期,75% 的患者表现为频繁的食欲减退、恶心、呕吐等消化系统症状,43%~80% 的患者有腹痛,31% 的患者有口渴、乏力。其他症状包括发热、头痛、咽痛、瘙痒、水肿、阴道流液。若未及时诊治,1~2 周后病情可迅速进展成黄疸,如进一步加重,可发生肝性脑病、严重低蛋白血症、腹水等肝衰竭症状,60% 的患者并发急性肾功能损害,部分患者发生弥散性血管内凝血、胰腺炎、子痫前期征象等,最终导致多脏器功能衰竭。

2. 辅助检查

(1)实验室检查

1)白细胞升高至$(20~30) \times 10^9/L$,而无感染证据的白细胞 $>15 \times 10^9/L$ 和血小板进行性降低是 AFLP 的特征性改变。

2)转氨酶轻或中度升高;血清总胆红素水平升高,但一般 $\leq 200\mu mol/L$,且以直接胆红素升高为主。

3)尿胆红素一般为阴性。

4)血清碱性磷酸酶明显升高。

5)血尿酸、肌酐和尿素氮均升高,其中高尿酸血症出现较早。

6)患者出现肝功能衰竭时,血氨常升高,且随着糖原逐渐耗尽,空腹及随机血糖降低也较常见,还可伴有低蛋白血症、蛋白尿、乳酸脱氢酶升高等。

7)发病早期即常有抗凝血酶Ⅲ水平下降。随着肝功能的下降,凝血因子合成减少,凝血功能出现障碍,凝血酶原时间及活化部分凝血活酶时间均延长,纤维蛋白原降低。

(2)影像学检查:影像学检查能够帮助排除其他的肝病,有一定的辅助诊断价值。

1)B超检查提示:肝弥漫性密度增高,呈雪花状,强弱不均,即"亮肝",但仅约 25% 的患者有此典型表现。

2)CT 扫描的诊断阳性率明显升高。AFLP 晚期肝的脂肪含量可达 50%,CT 扫描显示肝实质呈均匀一致的密度降低,肝缩小。

(3)组织学检查:肝组织活检仍为诊断 AFLP 的金标准。其病理特征为肝细胞胞质中可见脂肪小滴,表现为弥漫性微滴性脂肪变性,炎症、坏死不明显,肝细胞可有轻度破坏,但肝小叶结构完整。

【诊断及鉴别诊断】

1. 诊断标准　目前,国际上公认的 AFLP 诊断标准主要为 Swansea 标准:①呕吐;②腹痛;③烦渴 / 多尿;④脑病;⑤血清总胆红素 >14μmol/L;⑥低血糖(<4mmol/L);⑦尿酸增高(>340μmol/L);⑧白细胞计数升高 >11 × 10^9/L;⑨超声下可见腹水或"亮肝";⑩丙氨酸转氨酶或天冬氨酸转氨酶 >42U/L;血氨 >47μmol/L。肾功能不全,血肌酐 >150μmol/L;凝血酶原时间 >14 秒或活化部分凝血活酶时间 >34 秒;肝组织活检提示,肝细胞弥漫性微滴性脂肪变性,可见脂肪小滴。在排除其他疾病的可能后,符合上述 6 项或 6 项以上指标即可确诊。

2. 鉴别诊断　AFLP 由于缺乏特异性临床表现,诊断时容易与其他疾病混淆,如 HELLP 综合征、急性重症肝炎、妊娠肝内胆汁淤积症、药物性肝病。

【治疗】

AFLP 的治疗原则是早期诊断、及时终止妊娠,最大限度地予以对症支持治疗及多学科协作治疗。

1. 终止妊娠　尽快终止妊娠是治疗 AFLP 的关键。终止妊娠的最佳时机为确诊后 24~48 小时。对于分娩方式,一直存在争议,近年来的研究表明,与阴道分娩相比,行剖宫产术可明显提高母婴存活率。

2. 综合支持治疗

(1)对于确诊或高度怀疑 AFLP 的患者,应采用低脂、优质低蛋白、高糖类的饮食方式,避免节食和应用可影响脂肪酸氧化的药物,如非甾体类抗炎镇痛药、四环素类抗生素、丙戊酸钠等。

(2)纠正凝血功能障碍：及时输入维生素 K、新鲜冰冻血浆、冷沉淀物、纤维蛋白原、血小板等，抗凝血酶Ⅲ的使用已证实对治疗有效。

(3)及时纠正肝衰竭所致的低血糖及酸中毒。

(4)使用促肝细胞生长素、促进微循环类药物有助于肝细胞再生。

(5)激素辅助治疗（尚存争议）。

(6)抗感染，一旦发现存在感染征象或高危因素，应尽早给予敏感抗生素控制。

3. **人工肝治疗**　目前，应用人工肝支持技术治疗各种疾病导致的肝功能衰竭已取得理想效果。该技术主要包括血液透析／滤过、血浆置换、灌流吸附、持续性血液净化等。其中血浆置换是当前在重症 AFLP 治疗中应用最广泛的人工肝技术。分子吸附再循环系统（molecular adsorbent recycling system，MARS）用于 AFLP 所致的肝衰竭有较好的疗效。

4. **肝移植**　因肝具有较强的再生能力，AFLP 患者在经历短暂的病情恶化后，随着妊娠的及时终止，肝功能衰竭大多可逐渐逆转、恢复。有关 AFLP 患者最终行肝移植治疗的报道目前较少。

5. **中西医结合治疗**　近年来，中医药在产科危重症治疗中发挥了重要作用，尤其是中西医结合，充分发挥了两者的长处，达到优势互补，在 AFLP 治疗中取得了较满意的效果。

（刘　倩）

第八节　妊娠肝内胆汁淤积症

【背景知识】

妊娠肝内胆汁淤积症（intrahepatic cholestasis of pregnancy，ICP）通常发生于中晚期妊娠，以瘙痒和血清胆汁酸浓度升高为特征,分娩后迅速消退。

【病因】

妊娠肝内胆汁淤积症病因尚未明确,可能与以下因素有关。

1. 雌激素作用。

2. 遗传易感性。

3. 环境因素。

4. 基础肝病。

【临床表现】

1. 全身性瘙痒,常以手、足瘙痒起病,夜间加重,程度从轻度到令人无法忍受不等。

2. 伴随症状包括右上腹疼痛、恶心、食欲缺乏、睡眠剥夺或脂肪泻等。

3. 血清总胆汁酸浓度升高。

【诊断】

1. 无诱因的瘙痒伴血清总胆汁酸升高($\geqslant 10\mu mol/L$)。

2. 多数有转氨酶升高,为正常水平的 2~10 倍,ALT 较 AST 敏感。

3. 除外可产生相似实验室检查结果和症状的其他疾病(HELLP 综合征、子痫前期、妊娠急性脂肪肝等)。

4. 产后胎盘病理检查可见特征性表现。

【治疗】

1. **一般处理**　左侧卧位,吸氧,静脉高营养,监测肝功能。

2. **药物治疗**

(1)首选熊去氧胆酸 15mg/(kg·d),分 3 次口服。

(2)难治性病例可加用 S- 腺苷蛋氨酸(商品名思美泰)或考来烯胺。

3. **产科处理**

(1)加强胎儿宫内状况监测。

(2)终止妊娠时机:综合评估。轻度 ICP 建议 38~39

周,重度 ICP 34~37 周终止妊娠。

(3)终止妊娠方式:轻度 ICP、无其他剖宫产指征者,可阴道分娩。其他建议剖宫产。

(毛 溯 周希亚)

第九节 母胎血型不合

一、Rh 血型不合溶血

【背景知识】

Rh 血型抗原有 6 种,D 抗原抗原性最强,临床上以 D 抗原阳性称为 Rh 阳性。母亲 Rh 血型为阴性,而胎儿 Rh 血型为阳性时,母体缺乏胎儿红细胞所具有的抗原,胎儿红细胞通过胎盘进入母体循环,母体 28 周后产生相应的血型抗体,此抗体又经过胎盘与胎儿的红细胞结合导致溶血。机体初次被抗原致敏的时间较长,产生的抗体以 IgM 为主,且自然界中极少存在 Rh 抗原,因此 Rh 血型不合溶血很少在第一胎发生。需注意,致敏也可能由流产、异位妊娠、侵入性宫内操作、死胎、母体腹部创伤、产前母体出血和外部胎头倒转术等导致。

【临床表现】

1. 溶血的临床表现起病早、病情重、病程长。

2. 胎儿贫血、水肿、心衰。

3. 新生儿晚期贫血、溶血性黄疸、胆红素脑病。

【诊断】

1. 妊娠期诊断

(1)夫妻血型检查。

(2)血型抗体测定:抗 D 滴度达到 1:16 时,胎儿溶血情况加重(抗体滴度与胎儿溶血程度成正比)。初次产检时、28 周时和产时各测一次。

(3)羊水检查:胆红素吸光差(ΔOD450)、胆红素。

(4)超声检查:观察胎儿水肿、胎儿大脑中动脉峰值流速(MCA-PSV)的情况,判断胎儿溶血严重程度。

2. 新生儿期诊断

(1)母婴 Rh 血型检查。

(2)新生儿外周血红蛋白含量、血细胞比容、网织红细胞了解新生儿溶血和贫血的程度。

(3)新生儿脐带血胆红素。

(4)新生儿血清中是否有致敏红细胞存在[直接库姆斯(Coombs)试验]。

(5)母亲血清中是否有血型抗体存在[间接库姆斯(Coombs)试验]。

【治疗】

1. 妊娠期治疗

(1)中药治疗。

(2)孕妇血浆置换:有过重症 Rh 溶血病儿分娩史,在妊娠中期(24~26 周),抗体滴度高,但胎儿水肿尚未发生时采用。

(3)宫内输血:胎儿溶血病情严重,胎儿不足 33 周,有一定风险。

(4)终止妊娠。

2. 新生儿治疗

(1)脐带保留 2~3cm,以备换血。

(2)光疗治疗黄疸。

(3)输血及药物治疗。

3. 换血指征

(1)出生时脐带血胆红素 >4mg/dl。

(2)血胆红素每小时增加 >0.5mg/dl。

(3)总胆红素 >20mg/dl。

(4)血红蛋白进行性下降。

注:静脉输注 Rh 阴性 O 型红细胞。

4. 预防　Rh 血型不合母亲,间接 Coombs 试验阴

性,分别于妊娠 28 周、产后 72 小时内,肌内注射抗 D 免疫球蛋白 300μg。羊膜腔穿刺、流产、早产后建议注射抗 D 免疫球蛋白,以便保护母亲和下一次妊娠。一旦母体已致敏,抗 D 免疫球蛋白对预防或减轻胎儿病情的严重程度均没有效果。

二、ABO 血型不合溶血

【背景知识】

ABO 血型不合常见。母体为 O 型者占 ABO 新生儿溶血的 95% 以上。ABO 血型不合导致溶血往往在第一胎即可发生,因为孕妇在妊娠前就有机会接触 ABO 血型抗原(普遍存在于食物和细菌中)。但 ABO 血型抗原性弱,新生儿溶血程度通常较轻,故已不推荐常规进行筛查。

【临床表现】

与 Rh 血型不合溶血相比,发生率高,但症状较轻,即使发生溶血,多表现为轻、中度贫血和黄疸,极少发生胆红素脑病和水肿。

【诊断】

妊娠期血型抗体检查,抗 A(B)IgG 滴度 ≥ 1:64,可疑胎儿溶血。若抗 A(B)IgG 滴度 ≥ 1:512,则高度怀疑胎儿溶血。但孕妇抗体滴度与胎儿溶血程度并非成正比,需要综合其他检测方法。目前妊娠期判断胎儿贫血的主要方法为超声测定 MCA-PSV,超过 1.5MoM 考虑胎儿贫血。

【治疗】

治疗原则为降低新生儿血清胆红素水平,防止胆红素脑病,必要时仍需要换血治疗,新生儿贫血明显时,可酌情输血。

(毛 溯 戴毓欣 周希亚)

第十节　胎儿窘迫

【背景知识】

胎儿在宫内因急性或慢性缺氧而危及健康和生命，称胎儿窘迫(fetal distress)。胎儿窘迫分为急性和慢性两种。急性胎儿窘迫常发生在分娩期，慢性胎儿窘迫发生在妊娠晚期。

【病因】

1. 胎儿急性缺氧

(1)前置胎盘、胎盘早剥。

(2)子宫收缩过强、过频及不协调。

(3)脐带脱垂、真结、扭转。

(4)母体严重血液循环障碍，如休克。

(5)胎母输血、前置血管破裂等其他少见情况。

2. 胎儿慢性缺氧

(1)母体血液氧含量不足：如妊娠合并心功能不全、发绀型先天性心脏病、肺功能不全、重度贫血。

(2)子宫胎盘血管硬化、狭窄：如妊娠期高血压疾病、妊娠合并慢性肾炎、糖尿病。

(3)胎盘绒毛上皮细胞广泛变性、钙化，甚至大片梗死：过期妊娠、妊娠期高血压疾病。

(4)胎儿运输及利用氧能力降低：如严重心血管畸形、溶血性贫血。

【临床表现及诊断】

1. 急性胎儿窘迫

(1)胎心率异常：缺氧早期，胎心率增快，>160 次 /min。缺氧严重时，胎心 <120 次 /min。胎儿电子监护缩宫素激惹试验(OCT)或宫缩激惹试验(CST)可出现晚期减速、变异减速，缺氧进一步加重可随时胎死宫内。

(2)羊水胎粪污染：缺氧使肠蠕动亢进，肛门括约肌松弛,胎粪排出污染羊水;缺氧使肾血流减少,胎儿尿形成减少,羊水量减少。

羊水污染分度:Ⅰ度浅绿色;Ⅱ度黄绿色、混浊;Ⅲ度棕黄色、稠厚(注意:若胎先露部固定,前羊水性状可与后羊水不同,可于宫缩间期轻推胎头,了解后羊水性状)。

(3)胎动异常:初期胎动频繁,继而胎动减少至消失。

(4)酸中毒:胎儿头皮血血气分析,pH<7.2。

2. 慢性胎儿窘迫

(1)胎动减少或消失:胎动 <10 次 /12 小时为胎动减少,是胎儿缺氧的重要表现之一。

(2)胎儿电子监护异常:NST 表现无反应型、细变异减少;OCT/CST 可见频繁变异减速或晚期减速。

(3)胎儿生长受限。

(4)羊膜镜检查见羊水混浊。

(5)胎儿血流超声异常:脐动脉舒张末期血流消失或反向是预后不良标志。胎儿大脑中动脉搏动指数(PI)降低,脐动脉 PI 增高,静脉导管 a 波反向均提示胎儿缺氧。

【治疗】

1. 急性胎儿窘迫　应积极、果断、紧急处理。

(1)积极寻找原因并予治疗:仰卧位低血压综合征者,立即让患者取左侧卧位。患者严重摄入不足,水、电解质代谢紊乱或酸中毒,积极纠正。宫缩过强,停用促进宫缩的药物,必要时使用抑制宫缩的药物。

(2)吸氧,左侧卧位。

(3)尽快终止妊娠:根据产程进展,决定分娩方式,做好新生儿窒息抢救准备。

宫口未开全,出现下列情况之一,立即剖宫产:胎心率持续低于 120 次 /min 或高于 180 次 /min,伴羊水污染Ⅱ度;羊水污染Ⅲ度,伴羊水减少;CST 出现频繁晚期减速或重度变异减速;胎儿头皮血 pH<7.2。

宫口开全,骨盆各径线正常,胎头双顶径已过坐骨棘平面以下,一旦诊断胎儿窘迫,应尽快阴道助产娩出胎儿。

2. 慢性胎儿窘迫 根据病因及其严重程度,结合孕周、胎儿成熟程度及胎儿窘迫的严重程度综合判断,制订治疗方案。

(1)一般处理:左侧卧位休息、定时吸氧、积极治疗病因。

(2)终止妊娠:妊娠近足月,OCT 出现重度变异减速、晚期减速,以行剖宫产术为宜。

(3)期待疗法:如孕周小,估计胎儿娩出后成活可能性小,应尽量延长孕周,同时促胎肺成熟,争取胎儿成熟后终止妊娠。但必须充分知情,期待过程中,胎儿有随时胎死宫内风险,胎盘功能差可影响胎儿发育,预后不良。

(毛 溯 戴毓欣 周希亚)

第十一节 死胎

【背景知识】

妊娠 20 周后胎儿在子宫内死亡,称为死胎。胎儿在分娩过程中死亡,称为死产,是死胎的一种。

【病因】

1. 胎儿缺氧原因

(1)胎盘及脐带因素:前置血管出血、胎盘早剥、脐带脱垂。

(2)胎儿因素:畸形、多胎、胎儿宫内发育迟缓。

(3)孕妇因素:妊娠期高血压疾病、过期妊娠、糖尿病、慢性肾炎。

2. 遗传基因突变和染色体畸变

【临床表现及诊断】

自觉胎动消失,检查胎心消失。超声示胎动、胎心消失是诊断死胎的可靠依据。

【治疗】

确诊后,应尽早引产,引产的方法可羊膜腔内注射依沙吖啶或促宫颈成熟后缩宫素引产。胎儿死亡超过3周,应常规检查凝血功能,备新鲜血,以防产后出血和感染。

【基因检测】

1. **目的**　明确胎儿是否存在基因或染色体畸变。

2. **取材**　在胎儿娩出后,于无菌条件下取带皮肤的腓肠肌组织约 1cm³,对于自溶病例,可以用脐带和 / 或绒毛膜板组织代替。同时留取 3ml 脐带血。

3. **方法**

(1)染色体微阵列分析:应用广泛,检出率较高。

(2)传统 G 显带核型分析:培养成功率低,费用便宜。

【胎母输血】

1. 大量胎儿红细胞通过胎盘进入母体循环,称为大量胎母输血综合征(fetomaternal hemorrhage,FMH)。

2. 妊娠 20 周后出现不明原因的死胎或死产、正弦波形胎心率、非免疫性胎儿水肿、新生儿贫血时,需要检测胎母输血。

3. 检测方法为母体血清血红蛋白电泳、AFP。

(毛　溯　戴毓欣　周希亚)

第五章

胎儿异常

第一节 巨大胎儿

【背景知识】

胎儿体重达到或超过 4 000g 者,称为巨大胎儿(fetal macrosomia)。流行病学研究表明,巨大胎儿的发生与糖尿病、营养、遗传、环境等因素有关。糖尿病孕妇巨大胎儿的发生率为 26%,其原因可能是孕妇血液中的葡萄糖含量升高,通过胎盘进入胎儿血液循环,而胰岛素不能通过胎盘,致使胎儿长期处于高血糖状况,刺激胰岛素分泌,促进蛋白、脂肪合成并抑制脂肪分解,导致巨大胎儿。妊娠期营养过剩、肥胖、体重过重均可发生巨大胎儿,当孕妇孕前体重指数(BMI)大于 $30kg/m^2$,巨大胎儿的发生率明显增加。巨大胎儿的发生与遗传关系密切,不同民族、不同种族巨大胎儿的发生率各不相同。巨大胎儿的发生可能与环境有关。此外,产次、过期妊娠胎盘功能正常者、羊水过多者巨大胎儿的发生率均升高。

【接诊要点】

1. 孕妇多肥胖或身材高大,妊娠期体重增加迅速,合并糖尿病(特别是 2 型糖尿病)者,既往有巨大胎儿分娩史、糖尿病史等需警惕巨大胎儿的发生。

2. 腹部检查提示腹部明显膨隆,宫高 >40cm。若腹围≥115cm,巨大胎儿的可能性大。触诊胎体大,先露部浮。

3. B 超检查辅助评估胎儿体重,胎头双顶径 >10cm,股骨长≥8cm,腹围 >33cm,估胎儿体重 >4 000g,应考虑巨大胎儿。

【处理】

1. 妊娠期

(1)详细询问病史,定期妊娠期检查及营养指导。

(2)有妊娠糖尿病(GDM)高危因素者应尽早行 50g 糖耐量检查。高危因素包括以下几个方面。

1）孕妇方面：肥胖、高龄、多囊卵巢综合征患者。

2）产科病史：巨大儿史、GDM 史、不明原因复发性流产史、胎儿畸形史、胎死宫内史、足月新生儿呼吸窘迫综合征分娩史。

3）本次妊娠：妊娠早期空腹尿糖阳性、反复尿糖阳性、巨大儿、羊水过多、多次妊娠。

4）糖尿病（DM）家族史。

5）注意：40%~50% 的 GDM 患者并没有明确的高危因素！

（3）孕 24~28 周行 50g 糖耐量筛查妊娠糖尿病，诊断为妊娠糖尿病者或妊娠合并糖尿病孕妇应积极治疗和控制血糖。

2. 分娩期 应根据宫高、腹围、B 超检查，尽可能准确推算出胎儿体重，并结合骨盆测量决定分娩方式。经阴道分娩者，应严密观察产程，积极阴道助产，警惕肩难产的发生，分娩后行宫颈及阴道检查，了解有无软产道损伤，预防产后出血。若有头盆不称，应及时行剖宫产术。

3. 新生儿处理 预防低血糖，于生后 1~2 小时开始喂糖水，早开奶。积极治疗高胆红素血症，多选用蓝光治疗。补充钙剂，防低钙血症，多用 10% 葡萄糖酸钙 1ml/kg 加入葡萄糖液中静脉滴注。

（**戚庆炜 仝佳丽 梁 兵**）

第二节 胎儿生长受限

【背景知识】

胎儿生长受限（fetal growth restriction，FGR）指出生体重低于同孕龄同性别胎儿平均体重的两个标准差或第 10 百分位数，或孕 37 周后胎儿出生体重小于 2 500g，发生率为 2.7%~15.3%。胎儿生长受限的病因复杂，影响的高危因素主要有母体因素、胎儿及其附属物因素。胎儿生长发育基本分 3 期:妊娠 16 周前主要是细胞增殖、细胞数量增多;妊娠 17~32 周,细胞继续增殖但速率下降,细胞体积开始增大;妊娠 32 周后至足月,细胞增生、肥大。在妊娠不同时期,胎儿的生长发育受到致病因素影响,其结局不同,临床表现各异。根据胎儿的生长特征、体重及病因等,将胎儿生长受限分为 3 型。

1. **内因性均称型** 自孕早期开始。少见,常因某些染色体异常、宫内感染或环境有害物质所致。器官细胞数量减少,外表无营养不良。身长、体重、头围和腹围均相称,但与孕周不符,部分胎儿畸形。神经元功能不全及髓鞘形成延缓,脑重量低,胎盘小。

2. **外因性不均称型** 常见,不良因素主要作用在妊娠中、晚期。多因子宫胎盘功能低下、血管病变引起。器官细胞数目不少,体积小,外表营养不良。头围大于腹围、头围和身长可能与孕周相符,但体重低,外表营养不良。缺氧致神经损害,胎盘体积不小,但存在病理改变。出生后躯体发育异常。

3. **外因性均称型** 为上述两型的混合型。致病因素在整个妊娠期发生作用,常由营养不良、吸烟、酗酒等所致。主要特点是各器官体积均小,尤以肝、脾为著,外表有营养不良表现,常伴智力发育障碍。体重、身长、头围均小于孕龄正常值,但相称。胎盘外观正常,但体积小。

【接诊要点】

1. 认真核对预产期。

2. 常规产前检查发现孕妇宫高、腹围、体重不增或增长缓慢者,应怀疑 FGR。

3. 母体因素,如母亲的身高、体重、年龄以及是否有吸烟、酗酒等不良习惯,是否合并慢性高血压病、子痫前期、糖尿病、血管疾病以及免疫系统疾病等并发症。

4. 导致 FGR 的胎儿因素,如染色体异常,往往表现为早发性的、身体所有部分对称性的生长受损。

5. 由于胎盘功能不足所导致的 FGR 往往表现为晚发性的、非对称性的生长受损,主要累及胎儿腹部,从而维持胎儿头部的生长。

6. 考虑 FGR 者,应积极寻找原发病因、评估病情,针对病因采取不同治疗策略。

7. 超声测定多普勒指标,如脐血管的 S/D 值或大脑中动脉 RI 值异常,及时收入院进一步诊治。

8. 在门诊随诊中的 FGR 患者,应酌情行 NST 检查,NST 结果异常者,应收入院进一步诊治。

9. 孕妇需注意休息,左侧卧位,每日行胎动计数。

10. 孕妇应适当增加营养,必要时于营养科门诊就诊,由专科医生制订食谱。

【治疗】

胎儿生长受限诊断排除胎儿畸形后,应及时进行治疗。

1. **一般治疗** 去除不良因素,改善胎儿供氧及营养状况。休息,左侧卧位,口服安素,每周 1 桶。如住院治疗,定期吸氧,10% 葡萄糖溶液 1 000ml+ 氨基酸 250ml,静脉滴注,5~7 天为一个疗程。

2. **产科处理** 关键在于决定分娩时机和选择分娩方式。

(1)继续妊娠:妊娠未足月,胎儿宫内状况良好,胎盘功能正常,经治疗有效,孕妇无合并症及并发症,可在严密监测下继续妊娠至足月。

(2)终止妊娠:一般治疗效果差,胎儿窘迫,胎盘功能减退,妊娠合并症及并发症加重,继续妊娠对母儿均不利,应尽快终止妊娠。孕周不足 34 周,可地塞米松促胎肺成熟后 48 小时终止妊娠。

(3)分娩方式的选择:适当放宽剖宫产指征,胎儿畸形、胎龄过小,估计胎儿出生后难以存活者,应选择阴道分娩。临产后监测胎心,注意羊水量。产时做好新生儿复苏准备。

(戚庆炜 仝佳丽 梁 兵)

第三节　胎儿畸形

【背景知识】

胎儿先天畸形是由于内在的异常发育而引起的器官或身体某部位的形态学缺陷,又称出生缺陷。胎儿发育分为胚细胞阶段、胚胎阶段及胎儿阶段。由于各阶段对致畸因素作用的敏感性不同,其结局亦不尽相同。胚细胞阶段相对不敏感,致畸因素作用后可致胚细胞死亡,流产。胚胎阶段最敏感,致畸因素作用后可导致胎儿结构发育异常。胎儿阶段致畸因素作用后仅表现为细胞生长异常或死亡,极少发生胎儿结构畸形。

常见的胎儿畸形为神经管缺陷,占胎儿畸形总数的40%~50%,包括常见的无脑儿、枕骨裂与颅脊椎裂,约80%神经管缺陷者伴脑积水,其次是唇腭裂、心脏畸形等。

【接诊要点】

对于有不良环境接触史或畸形家族史的高危孕妇,应进行产前筛查,结合实验室检查及各种仪器检查进行诊断。超声技术因其应用方便且具有无创性,一直应用于临床诊断,并可提高羊膜腔穿刺术、脐带穿刺术及绒毛活检术的安全性和成功率,行生化及遗传学检查。TORCH 等病原微生物感染的血清学检测、唐氏筛查等也可筛查胎儿畸形。

【治疗】

预防出生缺陷应实施三级预防原则,即去除病因、早期诊断、延长生命。建立、健全围产期保健网,加强遗传咨询和产前诊断。对于无存活可能的先天畸形,如无脑儿、脑积水等,一经确诊,应行引产术终止妊娠,以母体免受损害为原则。分娩若有困难,必要时行毁胎术。对于有存活机会且能通过手术矫正的先天畸形,尽可能经阴道分娩。

【Tips】

产前筛查应该由有资质的医务人员完成,其结果的解释必须由经过培训的、具备产前遗传咨询资质的医生完成。初筛结果不能作为确认或者排除某种胎儿缺陷的依据,只能反映具有或者排除某种缺陷的概率。

（仝佳丽　梁兵）

第四节　多胎妊娠

【背景知识】

双胎妊娠形成的原因有两种:一种情况有两个卵子排出并受精而成,即双卵双胎,这种情况下,两个胎儿的基因是不同的,而且每个胎儿都有各自独立的羊膜囊。另一种情况是单一受精卵所形成的胚胎质分裂成两个胚胎,即单卵双胎,在这种情况下,两个胎儿的基因是相同的。

【接诊要点】

1. **明确双胎的绒毛膜性**　双胎妊娠最重要的处理是要明确双胎的绒毛膜性。绒毛膜性指的是双胎之间的绒毛膜的分隔。如果在双胎的两层羊膜之间夹着一层绒毛组织,则称之为双绒毛膜性双胎,如果在两层羊膜之间没有绒毛组织,则称之为单绒毛膜性双胎。

2. **绒毛膜性的判断**　超声判断。在妊娠 $6\text{~}13^{+6}$ 周行超声检查判断绒毛膜性。

3. **告知孕妇双胎妊娠的风险**　单绒毛膜性双胎各种产科并发症的风险为单胎妊娠的 5~10 倍,双绒毛膜性双胎各种产科并发症的风险为单胎妊娠的 2~4 倍。单绒毛膜性双胎还有包括双胎输血综合征等特有的并发症。充分履行知情同意原则。

4. **接诊注意**　一旦诊断双胎妊娠,应转产科高危门诊随诊。

【治疗】

1. 在妊娠 11~13 周行超声检查,测定各个胎儿的头臀长(CRL)及颈后透明带(NT)值。NT 值异常者,转产前咨询门诊。

2. 注意监测血压、体重和尿蛋白情况,及时发现和诊断子痫前期,并给予相应处理。

3. 妊娠 28 周以后,嘱孕妇适当休息,预防早产。

4. 无特殊情况者,妊娠 36~37 周住院,择期行剖宫产术。

(戚庆炜 仝佳丽 梁 兵)

第六章

胎儿附属物异常

第一节　脐带异常

【背景知识】

脐带是胎儿与母体进行物质和气体交换的唯一通道。若脐带发生异常(包括脐带过短、脐带缠绕、脐带打结、扭转及脱垂等),可使胎儿血供受阻或受限,导致胎儿窘迫,甚至死亡。

【接诊要点】

1. **脐带长度异常**　妊娠期间脐带过短并无临床征象。进入产程后,胎先露下降,脐带被拉紧,使胎儿血液循环受阻,出现胎儿窘迫或造成胎盘早剥。也可因为过短的脐带阻碍胎先露下降而引起产程延长,此时应警惕脐带过短。胎盘娩出后,测量脐带总长度短于 30cm 为脐带过短。

2. **脐带缠绕**

(1)脐带过长、胎儿过小、羊水过多及胎动过频均是脐带缠绕的高危因素。

(2)约 90% 的脐带缠绕为脐带绕颈,以绕颈一周居多。对胎儿的影响与脐带缠绕松紧、缠绕周数及脐带长短有关。

(3)B 超检查可有助于诊断,脐带缠绕皮肤处有明显的压迹。

(4)产程过程中可能出现:①胎先露部下降受阻;②胎儿宫内窘迫,胎心监护出现频繁的变异减速。

3. **脐带打结**

(1)脐带假结:脐带假结是指脐静脉较动脉长,形成迂曲似结或由于脐血管较脐带长,血管卷曲似结。假结一般不影响胎儿血液循环,对胎儿危害不大。

(2)脐带真结:一旦影响胎儿血液循环,在妊娠过程中将出现胎儿宫内生长受限,真结过紧可造成胎儿血液循环受阻,严重者导致胎死宫内,多数在分娩后确诊。

4. 脐带扭转 生理性脐带扭转可达 6~11 周。若脐带过度扭转呈绳索样,使胎儿血液循环缓慢,导致胎儿宫内缺氧,严重致胎死宫内。

5. 脐带附着异常

(1)脐带附着在胎盘边缘者,称为球拍状胎盘。一般不影响母体和胎儿生命,多在产后胎盘检查时被发现。

(2)脐带附着在胎膜上,脐带血管如船帆的缆绳通过羊膜及绒毛膜之间进入胎盘者,称为脐带帆状附着,常伴有单脐动脉,故胎儿宫内生长受限的发病率增加。

(3)脐带帆状附着时,胎膜上的血管经宫颈内口位于胎先露前方时,称为前置血管。若发生前置血管破裂,胎儿血液外流,出血量达 200~300ml,即可导致胎儿死亡。阴道检查可触及搏动的血管。若怀疑前置血管破裂,应取流出的血液做涂片,找到有核红细胞或幼红细胞并有胎儿血红蛋白,即可确诊。

6. 脐带先露和脐带脱垂

(1)如脐带受压不严重,临床上无明显异常。若脐带受压,可出现胎心率变快、变慢,胎儿血液循环受阻时间过长(超过 7~8 分钟),可导致胎死宫内。

(2)阴道检查或肛门检查可在胎先露部前方触及有搏动的条索状物。

(3)B 超及彩色多普勒超声检查有助于明确诊断。

7. 单脐动脉 单脐动脉的胎儿多伴有先天畸形,多为心血管畸形、中枢神经系统缺陷或泌尿生殖系统发育畸形。故单脐动脉胎儿的结局多为早产、流产或胎死宫内。

【治疗】

1. 若临产后出现脐带异常所致胎儿胎心异常,胎儿宫内窘迫,可改变体位并吸氧。不能缓解时,及时阴道助产或行剖宫产术终止妊娠。

2. 脐带脱垂是一种严重威胁胎儿生命的并发症,须积极预防。胎膜已破者,应避免走动,人工破膜应避免在宫缩时进行。对羊水过多者,采用高位破膜,使羊水缓慢流出。

（李 玲 仝佳丽 孙 鋆）

第二节 前置胎盘

【背景知识】

前置胎盘为胎盘附着部位异常的病变。妊娠时,胎盘正常情况下附着于子宫体部后壁、前壁或侧壁。孕 28 周后,胎盘附着于子宫下段,其下缘甚至达到或覆盖宫颈内口,其位置低于先露部,称为前置胎盘。前次剖宫产史、多次宫腔操作、多产、孕妇高龄、吸烟或吸毒、多胎妊娠、副胎盘、膜状胎盘等均是前置胎盘发生的高危因素。有剖宫产史、前置或低置胎盘史的患者,再次妊娠时发生胎盘粘连和胎盘植入的概率增加,且随剖宫产次数增多而增加。根据胎盘下缘与宫颈内口的关系,前置胎盘分为 3 种类型:完全性前置胎盘(或称中央性前置胎盘)、部分性前置胎盘和边缘性前置胎盘。

【接诊要点】

1. 典型的病史是无痛性阴道出血。完全性前置胎盘初次出血时间多发生在孕 26~28 周,出血频繁,出血量较多。边缘性前置胎盘初次出血时间较晚,往往发生在妊娠晚期或临产后,出血量较少。

2. 体格检查可能提示持续胎位异常,常见胎头高浮,臀先露为多见。若未明确胎盘位置,不可行阴道检查。

3. 超声检查确定胎盘边缘与宫颈内口的关系。注意应在膀胱半充盈状态下检查,排空膀胱后再重复一次。

4. 应与胎盘早剥、帆状胎盘前置血管破裂、胎盘边缘血窦破裂鉴别。诊断时应排除阴道壁病变、宫颈癌等宫颈病变引起的出血。

【治疗】

治疗原则是抑制宫缩、止血、纠正贫血及预防感染，根据出血量、休克程度、妊娠孕周、胎儿是否存活、是否临产及前置胎盘类型而采取相应的处理。

1. **期待疗法** 适用于出血不多或无产前出血者、生命体征平稳、胎儿存活、孕周不足 36 周的孕妇。绝对卧床休息，禁止性生活、阴道检查、肛门检查、灌肠及任何刺激。如出现早产征象，需要用地塞米松促进胎肺成熟和宫缩抑制剂抑制宫缩。同时要纠正贫血和预防感染。期待疗法应在备血、有急诊手术条件下进行，一旦出血增多，应立即终止妊娠。

2. **终止妊娠**

(1)紧急剖宫产：一旦前置胎盘发生严重出血而危及孕妇生命安全时，不论胎龄大小，均应立即行剖宫产术。

(2)择期剖宫产：为目前处理前置胎盘的首选。对于无症状的前置胎盘合并胎盘植入者，可于妊娠 36 周后终止妊娠。无症状的完全性前置胎盘达 37 周，可考虑终止妊娠。边缘性前置胎盘满 38 周，可考虑终止妊娠。部分性前置胎盘应根据胎盘遮盖宫颈内口的情况适时终止妊娠。

(3)阴道分娩：边缘性前置胎盘、低置胎盘，如出血少、枕先露；部分性前置胎盘，宫颈口已扩张，估计短时间内可结束分娩者，在有条件的医疗机构、充分备血的情况下，可在严密监测下阴道试产。

【前置胎盘合并胎盘植入】

处理流程如下。

1. 核对术前化验及并发症管理(血型、凝血、输血八项结果要单独粘贴)。

2. 签署知情同意书。剖宫取子术(必要时行子宫切除术)、子宫动脉栓塞、膀胱镜检查及双侧输尿管支架

(D-J管)置入术、授权委托书、输血治疗同意书、早产告知(需一名副主任医师以上者在场,正式与患者及家属谈话)。

3. 备术中病理单和条码,随病历进手术室。

4. 医务处备案,科主任签字。

5. 术前一个工作日申请备血,完成配血(8U红细胞、8ml血浆、1个治疗量血小板),配血单需医务处盖章批准,送输血科,并联系输血科手术当日备小冰箱。

6. 联系ICU备床,发ICU会诊单。

7. 联系儿科。

8. 联系介入科,备子宫动脉造影及栓塞。

9. 备输尿管支架(D-J管)2根、超滑导丝1根,并借插管器,术后归还。

10. 联系手术当日四线,备子宫切除术。

11. 联系泌尿外科插管医师,备膀胱修补。

12. 与药房确认有凝血酶原复合物和人纤维蛋白原。

13. 术前医嘱,不插导尿管。

(李 玲 仝佳丽 孙 崟)

第三节 胎盘早剥

【背景知识】

妊娠20周后或分娩期,正常位置的胎盘于胎儿娩出前,全部或部分从子宫壁剥离,称胎盘早剥。主要的病理变化是底蜕膜出血,形成血肿,使该处胎盘自子宫壁剥离。胎盘早剥多发生于子痫前期、子痫、慢性高血压、慢性肾病的孕妇,高龄孕妇、经产妇易发生胎盘早剥,羊水过多时突然破膜、羊水流出过快、双胎分娩时第一胎娩出过快都易导致胎盘早剥,腹部外伤或被直接撞击、性交、外倒转都可诱发胎盘早剥,吸烟、酗酒及吸食可卡因也与胎盘早剥有关。

【接诊要点】

1. 典型的症状是阴道出血、腹痛、子宫收缩和子宫压痛。出血特征为陈旧性不凝血。绝大多数发生在孕34周以后。但是往往胎盘早剥的严重程度与阴道出血量不相符。

2. 触诊时子宫张力增大,宫底增高,严重时子宫硬如板状,压痛明显,宫缩间歇期子宫不能完全放松而胎位触及不清。胎心监护可出现基线变异消失、变异减速、晚期减速、正弦波形及胎心率缓慢等。严重者可短时间内出现休克、肾功能异常、凝血功能障碍、羊水栓塞、胎儿宫内死亡等严重并发症。

3. B超了解胎盘附着部位及胎盘早剥的程度,明确胎儿大小、存活情况。但敏感性有限,即使阴性,也不能完全排除,但可协助排除前置胎盘。

4. 实验室检查监测产妇贫血程度、凝血功能、肝功能、肾功能,及时发现DIC。

5. 应与前置胎盘、先兆子宫破裂鉴别。

【治疗】

应根据孕周、早剥的严重程度、有无并发症、宫口开大情况、胎儿宫内状况等决定。

1. 纠正休克

2. 监测胎儿宫内状况

3. 终止妊娠

(1)阴道分娩:如胎儿已死亡,在评价产妇生命体征前提下,首选阴道分娩。胎儿存活者,如产妇一般情况较好、宫口已开大、估计短时间能结束分娩者,可经阴道分娩。

(2)剖宫产:阴道分娩过程中出现胎儿窘迫征象或破膜后产程无进展者,应尽快行剖宫产术。病情急剧加重、危及孕妇生命时,不论胎儿存活与否,均应立即行剖宫产术。近足月的轻度胎盘早剥者,病情随时可能会加重,应考虑终止妊娠,并建议行剖宫产术结束分娩。

4. **产后出血的处理** 给予促宫缩药物,针对性补充血制品,可采取压迫止血、动脉结扎、动脉栓塞、子宫切除等手段。

5. **严重并发症的处理** 强调多学科联合治疗。DIC 方面补充血容量及凝血因子,适时地应用肝素、抗纤溶治疗。对于肾功能不全,改善休克后仍少尿者,可予利尿剂,监测肾功能及电解质,必要时透析治疗。

(李 玲 孙 盏)

第四节 胎膜早破

【背景知识】

临产前胎膜自然破裂称胎膜早破(premature rupture of membrane,PROM)。如发生在妊娠满 37 周后,称足月胎膜早破,发生在妊娠不满 37 周者,称未足月胎膜早破。胎膜早破的妊娠结局与破膜时孕周有关。孕周越小,围产儿预后越差,常引起早产及母婴感染。

导致胎膜早破的因素很多,往往是多种因素影响的结果。常考虑的因素是生殖道病原微生物上行性感染、羊膜腔压力升高、胎膜受力不均、创伤及营养因素缺乏等所致。

【接诊要点】

1. 临床表现主要是突感较多液体从阴道流出或外阴湿润,增加腹压时阴道流液量增多,偶有下腹痛等产兆。患者在流液后常很快出现宫缩及宫口扩张。

2. 阴道检查见液体自宫颈流出或后穹隆较多积液中见到胎脂样物质是诊断胎膜早破的直接证据。阴道 pH 测定 >6.5,pH 试纸呈碱性变色,深蓝(胰岛素样生长因子结合蛋白 -1)检测阳性提示胎膜早破可能性大。羊膜镜检查直视胎儿先露部,看不到前羊膜囊可诊断为胎膜早破。

3. 行阴道分泌物培养,明确有无生殖道病原微生物感染,预防继发羊膜腔感染。

4. 监测患者生命体征及羊水量和性状、白细胞计数、C反应蛋白等变化,积极预防羊膜腔感染、胎盘早剥。

5. 胎儿电子监护或动态胎儿生物物理评分,动态监测胎儿宫内状况及羊膜腔感染的情况。

【治疗】

1. **足月胎膜早破** 应评估母胎状况,若无明确剖宫产指征,宜在破膜后 2~12 小时内积极引产。监测患者体温、心率、宫缩;胎儿电子监护了解胎儿宫内情况。破膜后 12 小时,预防性应用抗生素。有明确剖宫产指征时宜行剖宫产术终止妊娠。

2. **未足月胎膜早破** 目前治疗的原则是:若胎肺不成熟,无明显临床感染迹象,无胎儿窘迫,则促胎肺成熟的同时期待治疗。若胎肺成熟或有明显临床感染迹象,则应立即终止妊娠。对胎儿窘迫者,应针对宫内缺氧的原因,进行治疗。

(1)期待治疗

1)卧床,警惕脐带脱垂。

2)密切监测孕妇体温、心率、宫缩、白细胞计数等变化,及早发现患者感染体征,及时治疗。

3)应用抗生素:应及时预防性应用抗生素(如青霉素类、大环内酯类),可有效延长孕周,减少绒毛膜羊膜炎和新生儿感染的发生率,可给予静脉头孢类抗生素 2 天,后改口服 5 天,同时使用阿奇霉素。通常 5~7 天为一个疗程。

4)促胎肺成熟:妊娠 35 周前的胎膜早破,应给予地塞米松 6mg 肌内注射,每天 2 次,共 2 天。

5)抑制宫缩:妊娠 <34 周者,简易给予宫缩抑制剂48 小时,配合完成糖皮质激素的促胎肺成熟治疗。

6)胎儿神经系统的保护:妊娠 <32 周前早产风险者,

给予硫酸镁静脉滴注,预防早产儿脑瘫的发生。

(2)终止妊娠:一旦胎肺成熟或发现明显临床感染征象,在抗感染的同时,应及时终止妊娠,并做好新生儿复苏的准备,分娩后采集胎盘和胎膜组织,进行病理检查。

(吕昌帅　仝佳丽　孙 鋆)

第五节　羊水异常

【背景知识】

1. 羊水的生理学

(1)正常妊娠时羊水的产生与吸收是一个动态平衡,任何破坏该平衡的因素都可能造成羊水量的异常。羊水量异常不仅可预示潜在的母胎合并症及并发症,也可直接危害围产儿安全。

(2)羊水的来源根据孕周的不同而不同

1)妊娠早期:羊水来源于胎盘胎儿面、羊膜的跨膜转运和胚胎表面的分泌。

2)妊娠中、晚期:羊水来源于胎儿尿液和胎儿肺泡液体的渗出。

(3)羊水的吸收主要通过胎儿吞咽和羊膜-绒毛膜表面的吸收。

(4)羊水在孕8周开始产生。

(5)孕10周时,平均羊水量约为30ml;孕16周时,平均羊水量约为250ml;孕34~36周时平均羊水量约为800ml。

(6)孕36周后,平均羊水量开始进行性减少,尤见于过期妊娠中。38~43周期间以150ml/周的速度减少。

2. 超声对羊水量的测量

(1)羊水指数(amniotic fluid index,AFI):是目前最好的羊水量评估方法。以母体肚脐为中心将腹部分为四个象限,超声探头垂直于地平线,依次测量每个象限内羊水的最大垂直深度,四个象限测量值的总和称为羊水指数。AFI ≥ 25cm 诊断为羊水过多。AFI ≤ 5cm 诊断为羊水过少。

(2)羊水最大暗区垂直深度(amniotic fluid volume, AFV):测量不包括脐带的最大羊水池的最大垂直深度,测量结果易受胎儿位置不断变化的影响。AFV ≥ 8cm 诊断为羊水过多。AFV ≤ 2cm 诊断为羊水过少。

【接诊要点】

1. 羊水过少

(1)定义:羊水过少指妊娠晚期羊水量少于 300ml,或足月时 AFI ≤ 5.0cm。胎儿尿量减少通常是导致羊水过少的最终原因。

(2)妊娠中期羊水过少

1)产生原因以胎儿肾发育不全和泌尿道梗阻较为突出。

2)各种原因的羊水过少均可导致肺发育不良。

3)通常围产儿预后差,只有 10%~20% 预后较好,无羊水者围产儿死亡率达 90%。

4)胎膜早破者,发生孕周越早,胎儿预后越差。如发生宫内感染,胎儿预后差。

5)羊膜与胎儿的粘连可造成严重的畸形,包括断肢等,如羊膜带综合征。

(3)妊娠晚期羊水过少

1)孕 34 周后 AFI ≤ 5cm,围产期结局不良的风险增加。

2)超声检查有无胎儿宫内生长发育受限和胎儿畸形。

3)应行严密的胎儿监护。

4)羊水过少不是引产的禁忌证。

2. 羊水过多

(1)定义:指病理性羊水积聚,任何孕周的羊水量 >2 000ml,或足月时 AFI ≥ 25cm。普通人群中羊水过多的发生率为 0.5%~1%。

(2)症状:主要症状通常是单纯的机械性的原因,即由于子宫过度膨胀产生的内外压力作用于邻近器官引起。

1)孕妇常感呼吸困难,严重时只能在直立位呼吸。

2)当主要的静脉系统受到膨胀的子宫压迫时,经常会出现水肿,尤其是下肢、外阴和下腹壁的水肿。

3)少见的情况下,当增大的子宫压迫孕妇的输尿管时,会发生严重的少尿。

(3)病因

1)大多数羊水过多为特发性。

2)常见的引起羊水过多的原因:①胎儿结构异常,常见有中枢神经系统和消化系统畸形,如开放性神经管畸形和十二指肠闭锁。②胎儿染色体异常,羊水显著增多(AFI>24cm)时,胎儿染色体异常的发生率高达35%,最常见的是13-三体、18-三体和21-三体。③胎儿神经肌肉疾病,由于吞咽功能障碍,导致羊水过多。④孕妇糖尿病,是羊水过多的常见原因,通常与血糖控制不良和胎儿畸形有关。⑤同种免疫作用。⑥宫内感染,如果除外了上述因素,应筛查有无宫内感染。如 TORCH、梅毒等,但宫内感染造成的羊水过多较罕见。⑦双胎输血综合征。

【治疗】

1. **羊水过少** 诊治流程见图 6-1。

(1)妊娠中期羊水过少临床处理原则:首先明确羊水过少的原因。

1)详细询问孕妇的病史,有无胎膜早破的征象。

2)检查是否发生胎膜早破,并留取阴拭子培养。

3)针对性超声检查:①测量羊水量。②胎儿的解剖结构是否正常,主要包括肾、膀胱、心脏。③评估胎儿是否宫内生长受限。④对于确诊羊水过少且不伴有胎膜早破以及胎儿异常者,应定期随诊,监测胎儿生长发育情况,包括羊水量、脐动脉 S/D 值、胎儿电子监护等。

(2)妊娠晚期羊水过少的处理:评估胎儿是否可以继续妊娠。

1)终止妊娠的指征：①胎儿畸形，引产。②妊娠足月合并胎盘功能减退，主要是 OCT 异常，剖宫产。③胎儿窘迫，短时间不能阴道分娩时剖宫产，宫口开全时积极助产。④妊娠已足月，胎儿情况良好，胎盘功能无减退迹象，考虑引产。

2)妊娠未足月，胎肺未成熟，无胎儿畸形，无宫内窘迫迹象，可羊膜腔输液补充羊水治疗。

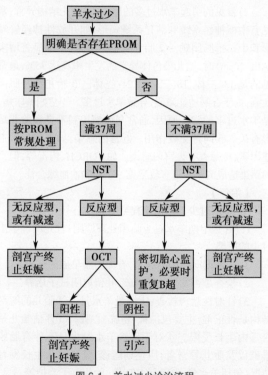

图 6-1　羊水过少诊治流程

PROM. 临产前胎膜自然破裂称胎膜早破；

NST. 无应激试验；OCT. 缩宫素激惹试验。

2. 羊水过多

(1) 首先行超声检查,除外胎儿畸形和多胎妊娠。积极寻找病因,治疗原发病。

(2) 轻度羊水过多通常无需处理,多可采用期待疗法,等待自然临产或破膜。

(3) 呼吸困难、下腹疼痛、行动困难者,需要住院治疗,可经腹羊膜腔穿刺放出适量羊水,缓解压迫症状,必要时利用放出的羊水了解胎肺成熟度。有必要时 3~4 周后可再次放羊水,以降低宫腔内压力。

(吕昌帅　仝佳丽　孙 鉴)

第七章

妊娠合并内科疾病

第一节 妊娠合并甲状腺疾病

一、妊娠合并甲状腺功能亢进

【背景知识】

妊娠期间各种内分泌腺处于活跃状态,各器官系统的生理变化对甲状腺功能均会产生直接或间接的影响。甲状腺功能亢进(甲亢)是甲状腺激素分泌过多所致的一系列症状的总称,发生率为 0.1% 左右。妊娠期甲亢最常见的病因是格雷夫斯病(Graves disease),又称弥漫性毒性甲状腺肿,占 85% 以上。

妊娠期处于相对碘缺乏状态,受体内胎盘激素的影响,甲状腺处于相对活跃状态,甲状腺体积增大,较非孕时增大 30%~40%。TSH 和 HCG 具有共同的 α 亚基,妊娠早期高水平的 HCG 能刺激 TSH 受体,抑制 TSH 和增加 T_4。以上妊娠期生理状态给甲亢的诊断带来一定困难。妊娠最初 3 个月,由于高水平的 HCG 能刺激 TSH 受体,甲亢可能会加重,在孕前接受抗甲状腺药物治疗者,此时常需调整抗甲状腺药物的剂量。妊娠中、晚期免疫抑制加强,病情可能缓解。但产后免疫抑制解除,部分患者甲亢病情会一时性加重。

轻度或经治疗控制良好的甲亢患者,通常对妊娠无明显影响。重度及未控制的甲亢可导致妇女受孕率低。妊娠后容易引起流产、早产、胎儿生长受限、低体重儿出生率、围生儿死亡率及合并妊娠期高血压疾病的发生率增高。妊娠早、中期开始抗甲状腺药物治疗、甲状腺功能控制良好者,早产和早产低体重儿发生率明显降低。

自身免疫相关的甲亢,母体内的抗体可通过胎盘影响胎儿甲状腺功能。如格雷夫斯病,促甲状腺激素受体抗体中甲状腺刺激免疫球蛋白(TSI)为 IgG,分子小,易通过胎盘,刺激胎儿 T_3、T_4 增加,引起胎儿甲亢;而促甲状腺刺激激素结合抑制免疫球蛋白(TBII)可通过胎盘抑制胎儿 T_3、T_4 产生,引起胎儿甲减;妊娠期母体服用的抗甲状腺药物(ATDs)也可通过胎盘,抑制 T_3、T_4 产生,引起胎儿甲减,TSI、TBII、ATDs 三者的平衡决定胎儿甲状腺功能。新生儿体内的 TSI 及 TBII 继续刺激或抑制甲状腺功能,出现新生儿甲亢或甲减。有些药物还有致畸作用。

根据患者的临床表现和既往甲状腺疾病史,一般不难诊断。由于正常妊娠可出现类似甲亢的表现:如情绪不安、怕热、易激动、脉搏快、心悸、妊娠早期体重下降等,容易与甲亢混淆。以下症状和体征可提供作为诊断依据:怕热、多汗;食欲增加,但体重随孕周增加不足;休息时心率超过 100 次 /min;脉压 >50mmHg;甲状腺弥漫性肿大、突眼及手震颤。实验室检查是诊断甲亢的重要方法,绝大多数甲亢患者 FT_3、FT_4 升高,TSH 降低,个别亚临床甲亢患者 FT_4 在正常范围或正常范围上限,但 TSH 是降低的。

【接诊要点】

1. 妊娠合并甲亢较非妊娠期难以诊断,现病史主要了解代谢亢进表现的症状和程度,如心悸、手抖、多汗、怕热、皮肤潮红及腹泻等,食欲与体重变化是否符合。

2. 既往史了解孕前有无甲状腺疾病病史及家族史,以及抗甲状腺药物的剂量。

3. 体格检查时重点了解有无基础代谢率升高的体征,注意心率、血压、脉压、静息状态脉率、体温、皮肤潮湿度。检查甲状腺体积、震颤及血管杂音,有无突眼表现等。

4. 在手术、分娩、感染及各种应激状态有发生甲亢危象的可能。表现为高热(体温 39℃以上)、脉率大于 140 次 /min、脉压增大、大汗淋漓、恶心、厌食、呕吐、腹泻,可伴脱水、休克、心律失常、心衰或肺水肿,处理不及时,孕产妇死亡率较高。

【治疗】

甲亢的治疗最好在妊娠前开始,可以不顾忌对胎儿的影响。药物剂量可以较大,必要时也可以手术。放射性碘治疗后 6 个月内避免怀孕,受孕前 3 个月应维持甲状腺功能正常。治疗原则是控制甲亢发展,安全度过妊娠及分娩。治疗甲亢有 3 种选择:抗甲状腺药物、手术、同位素。妊娠期一般多用药物,药物比手术更容易控制,更安全。浓集碘放射性 ^{131}I 可影响胎儿甲状腺发育,有可能造成胎儿先天性甲减,因此,妊娠期禁忌同位素治疗。

1. **药物治疗** 控制妊娠期甲亢,妊娠早期优先选择丙硫氧嘧啶(PTU)。妊娠中、晚期优先选择甲巯咪唑(MMI)。初始用量丙硫氧嘧啶 400mg/d,病情减轻或稳定后(一般 4~6 周)应逐渐减量至初始剂量的 25%,不可骤然停药。用药期间密切观察病情变化,包括安静时脉率、脉压、食欲等和游离 T_3、游离 T_4 等指标。注意监测药物的肝毒性。

2. **手术治疗** 妊娠期间原则上不采取手术疗法治疗甲亢。如果确实需要,甲状腺切除术选择的最佳时机是妊娠中期的后半期,孕中期手术和麻醉的妊娠丢失率约 6.5%,故手术仅适用于内科治疗失败或伴有喘鸣、呼吸困难、吞咽困难明显的甲状腺肿或疑有癌变者。

3. **产科处理**

(1)妊娠期:甲亢孕妇易发生胎儿宫内生长受限,每周胎心监护 2 次,注意有无胎儿窘迫。避免感染、精神刺激和情绪波动,避免甲亢危象,妊娠 37 周入院,监测孕妇甲状腺功能及胎盘功能,决定分娩方式。

(2)分娩期:除产科因素外,应尽量阴道分娩。如有心功能不全,产程进展不顺利,胎头仰伸,不能入盆等情况,可放宽剖宫产指征。产程中注意精神安慰、镇静,吸氧,补充能量,缩短第二产程,警惕甲状腺危象,注意产后出血发生。做好新生儿复苏准备。留脐带血查甲状腺激素和 TSH,如母亲是格雷夫斯病,需要留脐血查 TRAb、TSI。

(3)产后:自身免疫性甲亢产后病情可加重,因此产后应加强监护,复查甲状腺功能,对症处理,警惕甲状腺危象,多数需增加药量。产后服用 PTU,24 小时内乳汁中药物含量是母亲服药量的 0.07%,所以哺乳是安全的,如能定期对哺乳婴儿进行甲状腺功能监测,更为理想。

【Tips】

实验室检查是诊断甲亢的重要方法,绝大多数甲亢患者 FT_3、FT_4 升高,TSH 降低。抗甲状腺药物治疗使甲状腺功能维持在正常孕妇的上 1/3 高限内。首选丙硫氧嘧啶(PTU)。妊娠期禁忌放射性核素治疗。

二、妊娠合并甲状腺功能减退

【背景知识】

甲状腺功能减退(甲减)是由各种原因导致的低甲状腺激素血症引起的全身低代谢综合征,表现为游离甲状腺素(FT_4)降低、促甲状腺激素(TSH)升高,并伴有全身多系统功能减退的症状。亚临床性甲状腺功能减退症(亚甲减)多数无任何临床症状,是以血 TSH 水平升高,FT_3、FT_4 在正常范围为特点的内分泌代谢性疾病。甲减是妊娠期一种较少见的合并症,但亚甲减的发生率较高,为 2.5%。妊娠期甲减最常见的原因包括自身免疫性甲状腺炎;甲状腺手术或放射碘治疗史;抗甲状腺药物治疗和碘缺乏等。

妊娠期间,甲状腺的生理变化大,主要表现为功能的增强。同时,妊娠期甲状腺素的生理需求量也增加。因此妊娠期间,甲减病情往往会加重。而甲减对妊娠又有较多负面影响,对孕妇和胎儿均可带来不良后果,导致多种不良妊娠结局的发生。甲减孕妇最易发生妊娠期高血压疾病、流产、早产、胎盘早剥、低蛋白血症、产后出血及产后甲状腺功能异常等并发症,增加孕产妇死亡率,母亲甲减影响胎儿神经系统发育,造成后代不可逆的神经发育缺陷、智力水平低下,并可致胎儿生长受限、胎儿畸形、死胎、死产,围产儿死亡率明显增高。以上并发症的发生与甲减的病情程度密切相关。

临床表现为乏力、困倦、畏寒、便秘,进而反应迟钝、表情淡漠、毛发脱落、食欲低下、体重增加及皮肤干燥,较重病例可出现黏液性水肿。大多数情况下,甲减很难仅根据临床表现做出诊断。明确甲减和亚甲减通常需要实验室检测。

实验室检查:促甲状腺激素(TSH)为最敏感的指标。TSH 增高,FT_4 低可以明确诊断妊娠期甲减。亚甲减可能只显示 TSH 增高,FT_4 正常,但发展中也会表现出 FT_4 不正常。抗甲状腺过氧化物酶和抗甲状腺球蛋白抗体升高可明确自身免疫病因。需要注意在不同妊娠期 TSH 有正常生理变化。

因为妊娠期女性血清 TSH 可低于传统下限。因此妊娠期甲状腺功能与非妊娠期不同,2011 年 10 月,美国甲状腺学会(ATA)指南首次提出不同妊娠期 TSH 正常参考值范围,即妊娠早期 0.1~2.5mIU/L,妊娠中期 0.2~3.0mIU/L,妊娠晚期 0.3~3.0mIU/L。

【接诊要点】

1. 甲减的症状和体征复杂多样,缺乏特异性,且容易为妊娠所掩盖,如果单纯依靠临床表现,除非症状已相当明显,否则很难早期做出诊断。

2. 明确甲减和亚甲减通常需要实验室检查。TSH 是诊断甲减最为敏感的指标,也是筛查的常用指标。血清 TSH 增高,需查 FT_4,FT_4 低可明确诊断甲减;FT_4 正常,为亚甲减,但其病情发展中也会表现出 FT_4 不正常。

3. 妊娠期筛查发现甲减并予以有效治疗,使甲状腺功能恢复正常,则妊娠并发症可明显减少。但对所有妇女孕前常规筛查甲减尚存争议,目前普遍倾向于认为:应对存在高危因素的孕妇和计划怀孕妇女检查血 TSH,高危因素包括:①具有甲减症状及体征;②有甲状腺功能异常史;③有甲状腺手术史;④有自身免疫性甲状腺炎史或甲状腺自身抗体阳性者;⑤有甲状腺疾病家族史;⑥有 1 型糖尿病或其他自身免疫性疾病或此类疾病家族史。

【治疗】

妊娠合并甲减者,妊娠期的甲状腺功能是影响围产结局的主要因素。只要在妊娠期甲状腺激素水平控制满意,甲状腺功能基本正常,则母儿预后大多良好,否则母儿的并发症均明显增加。妊娠前及妊娠期对母体甲状腺功能进行监测并给予及时、恰当的治疗十分重要。治疗目的在于及时、足量补充外源性甲状腺素,纠正母体甲状腺激素水平的不足,以保证孕早、中期母体对胎儿甲状腺激素的供应。治疗目标为达到妊娠各期血清 TSH 的正常范围。尤其在妊娠早期,甲减是新生儿神经发育迟缓的一个独立危险因素,故早期的治疗尤为重要。

甲减患者应在甲状腺功能正常后再考虑妊娠。临床甲减妇女妊娠 1~20 周甲状腺功能的监测频度是每 4 周 1 次,妊娠 26~32 周至少应检测 1 次血清甲状腺功能指标。

治疗首选左甲状腺素(levothyroxine,LT₄),开始剂量为 25~50μg/d,每 1~2 周增加 25~50μg/d,直到维持 TSH 在正常范围。LT₄ 服用的最佳时间为清晨,宜空腹顿服。根据血清 TSH 水平调整 LT₄ 剂量,遵循个体化原则。孕妇服用 LT₄ 时与补充的铁剂、钙剂和维生素等至少分开 2 小时以上服用,以防它们形成化合物,不利于 LT₄ 的吸收。因妊娠期甲状腺素需求量增加且 TSH 控制上限目标值降低,LT$_4$剂量要较非妊娠状态增加至少20%~25%。剂量增加的幅度随病因的不同而有别。在碘缺乏地区,应提醒孕妇补足碘需求。

甲减孕妇易发生过期妊娠,分娩孕周不宜超过41周,孕40周后应予引产。甲减孕妇临产时,注意加强支持治疗,严密监测胎心变化。必要时助产,尽量缩短第二产程,分娩时做好新生儿复苏准备,注意保暖,注意新生儿有无甲减或低血糖表现,产后即刻留脐血测新生儿甲状腺功能。第三产程注意正确使用宫缩剂预防产后出血。产后6周随诊时检测TSH水平,酌情减少甲状腺素用量,多可恢复至孕前水平。

【Tips】

不同妊娠期TSH有正常生理变化。建议妊娠早期TSH控制在0.1~2.5mIU/ml,妊娠中期控制在0.2~3.0mIU/ml,妊娠晚期控制在0.3~3.0mIU/ml。治疗甲减首选药物为左甲状腺素。

（计鸣良　李　源　孙　鋆）

第二节　妊娠糖尿病和妊娠合并糖尿病

【背景知识】

妊娠期间的糖尿病包括两种情况:一是糖尿病合并妊娠,患者在妊娠前已有糖尿病;另一种是妊娠糖尿病(gestational diabetes mellitus,GDM),是在妊娠期发生或首次发现的不同程度的糖耐量异常。未加控制的妊娠期高血糖可对母婴产生极大的围产期和远期危害。

妊娠期母体糖代谢的变化是葡萄糖需要量增加,胰岛素抵抗和分泌相对不足。孕妇的空腹血糖比非孕时偏低,在妊娠早期,严重者由于妊娠反应、进食减少,甚至出现饥饿性酮症酸中毒。胎盘合成的多种激素都具有拮抗胰岛素的功能,产后随胎盘排出体外,胎盘分泌的抗胰岛素物质迅速消失,胰岛素用量立即减少。

糖尿病对妊娠的影响取决于血糖水平、控制情况、糖尿病严重程度及并发症情况。GDM 孕妇自然流产、妊娠期高血压疾病及合并感染的概率增加,羊水过多、巨大儿、难产、产道损伤、手术产的概率升高,易发生产后出血、酮症酸中毒,危及母儿生命。GDM 者产后糖代谢紊乱多数能够恢复正常,但将来发生 2 型糖尿病的风险升高 7 倍以上。对于胎儿,妊娠期暴露于宫内高血糖环境下,巨大儿的发生率高达 25%~30%,如严重糖尿病伴有血管病变时可发生胎儿宫内生长受限、早产及胎儿畸形的发生率亦增高。新生儿呼吸窘迫综合征、新生儿低血糖、低钙血症及低镁血症、高胆红素血症、红细胞增多症等发生率均较正常妊娠新生儿升高。胎儿将来发生肥胖、糖尿病等代谢综合征的风险也将增加。由于GDM 对孕妇和胎儿、新生儿均存在相应的风险,而通过妊娠期血糖的管理和控制,母儿远、近期并发症均可明显改善。因此,GDM 的筛查和诊断十分必要。

【接诊要点】

1. 糖尿病已经确诊或有典型三多一少症状的孕妇容易诊断。但多数孕妇常无明显症状,有时空腹血糖可能正常,容易漏诊,延误治疗。对于有糖尿病家族史、孕前体重大于 90kg、巨大儿或畸形儿分娩史、多囊卵巢综合征,不明原因流产、死胎、胎儿偏大及羊水过多者,应警惕糖尿病。

2. 推荐医疗机构对所有尚未被诊断为孕前糖尿病及妊娠糖尿病的孕妇,在妊娠 24~28 周以及 28 周后首次就诊时行 OGTT。2014 年我国妊娠合并糖尿病诊治指南:禁食至少 8 小时,试验前连续 3 天正常饮食,检查时,5 分钟内口服含 75g 葡萄糖的液体 300ml,分别抽取孕妇服糖前及服糖后 1、2 小时的静脉血,测定血糖水平。3 项血糖值分别低于 5.1、10.0、8.5mmol/L(92、180、

153mg/dl),任何一项血糖值达到或超过上述标准即诊断为 GDM。

3. 孕妇具有 GDM 高危因素或者医疗资源缺乏地区,建议妊娠 24~28 周首先检查空腹血糖(FPG),FPG ≥ 5.1mmol/L,可以直接诊断 GDM,不必行 OGTT;FPG < 4.4mmol/L(80mg/dl),发生 GDM 可能性极小,可以暂时不行 OGTT。FPG ≥ 4.4mmol/L 且 <5.1mmol/L 时,应尽早行 OGTT。

4. 孕前糖尿病的诊断:妊娠前糖尿病已确诊者妊娠期诊断容易。若孕前从未做过血糖检查,首次产前检查时需明确是否存在糖尿病,妊娠早期血糖升高达到以下任何一项标准即可诊断孕前糖尿病:① FPG ≥ 7.0mmol/L(126mg/dl)。② 75g OGTT,服用后 2 小时血糖 ≥ 11.1mmol/L(200mg/dl)。③ 伴有典型的高血糖症状或高血糖危象,同时随机血糖 ≥ 11.1mmol/L(200mg/dl)。

【治疗】

治疗原则是维持血糖正常范围,减少母儿并发症,降低围生儿死亡率。

1. 血糖控制

(1)饮食控制:每日摄入总能量,应根据不同妊娠前体重和妊娠期的体重增长速度而定,妊娠前体质指数(kg/m²)在 18.5~24.9 的产妇,平均每日需摄入能量为 1 800~2 100kcal。虽然需要控制糖尿病孕妇每日摄入的总能量,但应避免能量限制过度,妊娠早期应保证不低于 1 500kcal/d(1kcal=4.184kJ),妊娠晚期不低于 1 800kcal/d。糖类摄入不足可能导致酮症的发生,对孕妇和胎儿都会产生不利影响。饮食控制的原则是少量多餐,食用富含纤维素、各种维生素和微量元素的食物。

(2)运动疗法:运动疗法可降低妊娠期基础胰岛素抵抗,每餐 30 分钟后进行一种低至中等强度的有氧运动对母儿无不良影响,可自 10 分钟开始,逐步延长至 30 分钟。

(3) 胰岛素治疗:GDM 患者妊娠期血糖应控制在餐前及餐后 2 小时血糖值分别低于 5.3、6.7mmol/L,夜间血糖不低于 3.3mmol/L(60mg/dl);妊娠期 HbA1c 宜 <5.5%。在饮食控制 1~2 周后,如果超过上述界值,应及时加用胰岛素治疗,力求控制血糖达上述水平。随孕周增加,胰岛素用量不断增加,高峰在 32~33 周。产程中孕妇血糖波动很大,产程中停用皮下注射胰岛素,检测血糖,依据血糖水平维持小剂量胰岛素静脉滴注。胎盘排出后,胰岛素用量应当减少至产前的 1/3~1/2,并根据产后空腹血糖调整用量,多在产后 1~2 周胰岛素用量逐渐恢复至孕前水平。

(4) 糖尿病合并酮症酸中毒时,血糖 >16.6mmol/L,先予胰岛素 0.2~0.4U/kg 一次性静脉注射,继而小剂量胰岛素 0.1U/(kg·h)持续静脉滴注,并从使用胰岛素开始每小时监测 1 次血糖。血糖 >13.9mmol/L 时,应将胰岛素加入 0.9% 氯化钠注射液,当血糖 ≤ 13.9mmol/L 时,开始用 5% 葡萄糖液或葡萄糖盐水加入胰岛素,直至血糖降至 11.1mmol/L 以下、尿酮体阴性、并可平稳过渡到餐前皮下注射治疗时停止补液。

2. 孕妇监护 包括一般情况,血糖、尿糖及酮体测定,眼底检查,肾功能,糖化血红蛋白等测定。孕早、中期采用 B 超及血 AFP 测定胎儿是否畸形,孕 32 周起可采用 NST、脐动脉血流测定及胎动计数判断胎儿宫内安危。

3. 分娩期处理 包括分娩时机与方式选择。分娩时机取决于血糖控制情况和有无并发症,尽量在 38~40 周,如果有下列情况应当提前终止妊娠:血糖控制不满意,伴血管病变,合并重度子痫前期,严重感染,胎儿宫内生长受限,胎儿宫内窘迫等,糖尿病本身并不是剖宫产指征,具备下列情况可作为手术指征:巨大儿、胎盘功能不良、胎位异常、糖尿病伴血管病变及其他产科指征等。

4. 阴道分娩时产程中应注意监测宫缩胎心,避免产程过长,产程中血糖不低于 5.6mmol/L 以防发生低血糖,必要时补液(可参考每 4g 糖加入 1U 胰岛素)。

5. 新生儿均按高危儿处理,出生后 30 分钟内行末梢血糖检测,并严密监测血糖变化,可及时发现低血糖。注意保温、吸氧、提早喂糖水及开奶,注意防止低血糖、低血钙、高胆红素血症及新生儿呼吸窘迫综合征的发生。

6. 产后对 GDM 者进行健康生活方式的指导,包括合理饮食和运动、保持理想体重可以明显降低 2 型糖尿病的发生。

【Tips】

对于有糖尿病家族史、孕前体重大于 90kg、巨大儿或畸形儿分娩史、多囊卵巢综合征、不明原因流产、死胎、胎儿偏大及羊水过多者应当警惕糖尿病。通过 75g OGTT 筛查出糖尿病,妊娠期血糖控制主要依靠饮食运动控制及胰岛素治疗。糖尿病本身不是剖宫产指征,分娩时机取决于血糖控制情况和有无并发症,尽量在 38~40 周。

(计鸣良 李源 孙釜)

第三节　妊娠合并系统性红斑狼疮

【背景知识】

系统性红斑狼疮(SLE)是一种由多因素参与、自身免疫介导、以免疫性炎症为突出表现的弥漫性结缔组织病,患者体内可出现多种自身抗体,并通过免疫复合物等途径累及全身多个系统。该疾病常发生于青年育龄女性。一般认为,妊娠和分娩会使 SLE 病情恶化,而 SLE 也使得发生妊娠合并症和胎儿丢失的风险增加。但目前 SLE 已不再是妊娠的绝对禁忌证,SLE 患者有望接受严密监护和适当治疗后成功地妊娠及分娩,但需要病情缓解半年至 1 年,服用泼尼松 ≤ 10mg/d;无肾、神经等重要器官病变;使用免疫抑制剂者至少停药半年以上。

SLE 的诊断普遍采用美国风湿病学会的分类标准,该标准共包括 11 项:蝶形红斑;盘状红斑;光过敏;口腔溃疡;累及 2 个或 2 个以上外周关节的非侵蚀性关节炎;浆膜炎;肾病;神经病变;血液学异常;抗双链 DNA (dsDNA)抗体阳性等免疫学异常;抗核抗体滴度异常。以上 11 项分类标准中,符合 4 项或者 4 项以上者,在除外感染、肿瘤和其他结缔组织病后,即可诊断为 SLE,产科病史中习惯性流产、反复死胎、胎儿宫内生长迟缓、早产等不良妊娠史可供参考。

各种 SLE 的临床症状,尤其是新近出现的症状以及与 SLE 相关的多数实验室检查指标,均可提示疾病的活动。常见的症状和检查指标包括:发热、乏力、体重减轻;中枢神经系统受累(表现为癫痫、精神病、器质性脑病、视觉异常、狼疮性头痛、脑血管意外等,但需排除中枢神经系统感染);肾病(包括少尿、血尿、蛋白尿、管型尿等);皮肤黏膜病变(包括新发红斑、脱发及黏膜溃疡);浆膜炎(心包炎或胸膜炎);血管炎;肌炎;关节炎;血三系(红细胞、白细胞、血小板)减少(排除药物所致的骨髓抑制);低补体血症;DNA 抗体滴度增高。SLE 病情活动常用的判断标准是 SLE 疾病活动指数(SLEDAI):0~4 分为基本无活动;5~9 分为轻度活动;10~14 分为中度活动;15 分为重度活动。

妊娠期间,一系列的生理变化,例如疲乏、下肢水肿、皮疹、脱发、关节酸痛等会和 SLE 活动相混淆,某些妊娠期并发症(如子痫前期)可能被误认为 SLE 恶化。此外,用于评价狼疮活动的实验室指标在此期间也有变化。

【接诊要点】

1. 病史及查体中注意了解有无全身多系统受累表

现:皮肤及黏膜病变,关节病变及浆膜病变,有无重要脏器受累表现。询问用药史及药物剂量。

2. 实验室指标注意自身抗体指标,炎性指标、血常规、尿常规、24 小时尿蛋白等,评估 SLE 活动状态。

3. 注意 SLE 对胎儿的影响,注意宫高、腹围、体重的变化,评估胎儿的发育状况。

【治疗】

1. **一般治疗** 加强宣传,增强信心,保持乐观情绪,督促患者规律性用药并定期复查,避免阳光暴晒和紫外线照射,避免过度疲劳,保持充足睡眠,注意营养均衡,保证充足的蛋白质摄入,避免应用可能诱发狼疮的药物。

2. **妊娠期监测** SLE 患者一旦妊娠即属于高危妊娠,需要定期的产前检查及内科随诊,了解 SLE 病情和各器官的功能状态。监测内容包括:注意观察有无狼疮活动的表现,如面部红斑、关节痛、口腔溃疡、光过敏等;定期检查血、尿常规、24 小时尿蛋白定量、肝功能、肾功能、心电图、红细胞沉降率(血沉);定期复查抗核抗体、抗 dsDNA 抗体、狼疮抗凝物、抗磷脂抗体、抗 SSB 抗体及补体 C3、C4 等;注意宫高、腹围、体重的变化,对狼疮肾炎的患者更要加强血压的监测。妊娠合并 SLE 的胎儿亦属于高危儿,围生期需要加强监护,包括孕妇自测胎动;定期 B 超检查了解胎儿生长情况及有无畸形,必要时行胎儿超声心动图检查,明确有无胎儿心脏传导阻滞及心脏受损情况;孕 30 周后每周行 NST,孕 34 周后每周行胎儿生物物理评分。

3. **药物治疗**

(1)肾上腺皮质激素:肾上腺皮质激素是治疗妊娠合并 SLE 最重要的药物,并且是紧急抢救时的首选药物。其中泼尼松是首选药物,因为胎盘可以产生 11β- 去氢酶能将泼尼松氧化为无活性的 11- 酮基形式,避免了药物对胎儿影响。泼尼松属于 FDA 分类的 B 类药物。地塞米松和倍他米松可通过胎盘屏障作用于胎儿且不能被胎盘所氧化,因此除进行促胎肺成熟治疗外,不适于妊娠期常规应用。泼尼松的剂量一般每日 10~80mg,按病情活动情况增减量。孕前已停用泼尼松者,在妊娠后可给予 5~10mg/d,并作为维持剂量持续至分娩。对于孕前已在服用泼尼松的患者,应根据具体病情调整用量,一般 1~2mg/(kg·d)。长期应用肾上腺皮质激素的患者在产程延长或剖宫产等应激情况时,必须注意预防肾上腺危象的发生,一般应用氢化可的松 100~300mg/d,静脉滴注,连用 2~3 日,停用后继续口服原剂量的泼尼松。但是长期使用皮质激素可能引发新生儿肾上腺抑制,造成孕妇水钠潴留、骨质疏松及感染风险增加。

(2)免疫抑制剂:羟氯喹虽 FDA 分级属于 C 类药物,但 2012 年美国风湿免疫学会(ACR)指南中提到:SLE 轻度活动,妊娠期可以用羟氯喹治疗,其可能减少妊娠期狼疮的活动,至于产后是否可以哺乳,虽然 ACR 予以肯定观点,但各方仍有争议。而病情处于活动期,应用糖皮质激素同时,可酌情加用硫唑嘌呤,妊娠期使用硫唑嘌呤的风险可能比未予治疗的妊娠风险小,用量 ≤ 2mg/kg。环磷酰胺、吗替麦考酚酯和甲氨蝶呤是绝对禁忌药。

(3)抗血小板治疗:低剂量阿司匹林已被证实可以用于 APL 阳性或高凝状态者,能有效预防产科并发症。口服阿司匹林 25~75mg/d,能降低血小板聚集,预防绒毛膜微血管血栓形成。有反复流产及胎盘血管梗死导致死胎史的患者可应用低分子肝素皮下注射,具有疏通循环、改善胎儿预后的作用,但需监测凝血功能。

(4)肝素和低分子肝素:肝素或低分子肝素与小剂量阿司匹林联合适用于治疗有胎盘血管梗死导致死胎史、抗磷脂综合征。肝素和低分子肝素既不能透过胎盘屏障,也不能从乳汁分泌。因此,在妊娠期及哺乳期均可安全使用,但用药过程中需注意凝血功能的监测。

妊娠晚期如发现异常,胎儿基本成熟,应适时终止妊娠,终止妊娠的时机视母儿情况决定,不宜超过预产期。如为狼疮肾活动期,2012 年美国风湿病学会(ACR)指南推荐妊娠满 28 周后,应适时终止妊娠。终止妊娠的方式,除产科指征和胎儿因素外,一般可阴道分娩。新生儿应进行相应的检查和监护。

【Tips】

妊娠可以诱发 SLE 活动,活动期患者不适宜妊娠。SLE 患者反复流产、胚胎死亡、胎儿生长受限、早产等并发症发病率高。肾上腺皮质激素是治疗的主要药物。除有产科指征和胎儿因素外一般可以阴道分娩。

(计鸣良 李 源 孙 崟)

第四节 妊娠合并特发性血小板减少性紫癜

【背景知识】

特发性血小板减少性紫癜(idiopathic thrombocytopenic purpura,ITP)是因自身免疫机制使血小板破坏过多的临床综合征,又称免疫性血小板减少性紫癜。女性多见,且不影响生育,所以妊娠合并特发性血小板减少性紫癜是产科较为常见的血液系统合并症之一。

ITP 分为急性型和慢性型:急性型好发于儿童;慢性型则以成年女性多见,发病前多无明显感染史。由于血小板结构抗原变化引起的自身抗体所致,80%~90% 患者可测到血小板相关免疫球蛋白(PAIg),包括 PAIg-G、PAIg-M、PAIg-C3 等。当结合了这些抗体的血小板经过脾、肝时,可被单核吞噬细胞系统破坏,使血小板减少。另外,慢性型 ITP 好发于妊娠期,并且容易复发,因此目前认为雌激素增加引起血小板被吞噬和破坏。

目前对于妊娠是否会使 ITP 妇女病情恶化观点不一，文献报道大多妊娠可使病情恶化或处于缓解期的 ITP 病情加重。妊娠虽然有使稳定型 ITP 患者复发及使活动型 ITP 妇女病情加重的倾向，使 ITP 患者出血的机会增多，但妊娠本身一般不影响本病的病程及预后，因此合并 ITP 不是终止妊娠的指征。

由于 ITP 孕妇体内血小板降低，对妊娠的影响主要是出血问题，妊娠期可发生流产、胎盘早剥、胎死宫内，分娩期可出现产道损伤、出血与血肿、产后出血等，产褥期恶露时间长、淋漓不尽。血小板低于 50×10^9/L 的产妇，在分娩过程中用力屏气可诱发颅内出血、产道裂伤出血及血肿形成。如产后子宫收缩良好，产后大出血并不多见。ITP 患者妊娠时，自然流产率较正常妊娠高两倍，主要取决于周围血中血小板数目和是否有出血倾向，血小板计数明显减少（$<30 \times 10^9$/L）或临床出血严重，则自然流产或治疗性人工流产的比例增高，且母婴死亡率均高于正常孕妇。

由于部分抗血小板抗体可以通过胎盘进入胎儿血液循环，引起胎儿血小板破坏，导致胎儿、新生儿血小板减少。在母体血小板 $<50 \times 10^9$/L 的孕妇中，胎儿（新生儿）血小板减少的发生率为 9%~45%。严重者也能发生颅内出血，这种血小板减少均为一过性，新生儿脱离母体后，体内的抗体多数于 1 个月内逐渐消失，偶可持续 4~6 个月血小板才逐渐恢复正常。合并 ITP 妊娠胎儿死亡率 10%~30%，但未见畸形的报道。

临床主要表现是皮肤及黏膜出血和贫血。轻者仅有四肢及躯干皮肤的出血点、紫癜及瘀斑、鼻出血、牙龈出血，严重者可出现消化道、生殖道、视网膜及颅内出血。脾不大或轻度增大。实验室检查，血小板 $<100 \times 10^9$/L。往往当血小板 $<50 \times 10^9$/L 时才有症状。骨髓检查，巨核细胞正常或增多，至少不减少，而成熟型血小板减少。

血小板抗体测定多为阳性。通过以上临床表现及实验室检查,诊断并不困难。但应除外其他引起血小板减少的疾病,如再生障碍性贫血、药物性血小板减少、妊娠合并 HELLP 综合征、遗传性血小板减少等。

【接诊要点】

1. 现病史主要了解有无出血倾向及病程长短,既往有何种治疗及效果,是否行脾切除,妊娠后病情变化,既往用药史与毒物接触史、有无血小板减少家族史等情况。

2. 体格检查时重点了解有无出血倾向的表现,是否有血压改变及眼底病变等。

3. 实验室检查注意血小板减少程度,是否合并其他两系降低,必要时查血小板抗体、行骨穿明确诊断。注意尿蛋白、肝功能、肾功能等检查结果。

【治疗】

1. **妊娠期处理**　一般不必终止妊娠,只有当严重血小板减少未获缓解者,在妊娠 12 周前需用肾上腺皮质激素治疗者,可考虑终止妊娠。用药尽可能减少对胎儿的不利影响。除支持疗法、纠正贫血外,可根据病情进行以下治疗。

(1)肾上腺皮质激素:为治疗 ITP 的首选药物。妊娠期血小板低于 <50×10^9/L,有临床出血症状,可应用泼尼松 40~100mg/d。待病情缓解后,逐渐减量至 10~20mg/d 维持。该药能减少血管壁通透性而减少出血,抑制抗血小板抗体的合成及阻断巨噬细胞破坏已被抗体结合的血小板。

(2)大剂量丙种球蛋白:能抑制自身抗体的产生,减少血小板的破坏。静脉滴注丙种球蛋白,400mg/(kg·d),5~7 天为一疗程。

(3)脾切除:糖皮质激素治疗血小板无改善,有严重出血倾向,血小板 <10×10^9/L,可考虑脾切除,有效率达

70%~90%。手术最好在妊娠 3~6 个月进行。

(4)血小板:因血小板输入能刺激体内产生抗血小板抗体,加快血小板的破坏。因此,只有在血小板 $<10 \times 10^9/L$,并有出血倾向,为防止重要器官出血(脑出血),或分娩时应用。可输新鲜血或输血小板悬液。

2. 分娩期处理 分娩方式原则上以阴道分娩为主。ITP 产妇的最大危险是分娩时出血。若行剖宫产术,手术创面大,增大出血危险。胎儿可能有血小板减少,经阴道分娩有发生颅内出血危险,应避免阴道助产,特别是胎头负压吸引。产前或术前应用大剂量肾上腺皮质激素(氢化可的松 500mg 或地塞米松 20~40mg)静脉注射。并备好新鲜血或血小板悬液。仔细缝合伤口,防止血肿形成。

3. 产后处理 妊娠期应用肾上腺皮质激素治疗者,产后应继续应用。产妇常伴有贫血及抵抗力下降,应给予抗生素预防感染。产后立即检测新生儿脐血血小板,并动态观察新生儿血小板是否减少。必要时给新生儿泼尼松或免疫球蛋白。ITP 不是母乳喂养的禁忌证,但母乳中含有抗血小板抗体,应视母亲病情及新生儿血小板计数而定。

【Tips】

对于有皮肤及黏膜出血和贫血表现的患者,注意实验室检查结果。ITP 一般不必终止妊娠,只有当严重血小板减少未获缓解者,在妊娠 12 周前需用肾上腺皮质激素治疗者,可考虑终止妊娠。治疗包括支持疗法、纠正贫血,必要时考虑肾上腺皮质激素及输注血小板。分娩方式原则上以阴道分娩为主。

(计鸣良 李源 孙釜)

第五节 妊娠合并感染性疾病

一、妊娠合并乙型病毒性肝炎

【背景知识】

慢性 HBV 感染的风险与暴露于 HBV 时的年龄成反比。在出生时即暴露于 HBV 的个体感染风险高达 90%，而在儿童时期暴露于 HBV 的个体感染风险 20%~30%。母亲筛查程序和普遍的疫苗接种已显著降低了病毒传播率。识别有风险的母亲并采取针对病毒传播的预防措施，可将传播率从 90% 降低至 5%~10%。

母婴垂直传播是我国目前慢性 HBV 感染的主要传播途径。母婴垂直传播包括 3 个层面的感染：围产期感染、子宫内感染、哺乳期感染。围产期感染指胎儿接触母体阴道分泌物和母血而感染，是重要的传播途径。目前采取的新生儿主动免疫及被动免疫主要是尽可能减少围产期感染及哺乳期感染。

1. **HBV 感染对母亲的影响** 急性病毒性肝炎是妊娠期黄疸的最常见原因，妊娠期间的急性 HBV 感染通常不严重，也不会增加死亡率或致畸性，妊娠期间的 HBV 感染不应提示考虑终止妊娠。

2. **妊娠对肝病的影响** 妊娠期间的免疫、代谢和血流动力学的改变，可能使基础肝病加重或显露出来。晚期肝硬化患者不常妊娠，早期肝硬化患者可能妊娠，有发生围产期并发症和较差的母亲和胎儿结局的风险，包括子宫内生长受限、宫内感染、早产和胎死宫内。肝硬化妊娠女性的管理与非妊娠肝硬化患者相同。

3. **HBV 感染对婴儿的影响** 妊娠早期发生急性 HBV 感染时，围产期 HBV 传播率为 10%。如果急性感染发生于分娩时或接近分娩时，则传播率显著增加，高

达 60%。未接受任何形式预防措施的 HBeAg 阳性母亲
生产的婴儿中，感染率高达 90%。母婴传播可发生于子
宫内、出生时或出生后。新生儿疫苗接种的保护有效性
高（95%），表明大多数感染发生于出生时，即母亲的分泌
物在产道中接触婴儿黏膜时。在出生时对婴儿预防性地
给予乙型肝炎免疫球蛋白（hepatitis B immunoglobulin，
HBIG），随后在出生后 6 个月内给予常规的 3 剂 HBV 重
组疫苗系列接种，已将 HBV 传播率降至 5%~10%。

【接诊要点】

无晚期肝病的慢性 HBV 感染女性，一般能够良好
地耐受妊娠。然而，由于偶有患者会出现肝炎发作，所
以应该对乙型肝炎病毒表面抗原阳性的母亲进行密切
监测。

在妊娠期间，每 3 个月进行 1 次肝生化检测，直至
产后 6 个月。同时也应检测 HBV DNA，或在出现丙氨
酸氨基转移酶升高时检测 HBV DNA。大多数研究发现，
妊娠期间的 HBV DNA 水平仍保持稳定。

有慢性 HBV 感染的女性，其 ALT 水平往往在妊娠
晚期和产后升高。12%~17% 患者的肝炎发作与乙型肝
炎病毒 e 抗原血清转化相关。

【治疗】

1. 妊娠期间的抗病毒治疗 在决定妊娠期间是否
应用抗病毒治疗时，需要考虑到各种因素，包括适应证、
预期的治疗持续时间、对胎儿的潜在不良影响、疗效和
发生耐药性的风险。治疗有两方面目的：一是治疗母亲
的慢性疾病；二是治疗以降低围产期传播的风险。抗病
毒治疗的适应证与无生育可能性的患者相同，由 HBV
DNA 水平、HBeAg 状态和肝病的活动性或阶段来决定。

慢性 HBV 感染的治疗选择包括：口服核苷类似物
和使用聚乙二醇干扰素。尚无 HBV 治疗药物被美国
FDA 批准用于妊娠。除了替诺福韦和替比夫定为 B 级

外,其他所有抗病毒药物的妊娠安全性分级均为C级。在核苷类似物中,替诺福韦和恩替卡韦是一线药物,因为它们抑制病毒有效且对于耐药性的遗传屏障较高。尚不确定在产后什么时间应该停止抗病毒治疗。如果抗病毒治疗的唯一目的是降低母婴传播的风险,则许多专家会在产后4~12周停止治疗。考虑母乳喂养的母亲可在分娩后停止治疗。停止治疗后,因为存在肝炎发作的可能性,有必要对患者进行密切监测。

2. 在接受抗病毒治疗期间出现妊娠的患者,应立即告知其临床医生。应讨论继续治疗的风险和获益。继续治疗可能对胎儿有危害,而停止治疗则可能使母亲出现肝炎发作的风险。选择在尝试妊娠前接受治疗的患者,在建议她们在治疗期间进行避孕的情况下,可能选择聚乙二醇干扰素,因为该药治疗持续时间较短(48周)。

3. **围产期传播的预防** 有活动性HBV复制的女性,母亲血清中HBV DNA水平与传播的风险相关,经胎盘传播和产科操作造成的传播是相对较常见的原因,而母乳喂养似乎不会引起较高风险。剖宫产对防止HBV传播的益处尚不是很明确。母亲的HBV状态不应该影响产科处理方法。

对于首次进行产前就诊的所有女性,都应进行HBsAg检测,并对感染HBV风险高的人群,应随后在妊娠较晚期间重复检测。携带HBV的母亲所生产的新生儿应接受被动-主动免疫。应该对HBV DNA水平高的母亲进行抗病毒治疗,可进一步降低围产期传播的风险。一般对病毒载量高($>7\log_{10}$U/ml)的女性进行预防,但有些临床医生推荐使用较低的临界值(大约为$6\log_{10}$U/ml)。治疗最好在分娩前6~8周开始进行,以便有足够的时间使HBV DNA水平下降。

4. **哺乳** 对于在出生时接受了HBIG和第一剂疫苗的婴儿,只要其完成疫苗接种疗程,就可接受母乳喂养。对于产后仍进行抗病毒治疗的母亲,一般不推荐进行母乳喂养。

二、妊娠合并梅毒

【背景知识】

梅毒是由梅毒螺旋体引起的一种慢性传染病,临床表现复杂,几乎可侵犯全身各器官,造成全身性损害。妊娠合并梅毒发病率在多数地区为 0.2%~0.5%,梅毒螺旋体可通过胎盘感染胎儿,妊娠 2 周起梅毒螺旋体即可感染胎儿,造成流产,妊娠 16%20 周后梅毒螺旋体可通过感染胎盘播散至胎儿所有器官,胎盘受侵后,梅毒螺旋体经胎盘传播至胎儿循环,导致胎儿肝感染和功能障碍,继之发生羊水感染、胎儿血液学异常(贫血、血小板减少症)、腹水、水肿和胎儿 IgM 产生,肝大被认为由炎症、髓外造血和肝淤血引起,最终引起死胎、死产或早产。

几乎所有初次患梅毒的母亲都是通过性接触感染的。性传播需要暴露于有病原体存在的开放病灶,螺旋体就可从病灶穿过完整的黏膜或破损皮肤进入新的宿主。现在已推荐普及产前梅毒筛查,筛查后使用适当的抗生素治疗通常可以预防母婴不良结局。

【接诊要点】

1. 所有妊娠女性均应在首次产前就诊时接受梅毒筛查,感染高危女性分别在妊娠 28~32 周和分娩时重复筛查。

2. 筛查阳性的女性应根据病史和体格检查进行分期,梅毒的每个阶段都有特征性临床表现,这些临床特征不会因妊娠而改变。梅毒的分期具有临床意义,因其可影响治疗方案和有垂直传播的风险。

(1)一期梅毒:梅毒的首发临床表现是在病毒入侵部位的无痛性丘疹,其很快发生溃烂,并形成一期梅毒典型的硬下疳。

(2)二期梅毒:特征为累及手掌、足底和黏膜的全身斑丘性皮疹,但通常不累及面部。皮疹通常伴有全身性淋巴结肿大。

(3)三期梅毒:特征是体征和症状缓慢进展。临床表现包括树胶肿形成和心血管疾病。

(4)神经梅毒:在梅毒病程的早期,最常见的神经梅毒形式涉及脑脊液、脑膜和脉管系统(无症状性脑膜炎、症状性脑膜炎和脑膜血管性疾病)。

(5)潜伏期梅毒:如果感染后未经治疗,一部分患者会出现二期或晚期梅毒的体征和症状,但许多人将持续无症状状态。具有潜伏期梅毒的女性可能会将梅毒传染给胎儿。

3. 一期梅毒可直接从病灶皮肤及黏膜损害处取渗出液,暗视野显微镜下如见活动的梅毒螺旋体即可诊断,各期梅毒均可通过血清学和脑脊液检查诊断,妊娠合并梅毒以潜伏期梅毒多见,强调血清学筛查。

梅毒的血清检测应包括非梅毒螺旋体和梅毒螺旋体试验,两者都可以作为初筛试验,非梅毒螺旋体和梅毒螺旋体试验均为阳性反应即可以诊断梅毒。非梅毒螺旋体试验包括快速血浆反应素试验(rapid plasma regain test,RPR test),梅毒螺旋体试验包括梅毒螺旋体颗粒凝集试验(T.pallidum particle agglutination assay,TPPA)。妊娠期如果非梅毒螺旋体筛查试验结果为低滴度阳性(反应性),而后续的梅毒螺旋体试验阴性、患者无症状且急性梅毒感染风险很低,可以认为是妊娠造成的一过性生物学假阳性结果。

【治疗】

妊娠合并梅毒的治疗原则为及早和规范治疗。治疗有两方面目的:一是治疗孕妇梅毒;二是预防或减少婴儿先天性梅毒。

首选治疗方案为青霉素，无论个体患者是否妊娠，青霉素均为治疗梅毒的金标准。一期、二期或早期潜伏期梅毒，240万U的单剂苄星青霉素G肌内注射，每周1次，连续2周。潜伏期、三期和不明期别梅毒，240万U的单剂苄星青霉素G肌内注射，每周1次，连续3周。对患有梅毒且既往有青霉素速发型过敏反应史的妊娠女性，唯一符合要求的治疗方法是脱敏后用青霉素治疗。

梅毒治疗可能会促进吉海反应发生，这是一种急性发热反应，伴有头痛、肌痛、皮疹和低血压。这些症状被认为是由死亡的梅毒螺旋体释放大量螺旋体脂多糖和循环中细胞因子水平（TNF-α、IL-6、IL-8）升高所致。此反应在给药1~2小时开始出现，8小时达到峰值，通常在24~48小时消退。处理措施是支持性治疗（如退热、静脉补液）。

治疗后评估方面，对早期梅毒患者应在临床上评估症状（如皮疹、溃疡）是否消退。而对于晚期阶段有心血管或非皮肤树胶肿病变的患者，症状不会有显著变化。对于有症状的神经梅毒患者，应每6个月进行1次系列神经系统检查。早期梅毒女性患者应该在治疗前检查滴度，对再感染风险高或处于梅毒高发区域的妊娠女性，需每个月检查一次血清滴度。对于再感染风险低的妊娠女性，可以在妊娠28~32周和分娩时检查血清滴度。

产前胎儿监测方面，妊娠20周后应至少进行1次超声检查，以寻找先天性感染的征象。对于根据超声检查推测诊断为先天性梅毒感染的妊娠，应每1~2周进行1次超声检查，以评估胎儿的健康状况和胎儿对治疗的反应。宫内（胎儿）治疗成功时，首先出现大脑中动脉多普勒评估异常、腹水和羊水过多（通常在大约1个月内）的改善，然后胎盘肿大改善，最后发生肝大改善。肝大需要在母体治疗后数个月才能消退。

三、妊娠合并艾滋病

【背景知识】

全世界范围内,平均每年有超过 200 万感染 HIV 的妇女分娩,平均每天有 1 600 多个婴儿感染 HIV,主要经母婴垂直传播引起。在一些艾滋病高发区,孕妇的感染率已经超过了 25%,我国艾滋病的流行情况亦不容乐观。

妊娠对 HIV 感染影响,早期的观察认为,妊娠可使 HIV 感染病情加重,使无症状 HIV 感染发展为有症状 HIV 感染或 AIDS,但以后的病例对照研究未证实上述观点。HIV 感染对妊娠的影响,无症状 HIV 感染与未感染 HIV 孕妇的早产、低出生体重儿、胎膜早破及低 Apgar 评分发生率相似,有症状 HIV 感染与未感染 HIV 孕妇的早产、低出生体重儿、胎膜早破、低头围/身长比值及羊膜绒毛膜炎发生率高于非感染孕妇。

母婴传播的途径主要有 3 条:宫内感染,经胎盘或羊水由母体传给胎儿;分娩期感染,在分娩时由宫颈阴道分泌物或血液等感染新生儿;母乳传播,由母亲乳汁传染新生儿。新生儿在出生后 48 小时内 HIV 培养阳性考虑为宫内感染,但目前的技术还难以区分感染是发生在妊娠晚期、分娩期或是在产后早期,若除去母乳喂养因素,宫内感染占 30%,分娩时感染占 70%。

【接诊要点】

1. 临床表现及诊断标准　从感染 HIV 到进入 AIDS 期的时间通常为数月到数年,最长可达 8~9 年,AIDS 期以全身条件致病性感染为特征,包括食道或肺念珠菌感染、持续性带状疱疹病毒感染、结核病、卡氏肺囊虫病、巨细胞病毒感染、弓形体病及恶性肿瘤。1993 年美国疾病控制中心 HIV 感染分类中将所有 $CD4^+$ 淋巴细胞计数 $<0.2 \times 10^9/L$ 的 HIV 感染患者均归为 AIDS。

2. HIV 检测 ① HIV 抗体检测:包括酶联免疫吸附法作为筛选试验及以蛋白印迹法作为确证试验,95%的感染者在感染后 3~5 个月可检出抗体。② HIV 检测:包括 PCR 基因扩增检测 HIV-RNA 及检测 P24 抗原。

3. 免疫功能检测 包括 CD4$^+$T 淋巴细胞计数,CD4$^+$T 淋巴细胞 /CD8$^+$T 淋巴细胞、β2 球蛋白测定等。

【治疗】

1. 妊娠期抗病毒治疗 叠氮胸苷(ZDV)是在产科研究最多、疗效最好、已被美国食品药品监督管理局批准可用于妊娠期的抗 HIV 药物。

方案一:从妊娠 14 周后开始口服 ZDV100mg,5 次 /d,直到临产。

方案二:从妊娠 36 周后开始口服 ZDV300mg,2 次 /d,直到临产。

方案三:从妊娠 36 周后开始口服 ZDV300mg,2 次 /d,拉米夫定 150mg,2 次 /d,直到临产。

2. 分娩期抗抗病毒治疗

方案一:ZDV2mg/kg,1 小时内静脉滴完,以后每小时按 1mg/kg 静脉滴注,直到分娩。

方案二:ZDV 每 3 小时 200mg 口服,直到分娩。

方案三:每 3 小时 ZDV300mg,拉米夫定 150mg,2 次 /d,直到分娩。

3. 产科处理 分娩时,应尽量避免患者的阴道分泌物与婴儿血液直接接触,产前监测中避免用胎儿头皮电极和进行胎儿头皮血监测,通过剖宫产终止妊娠可降低母婴传播率。

一般认为,妊娠期 HIV 载量和 AIDS 症状、静脉注射毒品、阴道分娩、母体的抗体水平和 CD4$^+$ 淋巴细胞计数、胎膜破裂时间以及合并羊膜炎、产后哺乳及合并乳腺炎、病毒株的变异和毒力、胎儿的易感性等都可影响母婴传播。

HIV 阳性孕妇的哺乳问题,目前还有争议,减少母婴传播的根本办法是减少 HIV 感染的妇女的人数,对全民和孕妇的健康教育是必不可少的最重要环节,还应该加强产前检查,在艾滋病高发区,产前应该常规筛查 HIV,对 HIV 阳性的孕妇应该加强管理治疗,减少母婴传播的机会。

四、妊娠合并生殖道感染

(一) 妊娠合并 B 族链球菌感染

【背景知识】

B 族链球菌(group B streptococcus,GBS)是一种寄生于人类下消化道及泌尿生殖道的细菌,健康人群带菌率可达 15%~35%。

目前普遍认为,GBS 是围产期严重感染性疾病的主要致病菌之一,在围产医学中占有不可忽视的地位。妊娠妇女感染 GBS 的危险因素主要有肥胖、糖耐量异常、多次妊娠、低龄或高龄产妇等。

GBS 对孕产妇的影响:GBS 广泛种植于泌尿生殖道,与宿主的严重感染性疾病有密切关系,例如绒膜羊膜炎、产后子宫内膜炎、败血症等。若在宫颈发现有大量 GBS,可引发胎膜早破、晚期流产、早产、胎儿生长受限等一系列妊娠并发症。

GBS 对新生儿的影响:目前多根据发病时间、致病菌型及临床特征,将新生儿 GBS 感染分为早发感染及晚发感染两种类型。早发感染多发生在出生后 5 天内,占新生儿 GBS 感染的 80%,出生后 6 小时发病者占 50%。母婴垂直传播是其主要传播途径。主要临床表现为肺炎和败血症。GBS 肺炎呼吸系统症状较严重,可表现为发绀、呼吸暂停、呼吸窘迫,胸部 X 线片以炎症浸润片状阴影及云絮状改变为主。如未得到及时、有效的治疗,可导致严重的并发症及后遗症,例如呼吸及循环衰竭、代谢紊乱、长期的神经系统后遗症等。晚发型感染多见于出生后 5~7 天，约占 20%。主要表现为脑膜炎，常呈隐匿性发病。临床表现有发热、昏睡、颅内高压等，如伴发败血症，则预后较差。

【接诊要点】

美国疾病预防控制中心（CDC）推荐对孕 35~37 周的孕妇采用培养法进行 GBS 筛查。因阴道、直肠内其他的细菌大量生长可抑制 GBS 生长，推荐使用选择性增菌肉汤培养基进行增菌。分娩前 5 周内的 GBS 检测结果对于产程中定植的阴性预测值为 95%~98%，而距分娩时间超过 5 周时，阴性预测值和临床应用价值均下降。培养法仍是国际公认的金标准，其敏感性和特异性均较高，且价格适中，但耗时较长，一般需 48 小时以上，国内抗生素耐药情况较严重，应用国际推荐的增菌培养基进行增菌的效果并不理想，有必要寻找适于国内的特异性 GBS 培养方法，以提高 GBS 的检出率。

【治疗】

对于 GBS 阳性孕妇，在临产后应给予抗生素预防，可以减少阴道及直肠内 GBS 带菌量。用药至少需 4 小时才能达有效药物浓度，以预防 GBS 垂直传染和新生儿 GBS 早发型感染。

对于有以下情况之一者，美国 CDC 和欧洲地区均推荐预防性应用抗生素：①曾有 GBS 疾病患儿的生产史；②此次妊娠期内有 GBS 菌尿症；③此次妊娠 GBS 筛查阳性；④ GBS 检查结果未知时，但具有下列高危因素者：孕 37 周前分娩，或产时体温 ≥ 38℃，或破膜时间 ≥ 18 小时。对于上述①②两种情况，不需要在孕 35~37 周进行 GBS 筛查。

药物的选择：美国 CDC 和欧洲地区均推荐首选青霉素，青霉素 G 首次剂量 500 万 U 静脉滴入，然后 250 万 ~ 300 万 U/4h，直至分娩。氨苄西林是二线药物，负荷量 2g

静脉滴入,然后 1g/4h,直至分娩。

(二) 外阴阴道假丝酵母菌病

【背景知识】

外阴阴道假丝酵母菌病(vulvovaginal candidiasis, VVC)是女性最常见的阴道感染疾病之一。

妊娠促进假丝酵母菌增殖的机制十分复杂,可能与雌孕激素水平上升、阴道内糖原积聚、为假丝酵母菌的生长、出芽、黏附提供丰富碳源有关。

妊娠期 VVC 对妊娠的影响:潜伏于阴道及宫颈的各种病原体可产生蛋白酶胶质酶及弹性蛋白酶,这些酶均能直接降解胎膜的基质和胶质,从而导致胎膜早破。假丝酵母菌亦可感染羊水,从而导致子宫内膜炎、绒毛膜羊膜炎等宫内感染,从而增加流产、死胎、早产、低体重儿出生等的发生率。炎症明显时使会阴及阴道组织弹性差,增加分娩时软产道裂伤及产后出血的概率。

【接诊要点】

1. 临床表现 ①症状:妊娠后出现白带增多,外阴瘙痒、灼痛,可伴有尿痛及性交痛。②体征:查体见外阴潮红、水肿,可见抓痕或皲裂,小阴唇内侧及阴道黏膜附着白色膜状物,阴道内可见较多的白色豆渣样分泌物,可呈凝乳状。

2. 实验室检查

(1) 显微镜检查法:采集阴道分泌物,检测酵母菌菌丝或芽生孢子。①生理盐水法:阳性率低,临床上已不推荐作为常规检测方法。②悬滴法:10% 氢氧化钾悬滴、镜检,菌丝阳性率 65%~85%。③革兰氏染色涂片法:阴道分泌物涂片,自然干燥后酒精灯火焰固定,革兰氏染色,找到孢子和假菌丝或只找到假菌丝即报告阳性,阳性率 70%~80%。

(2) 培养法:临床症状明显而显微镜检查阴性者、复发性 VVC 或疑似耐药菌株感染者,应采用培养法提高诊断的准确性,同时进行药物敏感试验,以达到明确诊断,筛选有效的抗真菌药物的目的。

【治疗】

妊娠期治疗 VVC 的目的主要包括:降低阴道内假丝酵母菌阳性率,消除症状,改善孕妇生理和心理障碍,降低流产、早产、胎膜早破及宫内与产褥感染的发生率,降低胎儿及新生儿假丝酵母菌感染的发生率。妊娠期间 VVC 无症状患者是否需要治疗,尚存在争议。

对于妊娠中、晚期妇女可选择唑类阴道用药,除非极必要时,孕妇禁止口服唑类真菌药。可选用下列药物放于阴道内:①咪康唑栓剂,每晚 1 粒(400mg),连用 3 天;②克霉唑栓剂,每晚 1 粒(500mg),单次用药,也可在第 4 天或第 7 天重复给药一次;③制霉菌栓剂,每晚 1 粒(10万 U),连用 7~10 天。

妊娠期由于雌激素水平增高、糖原增加,治疗后容易复发,故首次接受治疗要及时、彻底,症状和体征消失及两次真菌培养检查阴性即为治愈。若复发,复发者的治疗仍首选阴道局部用药。

(张国瑞　李　源　孙　釜)

第八章

妊娠合并外科疾病

第一节 妊娠期阑尾炎

【背景知识】

急性阑尾炎是妊娠期最常见的急腹症之一,发病率为 1/1 500~1/800,其中 80% 病例发生于妊娠期前 6 个月。妊娠初期阑尾的位置与非妊娠期相似,随着子宫的增大,盲肠和阑尾的位置向上、向外、向后移位。妊娠 3 个月末位于髂嵴下 2 横指,5 个月末达髂嵴水平,8 个月末上升至髂嵴上 2 横指,妊娠足月可达胆囊区(图 8-1)。这种位置的改变及临床体征与实际病理变化不符,诊断较非妊娠期困难,误诊率可高达 27%。在妊娠期,阑尾炎症易扩散,病情进展快,易发生坏死、穿孔及腹膜炎。孕妇死亡率达 4.3%,较非妊娠期急性阑尾炎高 2%。在无其他并发症的急性阑尾炎中,流产率约 11.1%,并发腹膜炎时,胎儿死亡率高达 35%。因此,早期诊断和及时处理对预后有重要的影响。

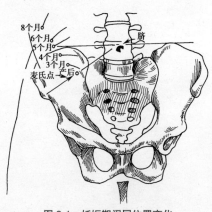

图 8-1 妊娠期阑尾位置变化

【接诊要点】

1. 现病史　主要了解产科相关信息,对此次妊娠的态度,主要症状,是否有发热、恶心、呕吐、食欲缺乏及转移性右下腹痛,是否与饮食有关,有无阴道出血、流液及下腹阵缩感等及胎动情况。在妊娠中晚期常无明显的转移性右下腹痛,阑尾位于子宫背面时,疼痛可能位于右侧腰部。

2. 既往史　注意有无慢性阑尾炎病史,是否有过阑尾切除病史,是否有妇科其他肿瘤病史及其他外科急腹症病史,如肾结石、胆囊炎等。

3. 体格检查　生命体征及体温情况;产科查体:胎心如何,是否有宫缩,子宫底位于何处,是否有宫体的压痛;腹部查体:阑尾区压痛及反跳痛,腹部其他部位的压痛及反跳痛情况,双肾区的叩击痛及肠鸣音情况。

4. 辅助检查　注意妊娠期虽有生理性白细胞增加,但如白细胞超过 $15 \times 10^9/L$ 有诊断意义。

5. 鉴别诊断　在妊娠的早、中期,要与右侧卵巢囊肿扭转、右侧异位妊娠破裂、右侧肾盂积水、右侧急性肾盂肾炎、右侧输尿管结石、急性胆囊炎相鉴别。在妊娠晚期,还需与先兆临产、胎盘早剥、妊娠急性脂肪肝及子宫肌瘤变性等相鉴别。

【治疗】

妊娠期急性阑尾炎不主张保守治疗。一经诊断,应在积极抗炎同时积极手术探查及治疗,特别是在妊娠中、晚期,高度可疑急性阑尾炎时,应积极行剖腹探查,必要时可同时行剖宫产术结束妊娠。

手术注意事项如下。

1. 麻醉　以连续硬膜外麻醉为宜,病情危重合并休克者,以全麻为宜。

2. 体位　根据子宫大小及阑尾位置选择体位,子宫较大者可采用右臀部抬高 30°~45° 或左侧卧位。

3. 切口应采用右侧腹直肌旁切口,高度相当于宫体上 1/3 部位。

4. 以下情况可先行剖宫产术再行阑尾切除

(1)术中阑尾暴露困难。

(2)阑尾穿孔并发弥漫性腹膜炎,盆腔感染严重,子宫及胎盘有感染征象。

(3)足月或近足月胎儿,具备体外生存能力。

5. 术后应继续抗炎治疗,选用对胎儿影响小的敏感的广谱抗生素,注意选择覆盖及针对厌氧菌的抗生素。术后 3~4 日应给予保胎治疗,根据妊娠不同时期,可给予肌内注射黄体酮。静脉滴注硫酸镁及利托君等。术后充分镇痛,可予哌替啶肌内注射治疗。

(周 倩 郭 琦)

第二节 妊娠期胆囊炎

【背景知识】

妊娠期急性胆囊炎和胆石病的发病率仅次于急性阑尾炎。70% 的急性胆囊炎合并胆石病。妊娠本身增加了胆结石的风险。妊娠期在体内孕激素的作用下,血液及胆汁内胆固醇浓度增加,胆道平滑肌松弛,胆囊排空能力减弱,胆汁淤积易致胆固醇沉积形成结石。

【接诊要点】

妊娠期急性胆囊炎临床表现与非妊娠期基本相同。

1. **病史** 注意有无上腹阵发性绞痛,并向右肩部放射,是否伴有恶心、呕吐及发热。是否由进食油腻食物诱发,发病的时间多为夜间。

2. **既往史** 是否有胆囊炎及胆石症病史。

3. **体格检查** 可发现右上腹压痛、肌紧张,墨菲(Murphy)征阳性,部分患者可触及紧张而有触痛的胆囊。

4. **B超检查** 可显示胆囊体积增大、壁厚及结石影像。

5. **鉴别诊断** 注意与消化道溃疡及穿孔、急性脂肪肝、高位阑尾炎、急性肠梗阻和急性胰腺炎等相鉴别。

【治疗】

1. **非手术治疗** 多数可经药物治疗缓解。急性期需禁食水及胃肠减压。静脉营养支持并予适当解痉、止痛、抗感染治疗，注意水、电解质平衡，逐渐过渡恢复饮食，缓解期应予低脂肪、低胆固醇饮食。

2. **手术治疗** 对非手术治疗失败和并发胆囊积脓、穿孔及弥漫性腹膜炎者，应积极手术治疗。可采用腹腔镜手术，术后注意保胎和止痛治疗。

（周 倩 郭 琦）

第三节 妊娠期胰腺炎

【背景知识】

急性胰腺炎是自体消化的胰蛋白酶原的激活而造成的，其特点为细胞膜破裂、蛋白溶解、水肿、出血及坏死。妊娠期多以胆石症为诱因，也可以发生在术后，与创伤、药物、特定的代谢性疾病（包括糖尿病、妊娠急性脂肪肝、家族性高甘油三酯血症）以及一些病毒感染有关。在妊娠期间，胰腺炎的诊断标准与非妊娠患者相同。但因妊娠期常见呕吐情况而在初诊中容易漏诊。病情严重时，由于低容量血症、缺氧和酸中毒导致流产及胎死宫内比率高。

【接诊要点】

1. 病史中注意有无特殊饮食等诱因，疼痛的部位及是否向左肩放射，体位改变有无缓解，是否有恶心、呕吐及腹胀。

2. 既往史是否有胰腺炎、胆囊炎、胆结石病史。

3. 患者通常非常痛苦，有低热和伴心动过速，可有血压低及肺部体征,重者可出现休克及呼吸衰竭表现。

4. 血清淀粉酶及脂肪酶、甘油三酯升高,可有白细胞增多、低钙血症、血清胆红素及天冬氨酸转氨酶水平也可有一定程度的升高。

【治疗】

1. **非手术治疗**　静脉营养、禁食水及胃肠减压,药物治疗包括抑酸、生长抑素及止痛治疗。急性胰腺炎通常具有自限性。

2. **内镜及手术治疗**　对于重症坏死性胰腺炎,需要进行内镜逆行胰胆管造影(ERCP)和乳头切开术,并且给予强化支持治疗,必要时需进行剖腹探查、清创及引流。

(周　倩　郭　琦)

第四节　妊娠期泌尿系统结石

【背景知识】

泌尿系统结石罕见,男性较女性常见,平均发病年龄为 30 岁。在结石中 80% 为钙盐结石。妊娠期肾和输尿管结石相对少见,发病率约 1/2 000 孕妇,以草酸钙结石为主。妊娠合并泌尿道结石的孕妇在结石排出时很少出现症状,可能是因为泌尿道扩张的缘故。既往有结石的妇女有可能再次生成结石,但妊娠并不增加其复发率。结石对妊娠的不良影响较小,可能增加泌尿系统感染的概率。

【接诊要点】

1. **现病史**　需询问疼痛的位置及性质,与排尿是否有关,是否有血尿。研究表明,妊娠期结石 90% 以侧腹部及腰部疼痛为主要表现,多在妊娠中期或晚期出现症状,仅 23% 的患者会出现血尿。

2. **既往史**　有无结石、甲状旁腺功能亢进病史等。

3. **体格检查** 可有肾区叩痛。

4. **超声检查** 可有泌尿道扩张及结石征象。

5. **鉴别诊断** 注意鉴别肾炎及肾盂肾炎,另外,腰痛及腰酸的情况也可是宫缩的表现,应与流产及先兆早产/临产相鉴别。

【治疗】

1. **非介入性治疗** 静脉补液及使用镇静解痉药物,妊娠期可采用黄体酮,哌替啶肌内注射,必要时予抗感染治疗。75%的病例保守治疗有效,结石可自发性排出。

2. **介入性治疗** 保守治疗无效时,可尝试放置输尿管支架,输尿管镜取石、激光碎石及经皮肾造口术。

(周 倩 郭 琦)

第九章

分娩期并发症

第一节 子宫破裂

【背景知识】

子宫破裂是指妊娠晚期或分娩过程中子宫体部或子宫下段发生的破裂，罕见，但为极严重的分娩期并发症，发病率不足 1%，进展迅速，直接威胁产妇和胎儿的生命。

1. 病因

(1)瘢痕子宫：既往的子宫手术，如肌瘤剔除、腺肌症病灶的切除、宫腔镜下息肉和肌瘤的电切，妊娠相关的手术操作，如宫角妊娠切开缝合、输卵管间质部妊娠切开缝合、前次剖宫产等，既往有子宫穿孔病史，均可出现子宫破裂。多次清宫史、感染性流产史及宫腔感染史，胎盘植入或粘连史及葡萄胎史等宫腔操作均可造成子宫肌壁的薄弱，当孕晚期及分娩过程中，增大的宫腔压力作用于薄弱部位，造成子宫破裂。

(2)梗阻性难产：骨盆狭窄或畸形、母体子宫畸形、胎儿异常等各种原因造成的绝对/相对头盆不称、软产道阻塞、胎位异常等情况使得胎先露下降受阻，引发强烈的宫缩作用于子宫下段导致子宫破裂。

(3)药物使用不当：缩宫素、地诺前列酮等引产药物使用指征、剂量及监护不当造成宫缩过频及子宫强直宫缩，软产道未能及时扩张，导致胎先露下降受阻可造成子宫破裂。

(4)产科手术损伤：产科助产技术，如产钳术、胎头吸引术、臀牵引术或臀助产术，适应证选择或使用时机、手法不当，可造成宫颈撕裂甚至子宫下段破裂。内倒转及植入胎盘强行剥离也可造成子宫破裂。

(5)其他：子宫先天畸形(如发育不良的双角子宫或单角子宫等)宫腔压力不均也可能出现子宫破裂的

情况。

2. 子宫破裂发生的时机 可发生在妊娠中、晚期，但大多数发生在分娩过程中。

3. 子宫破裂的分类 依据进程，多数可分为先兆子宫破裂和子宫破裂两个阶段。

(1) 先兆子宫破裂：在临产过程中，胎儿先露部下降受阻，强有力的宫缩使子宫下段逐渐变薄而宫体增厚、变短，两者间形成明显的环状凹陷，并随着产程进展逐渐上升达脐平或脐部以上，称为病理性缩复环 (pathologic retraction ring)。此时，产妇主诉下腹疼痛难忍、烦躁不安、呼叫、脉搏及呼吸加快，子宫下段膨隆，压痛明显，可出现排尿困难和血尿。胎儿由于子宫过频收缩供血受阻，胎心改变或听不清。这种情况若不立即解除，子宫将很快在病理性缩复环处及其下方进展为破裂。

(2) 子宫破裂：根据破裂程度，可分为完全性与不完全性子宫破裂两种。

1) 完全性子宫破裂：即子宫壁全层破裂，使宫腔与腹腔相通。子宫完全破裂一的瞬间，产妇常感撕裂状剧烈腹痛，随之宫阵缩消失，疼痛缓解，但随着血液、羊水及胎儿进入腹腔，很快又感到全腹疼痛，脉搏细数，呼吸急促，血压下降。检查时有全腹压痛及反跳痛，在腹壁下可清楚扪及胎体，子宫缩小并位于胎儿侧方，胎心消失，阴道可能有鲜血流出，量可多可少。胎先露上升(胎儿进入腹腔内)，曾扩张的宫口可回缩。子宫前壁破裂时，裂口可向前延伸致膀胱破裂。若因缩宫素注射所致子宫破裂者，产妇在注药后感到子宫强烈收缩，突然剧痛，先露部随即上升、消失，其余同上。

2) 不完全性子宫破裂：即子宫肌层全部或部分破裂，尚未穿破浆膜层，宫腔与腹腔未相通，胎儿及其附属物仍在宫腔内。查体在子宫不完全破裂处有压痛,若破裂发生在子宫侧壁阔韧带两叶之间,可形成阔韧带内血肿,此时在宫体一侧可触及逐渐增大且有压痛的包块。胎心音多不规则,基线变异差或者伴有减速。

特别要注意的是,瘢痕子宫(尤其是后壁子宫破裂者)前期症状可能并不典型。开始时腹部微痛,子宫切口瘢痕部位有压痛,若未影响到胎盘附着处,胎膜未破,胎心良好。如不立即行剖宫产术,胎儿可能经破裂口进入腹腔,产生同前所述上述子宫破裂的症状和体征。

【接诊要点】

1. **病史** 询问病史应特别注意阵痛的频率、时长、间歇,腹痛与宫缩的关系,是否有既往宫腔操作和子宫肌层手术史,如有撕裂样疼痛、阴道大量出血、晕厥及胎动消失等情况,要高度怀疑子宫破裂。

2. **查体** 查体尤为重要,除一般的孕妇生命体征及胎儿胎心情况,持续及固定的压痛点、腹膜刺激征、病理性缩复环、排尿困难、尿潴留及血尿是重要的体征。完全性子宫破裂时,甚至可在腹壁下清楚地扪及胎体。子宫不完全破裂症状及体征不明显,诊断相对困难。但阴道检查可发现宫口较前缩小,已下降的先露又上升。此时胎心监护往往不满意,基线变异差,无明显加速,甚至减速。

3. **B超检查** B超检查可确定子宫及胎儿的关系及胎儿的存活情况,帮助确定子宫破裂的位置及胎儿的预后。

4. **鉴别诊断** 要与重型胎盘早剥及宫腔内感染相鉴别。

【治疗】

发现先兆子宫破裂,必须立即采取有效措施抑制子宫收缩,如吸入或静脉全麻、哌替啶、硫酸镁或者缩宫素抑制剂等抑制宫缩,以缓解子宫破裂的进程。与此同时,吸氧、备血、签字、手术准备并尽快行剖宫产术,术中注意检查子宫是否已有破裂并修复。

子宫破裂胎儿未娩出者,即使死胎,也不应经阴道先娩出胎儿,这会使裂口扩大,增加出血,促使感染扩散,应迅速剖腹取出死胎。手术的范围视患者状态、裂伤部位情况、感染程度和患者是否已有子女等因素综合考虑。若子宫裂口较易缝合、感染不严重、患者状态较好时,可做裂口修补缝合,有子女者行绝育手术,无子女者保留其生育功能。否则可行子宫全切除或次全切除。子宫下段破裂者,应注意检查膀胱、输尿管、宫颈及阴道,若有损伤,应及时修补。子宫动脉结扎和子宫动脉栓塞是有效的控制子宫出血的方法。围手术期要充分抗休克、纠正贫血和预防感染。

子宫破裂是严重的产科并发症,进展迅速,后果严重。住院医师早期的识别和正确的判断是赢得抢救时间的最重要因素,临床基本功必须扎实。

(史精华 郭 琦 钟逸锋)

第二节 羊水栓塞

【背景知识】

羊水栓塞是指在分娩过程中羊水进入母体血液循环后引起的肺栓塞、休克、弥散性血管内凝血(DIC)、肾功能衰竭等一系列病理改变,其死亡率可高达 60%~70%,是极严重的分娩并发症。目前的研究认为,羊水栓塞的核心问题是羊水进入母体血液循环后引起的一系列过敏反应(图 9-1)。

1. 病因 羊水栓塞的病因并不十分清楚,具体可能的相关原因有以下几种。

(1)羊膜腔内压力过高:当羊膜腔压力明显高于静脉

压时,羊水有可能被挤入破损的微血管而进入母体血液循环。

(2)血窦开放:分娩过程中各种原因引起的血管损伤,血窦破裂,羊水通过破损血管或胎盘后血窦进入母体血液循环。

(3)胎膜破裂:大部分羊水栓塞发生在胎膜破裂以后,羊水可从子宫蜕膜或宫颈破损的小血管进入母体血液循环。

2. 病理生理 羊水栓塞的病理生理过程尚不完全清楚,其可能发病机制有以下几种。

(1)肺动脉栓塞:高压羊水内有形物质直接形成栓子,经肺动脉进入肺循环阻塞小血管,引起肺动脉高压。羊水内含有大量激活凝血系统的物质,启动凝血过程,弥散性血管内形成的血栓阻塞肺小血管,反射性引起迷走神经兴奋,加重肺小血管痉挛。羊水内抗原成分引起

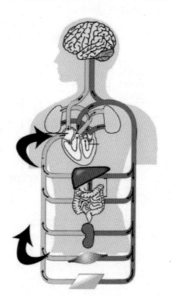

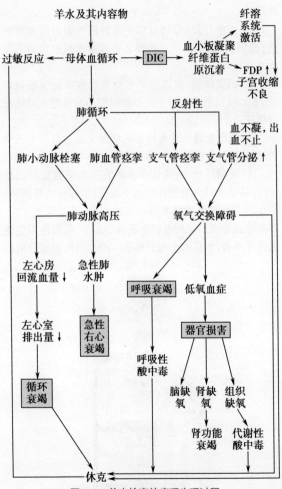

图 9-1 羊水栓塞的病理生理过程
DIC. 弥散性血管内凝血;FDP. 纤维蛋白降解产物。

Ⅰ型变态反应,反射性地引起肺内小血管痉挛。这种变态反应在引起的肺动脉压升高时有时可起主要作用,肺动脉高压可引起急性右心衰竭,继而呼吸和循环功能衰竭。

(2)过敏样综合征:羊水中胎儿有形成分为致敏原,作用于母体,引起Ⅰ型变态反应,所导致的过敏性休克多在羊水栓塞后立即出现休克(血压骤降甚至消失),以后方有心肺功能衰竭表现,并可能激活炎性介质,引起系统炎症反应综合征,导致多脏器损伤。

(3)弥散性血管内凝血(DIC):妊娠时母血呈高凝状态,羊水中含大量促凝物质,可激活外源性凝血系统,在血管内产生大量的微血栓,消耗大量凝血因子及纤维蛋白原,致使DIC发生。羊水中亦含有纤溶激活酶,而纤维蛋白原下降同时可激活纤溶系统。由于大量凝血物质的消耗和纤溶系统的激活,产妇血液系统由高凝状态迅速转变为纤溶亢进,血液不凝固,发生严重产后出血及失血性休克。

(4)急性肾功能衰竭:由于休克和DIC,肾急性缺血导致肾功能障碍和衰竭。

【接诊要点】

1. 羊水栓塞的高危因素 高龄初产妇、经产妇、子宫收缩过强、急产、胎膜早破、前置胎盘、子宫破裂、剖宫产和钳刮术。需在高危人群中高度关注羊水栓塞征象。

2. 发病特点 起病急骤,来势凶险,多见于分娩过程,特别是胎儿娩出前后的短时间内。

3. 临床表现 典型的临床表现可分为3个阶段。

(1)低氧血症、心功能衰竭和休克:①轻度,缩宫素点滴中,出现一过性症状,如胸闷、寒战、青紫、产程中或手术中突然氧饱和度下降。②暴发型,以肺动脉高压症状为主(呼吸循环衰竭为主要症状)。起病急,突然咳嗽、呼吸困难,发绀严重,寒战、胸闷、气急、抽搐、昏迷或不明原因的休克。

(2)出血:患者度过心肺功能衰竭和休克阶段,则进入凝血功能障碍阶段,可表现为大量阴道流血、血液不凝固,切口及针眼大量渗血,全身其他系统(如皮肤、黏膜、消化道、泌尿系统)出血。

(3)急性肾功能衰竭:由于全身循环衰竭,肾血流减少,出现肾微血管栓塞、缺血、缺氧,引起急性肾功能不全及肾衰。表现为少尿、无尿及尿毒症征象。

4. 辅助检查

(1)血涂片找羊水有形成分:采集下腔静脉血5~10ml,离心沉淀或静管沉淀后取上下两层间有形成分涂片染色镜检。如找到毳毛、鳞状上皮细胞或脂肪细胞可确诊羊水栓塞。

(2)凝血功能障碍检查:DIC的诊断指标包括血小板计数 $\leq 15 \times 10^9$/L、纤维蛋白原 $\leq$ 160g/L、凝血酶原时间 $\geq$ 15秒、血浆鱼精蛋白副凝试验(3P试验)阳性、纤维蛋白降解产物(FDP) $\geq$ 80μg/ml及优球蛋白溶解时间 $\leq$ 120分钟。

(3)影像学检查:胸部X线片检查,可见肺栓塞征象;心脏超声提示右心房和右心室扩大而左心室缩小。

5. 鉴别诊断

(1)子痫抽搐:通常有高血压、水肿及蛋白尿史,在产前、产时、产后均可发生,无胎膜破裂因素,胸部检查一般无啰音,DIC的检查一般无异常。

(2)充血性心力衰竭:有心脏病史,有心脏负担加重的诱因。患者突发心慌、气短、咳泡沫状痰,一般无抽搐、出血和肾衰表现,在心衰控制后症状能好转。

(3)脑血管意外:患者有高血压病史,有头痛、头晕、突然昏迷,可发生偏瘫。

(4)癫痫:患者往往有癫痫病史,有精神因素的诱因,一般无 DIC 和肾衰。

(5) 其他非 DIC 原因引起的产后出血:一般可找到明确的病因,无凝血机制的改变。

(6) 血栓栓塞性疾病:患者往往有高凝状态,一般无出血。

【治疗】

1. 抗过敏　及早使用大剂量糖皮质激素,地塞米松 20~40mg 或氢化可的松 300~500mg 加入液体中静脉滴注。

2. 纠正缺氧　高流量面罩给氧,必要时气管插管,甚至气管切开加压给氧。

3. 解除肺动脉高压　罂粟碱 30~90mg 加 10%~25% 葡萄糖 20ml 静脉注射,每天用量最大不超过 300mg;阿托品 1~2mg,每 15~30 分钟静脉注入 1 次,至症状好转终止,主要适用于心率慢者;氨茶碱 250mg 加入 25% 葡萄糖液 250ml 静脉滴注;前列地尔 1μg/ml 静脉泵入,10ml/h。

4. 抗休克　包括扩容升压和纠酸。可选用低分子右旋糖酐溶液扩容,对肾功能减退者慎重。对失血者,最好补充新鲜全血。有条件者行静脉插管,既可了解中心静脉压指导补液量,又可采集血标本,检测凝血功能及查找羊水有形成分。

休克症状急剧而严重者,如血容量已补足而血压仍不稳定者,应使用血管活性药物多巴胺 20~40mg 静脉滴注,如血压仍不能维持,可加适量间羟胺静脉滴注,但多巴胺浓度应高于间羟胺。纠正酸中毒,首次静脉滴注 5% 碳酸氢钠 200~300ml,最好能根据血气检查结果补碱。

5. 预防 DIC　尽早使用肝素抑制血管内凝血,出现症状 10 分钟内用最好。肝素 25mg 加入 200ml 0.9% 氯化钠注射液中快速静脉滴入。然后,50mg 肝素加入 5%

葡萄糖液 500ml 缓慢滴注,以后每 4~6 小时给药一次或酌情加用肝素用量。

胎儿娩出后应警惕产后出血,尽可能用新鲜血、血小板、冻干血浆、补充纤维蛋白原等,以补充凝血因子,预防产后出血。纤溶亢进时,应用氨甲环酸或氨甲苯酸抑制纤溶激活酶。

6. 防治心功能衰竭 注意控制输液量,持续心电监护,常用毛花苷 C 0.2~0.4mg 加 10% 葡萄糖注射液 20ml 静脉推注(时间不少于 15 分钟)。

7. 防治肾功能衰竭 在血容量补足及血压回升后,如每小时尿量仍小于 17ml,则可选用以下方法:①呋塞米 20~40mg 静脉推注;② 20% 甘露醇 250ml 半小时内静脉滴注;③依他尼酸 50~100mg 静脉滴注。如仍无改善,常属高危性肾衰,应尽早开始血液透析。

8. 预防感染 静脉给予对肾毒性小的抗生素预防感染。

9. 产科处理 羊水栓塞发生在胎儿未娩出者,应积极维护孕妇呼吸、循环功能,防治 DIC 及抢救休克,迅速终止妊娠。宫口开而未开全者行剖宫产术终止妊娠。宫口开全者行产钳或胎头吸引助产。产后严密观察子宫出血情况。对凝血功能不良致大出血者,在纠正凝血功能的同时,必要时行次全子宫切除术。

(史精华 郭 琦 钟逸锋)

第三节 产后出血

【背景知识】

阴道分娩胎儿娩出后 24 小时内出血量超过 500ml 者或剖宫产时出血量超过 1 000ml,称为产后出血(postpartum hemorrhage)。产后出血包括胎儿娩出后至胎盘娩出前,胎盘娩出至产后 2 小时以及产后 2~24 小时 3 个时期,多发生在前两期。产后出血为产妇重要死亡原因之一,在中国目前居产妇死亡原因首位。产妇一旦发生产后出血,后果严重,休克较重持续时间较长者即使获救,仍有可能发生严重的继发性垂体前叶(腺垂体)功能减退[希恩综合征(Sheehan syndrome)]后遗症。

产后出血的病因可总结为 4T(tone,tear,tissue,thrombin)。

1. 子宫收缩乏力(tone)　影响产后子宫肌收缩和缩复功能的因素均可引起产后出血。

(1)全身性因素:精神方面,如产妇精神过度紧张或恐惧;药物方面,如临产后过多使用镇静剂、麻醉剂、宫缩抑制剂等;以及产程过长或难产产妇体力衰竭、合并急性和慢性全身性疾病、肥胖、尿潴留等。

(2)局部因素:子宫过度膨胀,如双胎妊娠、巨大胎儿、羊水过多,使子宫肌纤维过度伸展;子宫肌纤维发育不良,如子宫畸形、子宫腺肌症和子宫肌瘤等,可影响子宫肌正常收缩;子宫肌水肿及渗血,如妊娠期高血压疾病、严重贫血、子宫胎盘卒中,以及前置胎盘附着于子宫下段血窦不易关闭等,均可发生宫缩乏力,引起产后出血。

2. 软产道严重裂伤(tear)　子宫收缩力过强,产程进展过快,胎儿过大,接产时未保护好会阴或阴道手术助产操作不当等,均可引起会阴、阴道、宫颈裂伤。严重裂伤可上延达穹隆、阴道旁间隙,甚至深达盆壁,阴道深部近穹隆处严重撕裂,其血肿可向上扩展至腹膜后或阔韧带内。出血较多的宫颈裂伤发生在胎儿过快通过尚未开全的宫颈时,严重时可向下累及阴道穹隆,上延可达子宫下段而致大量出血。过早行会阴切开术、裂伤未能及时发现或者止血不彻底也可引起失血过多。

3. 胎盘及胎膜引起的出血（tissue）

（1）胎盘嵌顿：由于使用宫缩剂不当或粗暴按摩子宫等，引起宫颈内口附近子宫肌呈痉挛性收缩形成狭窄环，使已全部剥离的胎盘嵌顿于宫腔内，影响宫缩引起出血。

（2）胎盘植入异常：包括粘连性胎盘、植入性胎盘和穿透性胎盘植入。全部粘连或植入时无出血，部分粘连或植入时因胎盘剥离面血窦开放以及胎盘滞留影响宫缩易引起出血。部分胎盘植入往往会引发大量出血。子宫内膜损伤、胎盘附着异常、子宫手术史和子宫病变等是可能的相关因素。

（3）胎盘剥离不全：多见于宫缩乏力或胎盘未剥离而过早牵拉脐带或刺激子宫，使胎盘部分自宫壁剥离。由于部分胎盘尚未剥离，影响宫缩，剥离面血窦开放引起出血不止。

（4）胎盘剥离后滞留：由于宫缩乏力、膀胱膨胀等因素影响，胎盘从宫壁全部剥离后未能排出而潴留在宫腔内，影响子宫收缩。

（5）胎盘和/或胎膜残留：部分胎盘小叶、副胎盘或部分胎膜残留于宫腔内，影响子宫收缩而出血。应区别于胎盘植入引起的残留。

4. 凝血功能障碍（thrombin） 包括原发凝血功能障碍性疾病以及妊娠继发凝血功能障碍两类情况。前者如血小板减少症、白血病、再生障碍性贫血、重症肝炎等在孕前已存在。后者常因严重妊娠期高血压疾病、重型胎盘早剥、羊水栓塞、死胎滞留过久等影响凝血功能，发生弥散性血管内凝血。凝血功能障碍所致的产后出血常为难以控制的大量出血。

【接诊要点】

1. 作为最常见的产后出血原因，宫缩乏力多在分娩过程中已有，并延续至胎儿娩出后，但也有例外。出血特点是胎盘剥离延缓，在未剥离前阴道不流血或仅有少许流血，胎盘逐渐剥离后，因子宫收缩乏力，使子宫出血不止。如未能及时减少出血者，产妇进一步可出现面色苍白、心慌、出冷汗、头晕、脉微弱及血压下降等失血性休克表现。检查腹部时往往感到子宫轮廓不清，摸不到宫底，系子宫松软、收缩不佳的缘故。有时胎盘已剥离，但子宫无力将其排出，血液积聚于宫腔内，按摩及推压宫底部，可将胎盘及积血压出。

2. 与子宫乏力所致产后出血有所不同，软产道裂伤出血为胎儿娩出后立即出现持续阴道流血。软产道裂伤流出的血液能自凝，若裂伤损及小动脉，血色较鲜红。仔细检查软产道可鉴别。

（1）宫颈裂伤：如有持续的新鲜血液流出，需特别警惕宫颈裂伤，应用两把卵圆钳钳夹宫颈并向下牵拉，从宫颈 12 点处顺时针检查一周。初产妇宫颈两侧（3 和 9 点处）较易出现裂伤。如裂口不超过 1cm，通常无明显活动性出血。有时破裂深至穹隆，伤及动脉分支，可有活动性出血，隐性或显性。宫颈裂口甚至可向上延伸至宫体，向两侧延至阴道穹隆及阴道旁组织（图 9-2）。

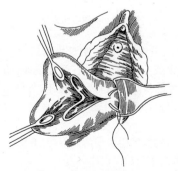

图 9-2 宫颈裂伤的检查和缝合

(2)阴道裂伤:用中指及示指压迫会阴切口两侧,查看切口顶端及两侧有无损伤及延裂。此外,也应注意非侧切口部位有无忽略的阴道裂伤。

(3)会阴裂伤:会阴裂伤按损伤程度分为4度。根据英国皇家妇产科学会(RCOG)和国际尿失禁协会(ICI)的分类如下:①Ⅰ度仅阴道上皮损伤;②Ⅱ度会阴肌肉损伤,但不包括肛门括约肌;③Ⅲ度会阴损伤累及肛门括约肌复合体,但肛门直肠黏膜完整:Ⅲa,≤50%肛门外括约肌撕裂;Ⅲb,>50%肛门外括约肌撕裂;Ⅲc,肛门内括约肌和外括约肌均撕裂。④Ⅳ度:会阴损伤累及肛门括约肌复合体及肛门直肠黏膜(图9-3,见文末彩插)。

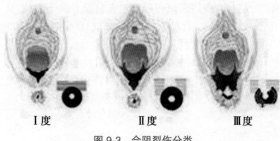

Ⅰ度　　　　　Ⅱ度　　　　　Ⅲ度

图9-3　会阴裂伤分类

3. 有软组织残留时,胎盘娩出后检查发现胎盘小叶有缺损或毛糙面,胎膜有部分缺如,阴道出血表现为持续性的暗红色血自宫腔流出,加强宫缩仍不能缓解。在出血的晚期可能合并有宫缩乏力及凝血功能障碍。

4. 凝血功能障碍表现为血不凝,不易止血,同时可伴有全身其他部位的出血灶。

附:出血量的计算

(1)称重法:分娩后的敷料称重减去分娩前敷料的重

量 / 血液比重(1.05g/ml)为失血量。

(2) 容积法:用专用的产后接血容器,将所收集的血用量杯测量。

(3) 面积法:将血液浸湿的面积按 10cm×10cm 为 10ml 计算。

【治疗】

产后出血的处理原则为针对原因,迅速止血,补充血容量,纠正休克及防治感染。

1. **凝血功能障碍**　妊娠早期应协同血液科专科医师尽早施行人工流产终止妊娠;于妊娠中、晚期始发现者,则应在内科医师积极治疗下争取去除病因或促使病情好转。分娩期则应在病因治疗的同时,尽早预防或者干预出血:使用药物改善凝血,输新鲜血浆,促进宫缩,伤口彻底止血以及积极准备做好抗休克及纠正酸中毒,以改善患者的情况。应用抗生素控制感染。

2. **胎盘因素**　治疗的关键是及早诊断和尽快去除因素。胎盘剥离不全、滞留及粘连均可徒手剥离取出。部分残留用手不能取出者,可用大号刮匙刮取残留物。若徒手剥离胎盘时,手感分不清附着界限则切忌以手指用力分离胎盘,因很可能是胎盘植入,此情况视出血情况行非手术治疗或应开腹探查,必要时可行子宫次全切除。胎盘嵌顿在子宫狭窄环以上者,应使用杜冷丁＋异丙嗪联合麻醉(D+P 麻醉),待子宫狭窄环松解后,手取胎盘。

3. **软产道裂伤**　止血的有效措施是及时、准确地修补缝合。严重的宫颈裂伤可延及穹隆及裂口,甚至伸入邻近组织。疑为宫颈裂伤者,应在消毒下暴露宫颈,用两把卵圆钳为排钳夹宫颈前唇,并向阴道口方向牵拉,顺时针方向逐步移动卵圆钳,直视下观察宫颈情况,若发现裂伤,即用肠线缝合,缝时第一针应从裂口顶端稍上方开始,最后一针应距宫颈外侧端 0.5cm 处止,若缝合至外缘,则日后可能发生宫颈口狭窄。

阴道裂伤的缝合需注意顶端应越过 0.5cm,缝合至底部,避免留下无效腔,注意缝合后要达到组织对合好及止血的效果。阴道缝合过程要避免缝线穿过直肠,缝合采取与血管走向垂直则能更有效止血。会阴部裂伤可按解剖部位缝合肌层及黏膜下层,最后缝合阴道黏膜及会阴皮肤。

4. 宫缩乏力 加强宫缩是治疗宫缩乏力最迅速、有效的止血方法。助产者迅速用一手置于宫底部,拇指在前壁,其余 4 指在后壁,均匀按摩宫底,经按摩后子宫开始收缩,亦可一手握拳置于阴道前穹隆,顶住子宫前壁,另一手自腹壁按压子宫后壁,使子宫体前屈,两手相对紧压子宫并按摩。必要时可用另一手置于耻骨联合上缘,按压下腹正中部位,将子宫上推,按摩子宫必须强调用手握宫体,使之高出盆腔,有节律地轻柔按摩。按压时间以子宫恢复正常收缩,并能保持收缩状态为止。在按摩的同时,可肌内注射或静脉缓慢推注缩宫素 10U(加入 20ml 10%~25% 葡萄糖液内),继以肌内注射或静脉推注麦角新碱 0.2mg(有心脏病者慎用),然后将缩宫素 10~30U 加入 10% 葡萄糖液 500ml 内静脉滴注,以维持子宫处于良好的收缩状态。也可使用卡贝缩宫素等长效缩宫素加强宫缩。

通过如上处理,多能使子宫收缩而迅速止血。若仍不能奏效,可采取以下措施。

(1)填塞宫腔:包括纱条填塞和球囊压迫,此术宜及早进行,患者情况已差,则往往效果不好。纱条填塞方法为经消毒后,助手用一只手在腹部固定宫底,术者持卵圆钳将 2cm 宽的纱布条送入宫腔内,纱布条必须自宫底开始自内而外填塞并塞紧(图 9-4)。填塞后一般不再出血,产妇经抗休克处理后,情况可逐渐改善。24 小时后缓慢抽出纱布条,抽出前应先肌内注射缩宫素、麦角新碱等宫缩剂。宫腔填塞纱布条后应密切观察一般情况及血压、脉搏等生命指征,注意宫底高度、子宫大小的变化,警惕因填塞不紧,纱布条仅填塞于子宫下段,宫腔内继续出血,而阴道则未见出血的止血假象。球囊填塞要注意使球囊底部压迫于宫颈内口,剖宫产缝合切口时不要刺破球囊,一般注入生理盐水 250~300ml。取球囊时应逐渐缓慢释放,同时观察阴道出血量,必要时可再次放置。

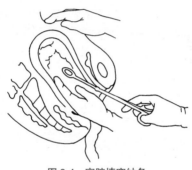

图 9-4　宫腔填塞纱条

(2)子宫压迫缝合术:在剖宫产术中,当按摩子宫和应用宫缩剂无效时,可考虑行子宫压迫缝合,最为常见的是 B-Lynch 缝合,此外还有多种其他改良缝合术,如 Hayman 缝合术、Cho 缝合术、Pereira 缝合术等。

(3)DSA 子宫动脉栓塞:效果与子宫动脉结扎接近,优点为微创,栓塞剂可于 2~3 周后吸收,可复通。

(4)结扎子宫动脉:按摩失败或按摩半小时仍不能使子宫收缩恢复时,可实行经阴道双侧子宫动脉上行支结扎法。消毒后用两把长鼠齿钳钳夹宫颈前后唇,轻轻向下牵引,在阴道部宫颈两侧上端用 2 号肠线缝扎双侧壁,深入组织约 0.5cm 处,若无效,则应迅速开腹,结扎子宫动脉上行支,即在宫颈内口平面,距宫颈侧壁 1cm 处,触诊无输尿管始进针,缝扎宫颈侧壁,进入宫颈组织约 1cm,两侧同样处理,若见子宫收缩即有效。若上述处理仍无效,可分离出两侧髂内动脉起始点,以 7 号丝线结扎,结扎后一般可见子宫收缩良好。此措施可以保留子宫,保留生育能力,在剖宫产时易于施行。

(5)子宫切除:结扎血管或填塞宫腔仍无效时,应果断行子宫次全或者全切除术,不可犹豫不决而贻误抢救时机。

（史精华　郭　琦　钟逸锋）

第十章

产　褥　期

第一节　正常产褥过程

【背景知识】

从胎盘娩出至产妇全身各个器官(除乳腺外)恢复至妊娠前状态,包括形态和功能,这一阶段称为产褥期(puerperium),一般规定为 6 周。产褥期各个系统的变化如表 10-1 所示。

表 10-1　产褥期母体的临床表现及生理变化

生命体征	
体温	产后 24h 体温略升高;产后 3~4d "泌乳热";均不超过 38℃
心率	心率加快,警惕感染、出血
血压	血压下降,警惕产后出血
呼吸	恢复为胸腹式呼吸
褥汗	产后 1 周内,"醒来满头大汗"
恶露	
产后 3d	红色
产后 4~14d	淡红色
产后 14d 以后	白色
生殖系统	
排卵	不哺乳一般产后 6~10 周恢复;哺乳妇女在哺乳阶段无月经亦可排卵
宫体	胎盘娩出后(1 000g)→产后 1 周(500g)→产后 2 周(300g)→产后 6 周恢复至孕前大小(50g)。宫底每日下降 1~2cm,产后 10d 降至盆腔内,宫缩痛多在产后 1~2d 出现,持续 2~3d 自然消失

续表

子宫内膜修复	胎盘附着部位(6周),非胎盘附着部位(3周)
宫颈	产后4周恢复(已产型)
阴道黏膜上皮恢复	排卵恢复之后
乳房	泌乳,初乳(7d内分泌,含大量抗体)
循环系统	产后72h内,循环血量增加15%~20%,产后2~6周恢复到孕前水平
血液系统	产褥早期处于高凝状态 白细胞产褥早期较高,1~2周内恢复正常 产褥早期可继续贫血,产后10d血红蛋白上升
泌尿系统	产后72h易发生一过性尿潴留,产后1周为多尿期
消化系统	产后1~2周内恢复
内分泌系统	
胎盘生乳素	产后6h内消失
肾上腺皮质功能	产后4d恢复正常
甲状腺功能	产后1周恢复正常
雌、孕激素水平	产后1周恢复
血HCG	产后2周即测不出
FSH、LH	产后6周逐渐恢复
免疫系统	NK细胞和LAK细胞活性增加

【接诊要点】

须对产褥期母体各个系统的变化进行正确处理,见表10-2。

表 10-2 产褥期处理

产后 2h	注意观察生命体征,每半小时测一次心率、血压、呼吸
产后 1周	重点仍是血压、体温、呼吸 注意对内科合并症的观察和处理 注意预防晚期产后出血 每日同时间手测宫底高度,观察恶露颜色、量、气味 产后 4h 即应让产妇自行排尿,必要时留置导尿管 2~3d 早日下地活动,预防便秘 少量多餐,饮食清淡、高蛋白质 会阴清洗,会阴缝线一般于 3~5d 拆除 母乳喂养,母婴同室,早接触,早吸吮,按需哺乳 回乳用药:生麦芽、芒硝、维生素 B_6、溴隐亭
产后 随访	出院后 3d 产后 14d 及 28d 　①产妇的饮食起居、睡眠、心理状态、原发病的治疗情况 　②检查两侧乳房,了解哺乳情况 　③检查子宫复旧,观察恶露 　④观察伤口愈合情况 　⑤了解新生儿生长、喂养、预防接种,指导哺乳 产后健康检查,产后 42d 至分娩医院 　①全身检查:血压、心率、血常规、尿常规 　②若有内科合并症和产科并发症,需做相应检查 　③妇科检查了解子宫复旧,观察恶露并检查乳房 　④婴儿全身体格检查 　⑤计划生育指导:产褥期不宜有性生活,产后 42d 可有排卵,哺乳者应以器具避孕为首选

【Tips】

产褥期指从胎盘娩出至产妇全身各器官除乳腺外恢复至妊娠前状态,包括形态和功能,一般为 6 周。产后 72 小时内心脏负担明显加重,应预防心衰的发生。宫颈于产后 4 周恢复至孕前状态,子宫复旧需 6~8 周。哺乳妇女在哺乳阶段也可以有排卵,应注意避孕。

(娄文佳)

第二节 晚期产后出血

【背景知识】

晚期产后出血指分娩结束 24 小时后,在产褥期内发生的子宫大量出血,多见于产后 1~2 周,亦可迟至产后 2 个月左右发病。临床表现为持续、间断或突然大量的阴道流血,可引起失血性休克,多伴有寒战、低热。病因如表 10-3 所示。

表 10-3 晚期产后出血的易患因素及病因

胎盘、胎膜残留(最常见)
蜕膜残留
子宫胎盘部位复旧不全
感染
剖宫产术后子宫切口裂开
子宫切口感染
子宫下段切口离阴道口近
手术操作过多
产程过长
无菌操作不严
切口选择过高或过低
过低——血供差,愈合能力差
过高——对合不齐,影响愈合
缝合技术不当
肿瘤

【接诊要点】

1. **病史** 询问要点包括既往孕育史,特别是人工流产、宫腔手术、产后出血、胎盘粘连等以及此次分娩时是否有产程延长、急产、双胎、难产、宫腔操作、副胎盘、轮状胎盘、胎盘缺损。应详细询问产后恶露情况,若为剖宫产,需注意剖宫产前及术中特殊情况及术后恢复情况,尤其应注意术后有无发热,并除外全身出血性疾病。

2. **体格检查** 除阴道流血外,一般有腹痛、发热。妇科检查可发现子宫增大、软、宫口松弛,可用示指轻触剖宫产术后患者子宫下段切口部位,了解子宫切口愈合情况,是否存在子宫切口处压痛及局部异常占位。

注意:双合诊检查应在有严密消毒、输液、备血及有效抢救条件下进行。

3. **辅助检查** 血、尿常规,了解感染与贫血的情况;宫腔分泌物培养或涂片检查;血β-HCG,了解有无有活力的滋养细胞残留。B超检查可提高晚期产后出血病因诊断的准确性。胎盘残留的主要声像图特征是宫腔显示有光点密集、边缘轮廓较清晰的光团,常可显示残存胎盘的绒毛膜板,大块胎盘或副胎盘残留时可显示典型的胎盘小叶结构,多呈环状,且回声增强。宫腔感染可见宫腔内膜线增粗。子宫肌炎可出现不均质的光点增多,甚至可显示边缘较模糊的大小不等的光团。血块残留宫腔内膜线轮廓较完整,内膜线间表现为以实质性为主的混合性不规则暗区。宫腔积血为有稀疏光点的大片液性暗区。绒癌宫壁不规则,肌层内有不规则混合性暗区。剖宫产切口感染愈合不良可见子宫切口部位向外凸起,内缘呈虫咬状不规则缺损。

【治疗】

1. 少量或中等量阴道流血,应予足量广谱抗生素及子宫收缩剂。

2. 疑有胎盘、胎膜、蜕膜残留或胎盘附着部位复旧不全者应行刮宫术,刮出物送病理以明确诊断。刮宫后继续予抗生素及子宫收缩剂,并复查血 β-HCG 的动态变化。

注意:刮宫前做好备血、建立静脉通路及开腹手术准备。

3. 疑有剖宫产后子宫切口裂开,仅少量阴道流血可先住院予广谱抗生素及支持疗法,密切观察病情变化。若阴道流血多量,可做剖腹探查。若切口周围组织坏死范围小,炎性反应轻,可做清创缝合及髂内动脉、子宫动脉结扎止血或行髂内动脉栓塞术;若组织坏死范围大,可酌情行子宫次全切除术或子宫全切术。

4. 对于肿瘤引起的阴道流血做相应处理。

5. **重视预防** 产后仔细检查胎盘、胎膜的完整性,若不能排除,行宫腔探查;剖宫产注意切口位置的选择和缝合;严格无菌操作。

【Tips】

晚期产后出血指分娩结束 24 小时后,在产褥期内发生的子宫大量出血。多见于产后 1~2 周,亦可迟至产后 2 个月左右发病。最常见的是胎盘、胎膜残留。根据病因对症处理,胎盘、胎膜残留需行清宫术,清宫术后应予抗生素及缩宫素;如怀疑剖宫产子宫切口裂开,必要时需剖腹探查。

(娄文佳 钟逸锋)

第三节 产褥感染

【背景知识】

产褥感染是一个广义名词,用于描述分娩后生殖道受病原体侵袭而引起局部或全身的感染。产褥病率是指分娩结束 24 小时以后的 10 天内,每日用口表测 4 次体温,每次间隔 4 小时,其中有 2 次体温达到或超过 38℃。

产褥病率多由产褥感染引起,其中盆腔感染是产褥期最常见的严重合并症。

因阴道有自净作用,羊水含抗菌物质,妊娠和正常分娩通常不会增加感染机会。若机体免疫力、细菌毒力和数量三者平衡失调,则可导致感染的发生。发病可能与妊娠期卫生不良、胎膜早破、严重贫血、产科手术操作、产后出血有关。女性生殖道感染常见病原体如表10-4所示。

感染途径分为内源性和外源性。临床表现包括急性外阴、阴道、宫颈炎;子宫感染;急性盆腔结缔组织炎和急性附件炎(图10-1,见文末彩插);急性盆腔腹膜炎和弥漫性腹膜炎;血栓静脉炎(图10-2,见文末彩插);脓毒血症和败血症。

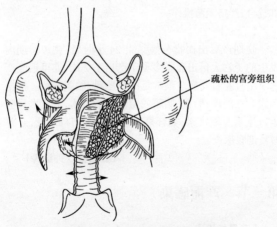

图 10-1　盆腔蜂窝组织炎的感染途径

如箭头所示,病原体可通过直接扩散或经宫颈撕裂处、子宫创面等进入阔韧带之间的宫旁组织。会阴或阴道的撕裂伤通常只引起局部的蜂窝织炎,少部分可扩散至盆腔淋巴系统。

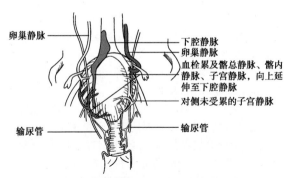

图 10-2 化脓性血栓静脉炎的传播途径

表 10-4 女性生殖道感染常见病原体

需氧菌

A、B、D 族链球菌

肠球菌

G⁻ 杆菌:大肠杆菌、克雷白杆菌、变形杆菌

金黄色葡萄球菌

阴道加德纳菌

厌氧菌

消化球菌属

消化链球菌属

脆弱拟杆菌属

梭状杆菌属

Mobiluncus 菌属

其他

人支原体

沙眼衣原体

【接诊要点】

1. 病史　详细询问病史及分娩经过,对产后发热的患者,首先考虑产褥感染。

2. 体格检查　仔细检查腹部、盆腔及会阴伤口,确定感染的部位和严重程度。

3. 辅助检查　B超、CT、MRI可用于了解炎性包块及脓肿的位置与性状。同时还需行宫腔分泌物、脓肿穿刺物、后穹隆穿刺物、腹部及会阴创口的细菌培养及药敏试验。必要时需行血、尿培养和厌氧菌培养。

4. 鉴别诊断　主要与急性乳腺炎、呼吸道并发症、肾盂肾炎、下肢血栓性静脉炎相鉴别。

【治疗】

1. 一般治疗　半卧位利于引流和局限感染,加强营养,予维生素,必要时输血、白蛋白。

2. 抗生素治疗　开始根据临床表现及临床经验选用广谱抗生素,待细菌培养及药敏结果再做调整。若经抗生素治疗48~72小时,体温不退、腹部症状、体征无改善,应考虑感染扩散和脓肿形成。

3. 引流通畅　会阴部感染应及时拆除伤口缝线,便于引流,每天至少坐浴2次。如疑盆腔脓肿,可经腹或后穹隆切开引流。会阴及腹部切口感染应行切开引流术。侧切伤口裂开后早期修补的术前处理,见表10-5。

4. 血栓性静脉炎的治疗　相关药物包括肝素、尿激酶、双香豆素、阿司匹林和双嘧达莫等。

5. 重在预防　包括加强卫生宣教、严格无菌操作、预防性应用抗生素和降低剖宫产率。

表10-5　侧切伤口裂开后早期修补的术前处置

1. 静脉用抗生素
2. 拆除缝线并使伤口完全敞开

续表

3. 伤口护理

  如需要可给予哌替啶(杜冷丁)

  伤口用 1% 利多卡因凝胶止痛

  去除所有坏死组织

  用消毒液浸泡过的刮勺刮拭伤口,每日 2 次

  每日坐浴数次

4. Ⅳ度裂伤的修补需于手术前晚上进行机械性肠道准备

5. 手术前一晚禁食、禁水

【Tips】

  产褥感染指分娩后生殖道受病原体侵袭而引起局部或全身的感染。产褥病率是指分娩结束 24 小时以后的 10 天内,每日用口表测 4 次体温,每次间隔 4 小时,其中有 2 次体温达到或超过 38℃。重在预防,如发生应合理使用抗生素、充分引流、对症支持治疗。

(娄文佳 钟逸锋)

第二篇

妇 科 学

第十一章

妇科常见症状和体征

第一节　阴道出血

见文末插页图 11-1。

第二节　腹痛

见图 11-2。

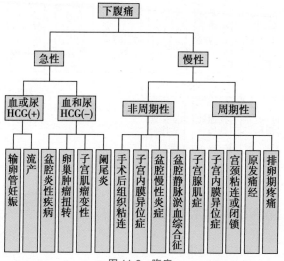

图 11-2　腹痛

第三节 外阴、阴道瘙痒

见图 11-3。

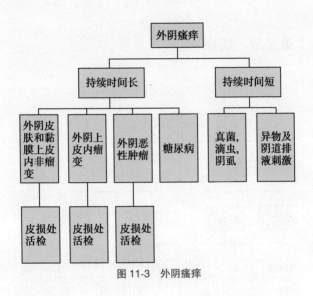

图 11-3 外阴瘙痒

第四节 盆腔包块

见文末插页图 11-4。

第五节 白带异常

见图 11-5。

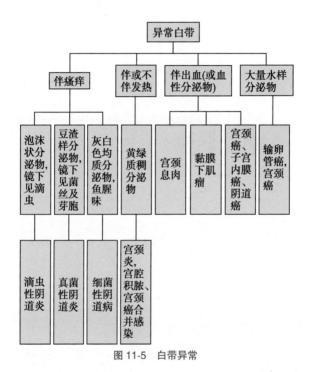

图 11-5 白带异常

（范 融）

第十二章

女性生殖系统炎症

第一节　外阴、阴道炎

一、非特异性外阴炎

【背景知识】

非特异性外阴炎是因外阴不洁或异物刺激而引起的非特异性炎症。常见原因包括经血、阴道分泌物、粪便刺激,如糖尿病患者尿液刺激和生殖道瘘患者局部尿液和粪便浸渍等。

【接诊要点】

1. **临床表现**　外阴皮肤瘙痒、疼痛、灼烧感,于活动、性交、排尿及排便时加重。外阴局部充血、肿胀、糜烂,常有抓痕,严重者可形成溃疡。

2. **鉴别诊断**　排查特异性病原和基础疾病。

【治疗原则】

1. 积极寻找病因,如及时诊断和治疗糖尿病,及时修补生殖道瘘。

2. **局部治疗**　0.1% 聚维酮碘(碘附液)或 1∶5 000 高锰酸钾液或皮肤康洗液坐浴,每天 2 次,每次 15~30 分钟。

二、前庭大腺炎

【背景知识】

前庭大腺位于两侧大阴唇下 1/3 深部,腺管开口于处女膜与小阴唇之间。因病原体(如细菌、淋球菌或沙眼衣原体)感染而发生炎症,或形成脓肿。

【接诊要点】

1. **临床表现**　特定部位的炎症性包块。炎症常见于一侧,初期局部胀痛、灼热感,行走不便。局部皮肤红、肿、发热、压痛明显,挤压局部可能有分泌物流出。脓肿形成时,疼痛加重,局部包块有波动感,可触及腹股沟淋巴结肿大,伴有发热等全身症状。

2. 鉴别诊断 前庭大腺囊肿(见本节后续描述)。

【治疗原则】

1. 急性炎症发作期,卧床休息,局部保持清洁。

2. 取前列大腺开口处分泌物做细菌培养,确定病原体,针对性选择抗生素。在获得培养结果之前,可选择广谱抗生素。

3. 形成脓肿后可行切开引流及造口术,局部换药。

三、前庭大腺囊肿

【背景知识】

前庭大腺管开口部因炎症或损伤阻塞,其分泌物引流不畅积聚于腺腔而形成囊肿,多见于前庭大腺脓肿形成前、消退期或会阴侧切分娩后。

【接诊要点】

大小不等,可持续数年不变。囊肿小者,无自觉症状。囊肿大者,可有外阴坠胀感或性交不适。

【治疗原则】

前庭大腺囊肿造口术,取代以前的囊肿剥除术。

四、阴道炎

(一)滴虫阴道炎

【背景知识】

滴虫阴道炎是由阴道毛滴虫感染引起的阴道炎。性传播为主要传播方式,公共洗浴、污染衣物器械也可导致间接传播。

【接诊要点】

1. 临床症状 阴道分泌物增加及外阴瘙痒,分泌物特点为稀薄脓性、黄绿色、泡沫状、有臭味。检查可见阴道黏膜充血,甚至呈"草莓状"宫颈。

2. **辅助检查**　取分泌物用生理盐水悬滴法镜下观察可见波状运动的虫体以及被推移的白细胞,必要时可送培养明确诊断。

【治疗原则】

1. **全身用药**　因滴虫阴道炎可同时有尿道、尿道旁腺、前庭大腺滴虫感染,需全身用药。初次治疗推荐甲硝唑 2g,单次口服,或替硝唑 2g,单次口服。也可选用甲硝唑 0.4g bid × 7 天,或替硝唑 0.5g bid × 7 天。若哺乳期用药,甲硝唑用药期间及用药后 24 小时内不宜哺乳,替硝唑服药后 3 天内避免哺乳。

2. 性伴侣应同时治疗,治愈前避免无保护性生活。

（二）外阴阴道假丝酵母菌病（VVC）

【背景知识】

外阴阴道假丝酵母菌病也称外阴阴道念珠菌病,是由假丝酵母菌引起的一种常见外阴阴道炎,机会性感染,常见发病诱因主要包括妊娠、糖尿病、大量应用免疫抑制剂及广谱抗生素。

【接诊要点】

1. **临床表现**　外阴瘙痒、灼痛,可有抓痕,还可伴有尿频、尿痛及性交痛。外阴瘙痒程度居各种阴道炎症之首。分泌物特点为白色稠厚凝乳或豆腐渣样。检查时擦除分泌后可见阴道黏膜充血、水肿。

2. **辅助检查**　取分泌物用 10%KOH 悬滴法镜下观察可见假菌丝和芽生细胞,必要时也可送培养明确诊断。

【治疗原则】

1. **消除诱因**　积极治疗糖尿病;及时停用长期广谱抗生素、雌激素及皮质激素。用过的内裤、盆及毛巾应用开水烫洗。

2. **单纯性 VVC 的治疗**　唑类药物疗效优于制霉菌素。

局部用药:咪康唑栓剂,0.4g qd × 3 天,或 0.2g qd ×

7 天，或 1 200mg 单次用药；克霉唑栓剂，0.5g 单次用药，或 150mg qd × 7 天，或 150mg bid × 3 天。

3. 全身用药 氟康唑 150mg 顿服。

4. 复杂性 VVC 包括复发（1 年内 VVC 发作 4 次以上）、严重、不良宿主病例，可联合全身和局部用药，并延长疗程（阴道内用药延长到 7~14 天，口服用药氟康唑 3 天后加服一次）。妊娠期以局部治疗为主，禁用口服唑类药物。非白色念珠菌病例可参考药敏结果选择药物。

5. 有症状的性伴侣应进行相应检查及治疗，以预防女性重复感染。

(三)细菌性阴道病

【背景知识】

细菌性阴道病是阴道内正常菌群失调所致的一种混合感染。

【接诊要点】

1. 临床症状 10%~40% 无临床症状，有症状者主要表现为阴道分泌物增多，有鱼腥臭味，性交后加重，可伴有轻度外阴瘙痒或烧灼感。分泌物呈灰白色，均质、稀薄，阴道壁黏膜无充血表现。

2. 诊断标准（4 项中满足 3 项即成立） ①均质、稀薄、白色阴道分泌物；②阴道 pH>4.5；③胺臭味试验阳性；④线索细胞阳性。

【治疗原则】

1. 口服药物 首选甲硝唑 0.4g bid~tid × 7 天；或克林霉素 0.3g bid × 7 天。

2. 局部药物 甲硝唑阴道泡腾片 0.2g qn × 7~14 天。

3. 妊娠期细菌性阴道病的治疗 有症状的孕妇可口服用药。

(四)萎缩性阴道炎

【背景知识】

因卵巢功能衰退，雌激素水平降低，阴道壁萎缩，黏膜变薄,上皮细胞内糖原含量减少,阴道内 pH 值增高,常接近中性,局部抵抗力降低,致病菌容易入侵繁殖引起炎症。

【接诊要点】

1. 临床表现 主要症状为阴道分泌物增多及外阴瘙痒、灼痛感。阴道分泌物稀薄,呈淡黄色,严重时呈脓血性白带。阴道黏膜萎缩、菲薄,皱襞消失,上皮变平滑。阴道黏膜充血,有小出血点,有时可有浅表溃疡。

2. 鉴别诊断 结合年龄和临床表现,应排除其他疾病才能诊断。

【治疗原则】

1. 增加阴道抵抗力 针对病因给予局部或全身雌激素制剂。

2. 抑制细菌生长 1% 乳酸或 0.5% 醋酸液冲洗阴道。阴道冲洗后,局部应用抗生素治疗。

(五)婴幼儿外阴阴道炎

【背景知识】

婴幼儿外阴阴道炎常见于 5 岁以下幼女,多与外阴炎并存。

【接诊要点】

1. 临床表现 主要症状为阴道分泌物增多,呈脓性,患儿哭闹、烦恼,用手搔抓外阴。小阴唇可粘连,影响排尿。部分患儿伴有泌尿系统感染。

2. 辅助检查 用细棉拭子或吸管取阴道分泌物找病原体,必要时细菌培养。

【治疗原则】

1. 保持外阴清洁、干燥,减少摩擦。

2. 局部用抗生素,必要时可用吸管滴入阴道。

3. 对症处理,有蛲虫者驱虫,有异物者及时取出。

（李 舒 王 姝）

第二节 盆腔炎性疾病

【背景知识】

盆腔炎性疾病(pelvic inflammatory disease,PID)指女性上生殖道及其周围组织的一组感染性疾病,主要包括子宫内膜炎、输卵管炎、输卵管卵巢脓肿、盆腔腹膜炎,最常见是输卵管炎。引起 PID 的病原体有内源性和外源性两种,外源性病原体主要为性传播疾病的病原体,常见为淋病奈瑟菌、沙眼衣原体、支原体等;内源性病原体包括需氧菌及厌氧菌。病原体可沿生殖道黏膜上行蔓延,是非妊娠期、非产褥期盆腔炎的主要感染途径;产褥感染及流产后感染主要经淋巴系统蔓延;结核分枝杆菌感染主要经血液循环传播;腹腔内其他脏器感染也可直接蔓延至生殖器官。

PID 的高危因素包括宫腔操作、性生活活跃、性卫生不良、下生殖道感染等。

【接诊要点】

1. **临床表现** 临床表现因炎症轻重及范围大小而不同。常见症状为下腹痛、发热和阴道分泌物增加(表 12-1)。

表 12-1 PID 的诊断标准(2010 年美国 CDC 诊断标准)

最低标准(满足 2 条即可诊断盆腔炎)
　　盆腔疼痛和/或下腹疼痛
　　宫颈举痛或子宫压痛或附件区压痛

附加标准
　　体温超过 38.3℃(口表)
　　宫颈或阴道异常黏液脓性分泌物
　　阴道分泌物 0.9% 氯化钠溶液图片见到大量白细胞
　　实验室证实的宫颈淋病奈瑟菌或衣原体阳性
　　红细胞沉降率升高
　　血 C 反应蛋白升高

续表

特异标准

　　子宫内膜活检组织学证实子宫内膜炎

　　阴道超声或 MRI 显示输卵管增粗、输卵管积液、伴或不伴有盆腔积液、输卵管卵巢肿块

　　腹腔镜检查发现 PID 征象

2. **鉴别诊断**　急性盆腔炎应注意与急性阑尾炎、输卵管妊娠流产或破裂、卵巢囊肿蒂扭转或破裂等急腹症相鉴别。

【治疗原则】

主要为抗生素药物治疗，必要时手术治疗。

抗生素的治疗原则：经验性、广谱、及时及个体化。根据药敏试验选用抗生素较合理，但通常需在获得实验室结果前即给予抗生素治疗，因此，初始治疗往往根据经验选择抗生素，选择广谱抗生素以及联合用药。在PID 诊断 48 小时内及时用药将降低后遗症的发生。

对于抗生素治疗不满意的输卵管卵巢脓肿或盆腔脓肿，表现为抗生素治疗 48~72 小时体温持续不降，中毒症状加重或包块增大，需行手术治疗，以免发生脓肿破裂。经药物治疗后病情好转，继续控制炎症 2~3 周，包块仍未消失但已局限，应手术切除，以免日后再次急性发作。一旦怀疑脓肿破裂，需立即在抗生素治疗的同时行剖腹探查。手术范围应根据病变范围、患者年龄、一般情况等全面考虑。对抗生素治疗 72 小时无效的输卵管卵巢脓肿，超声或 CT 引导下经皮引流可获得较好的治疗效果。

（李 舒　王 姝）

第三节　生殖器结核

【背景知识】

结核分枝杆菌引起的女性生殖器炎症称为生殖器结核,又称结核性盆腔炎,多见于 20~40 岁妇女,也可见于绝经后的老年妇女。因耐药结核、艾滋病的增加以及对结核病控制的松懈,近年来发病率有升高的趋势。生殖器结核是全身结核的表现之一,常继发于其他部位结核,其潜伏期可长达 1~10 年,多数患者在发现生殖器结核时,原发病灶已痊愈。10% 的肺结核患者伴有生殖器结核。

在女性生殖器结核中,输卵管结核占 90%~100%,双侧居多;子宫内膜结核占 50%~80%(约半数合并有输卵管结核);卵巢结核占 20%~30%;宫颈结核占 5%~15%;腹膜结核分为渗出型和粘连型,易形成瘘管。

【接诊要点】

1. 临床表现　多数患者因不孕而就诊,还可表现为月经失调、下腹坠痛等,结核活动期,可有发热、盗汗、乏力、食欲缺乏、体重减轻等全身症状。腹膜结核病变程度重者,腹部触诊可有柔韧感或腹腔积液征,妇科检查子宫及附件区的粘连、包块是典型表现。结核详细的病史询问,提高生殖器结核诊断的警惕性,恰当地采用辅助检查手段有助于确诊。

2. 辅助检查

(1)子宫内膜病理检查:是诊断子宫内膜结核最可靠的依据,应选在经前 1 周或月经来潮 6 小时内取材,注意刮取宫角部位内膜。

(2)子宫输卵管碘油造影:对于典型病例可显示宫腔变形、串珠状输卵管、钙化灶、造影剂注入静脉丛等征象。

(3)腹腔镜检查:可直接观察盆、腹腔病变并取材,但因粘连造成副损伤的可能性大。

(4)结核菌素试验和结核杆菌分离培养也有助于诊断。

【治疗原则】

1. 抗结核化学药物治疗　抗结核化学药物治疗是主要措施。药物治疗应遵循早期、联合、规律、适量、全程的原则。目前推行两阶段疗程方案,前 2~3 个月为强化器,后 4~6 个月为巩固期或继续期。初次治疗患者的方案建议:强化期 2 个月,每日链霉素(0.75g im qd)、异烟肼(0.3g po qd)、利福平(0.45~0.6g po qd)、吡嗪酰胺(1.5~2.9g,分 3 次口服)4 药联合,后 4 个月异烟肼配伍利福平。

2. 支持疗法　急性患者至少应休息 3 个月。

3. 手术指征　①结核性包块持续存在;②结核性包块药物治疗无效或反复发作;③形成较大包裹性积液者;④子宫内膜结核内膜广泛破坏,药物治疗无效者。为避免手术时感染扩散及减轻粘连对手术有利,术前应抗结核治疗 1~2 个月。

(李　舒　王　姝)

第一节 排卵障碍性异常子宫出血

【背景知识】

异常子宫出血(abnormal uterine bleeding,AUB)是指育龄期非妊娠女性不符合正常月经周期"四要素"(即月经的频率、规律、经期长度和出血量)的正常参数范围,源自子宫腔的出血。根据病因,国际妇产科联盟(FIGO)将 AUB 病因分为两大类 9 个类型,按英语首字母缩写为"PALM-COEIN","PALM"存在结构性改变、可采用影像学技术和/或组织病理学方法明确诊断,而"COEIN"无子宫结构性改变。PALM:子宫内膜息肉(polyp,AUB-P)、子宫腺肌病(adenomyosis,AUB-A)、子宫平滑肌瘤(leiomyoma,AUB-L)、子宫内膜恶变和不典型增生(malignancy and hyperplasia,AUB-M);COEIN:全身凝血相关疾病(coagulopathy,AUB-C)、排卵障碍(ovulatory dysfunction,AUB-O)、子宫内膜局部异常(endometrial,AUB-E)、医源性(iatrogenic,AUB-I)、未分类(not yet classified,AUB-N)。既往将排除了器质性改变、考虑由下丘脑 - 垂体 - 卵巢轴功能异常与子宫内膜局部异常所引起的出血称为"功能失调性子宫出血",目前 FIGO 已建议废用此名词。

排卵障碍引起的异常子宫出血(AUB-O)在 AUB 病因中最常见,约占 AUB 的 50%。排卵障碍包括稀发排卵、无排卵与黄体功能不足。

1. **无排卵型 AUB-O** 各种原因引起的卵巢无排卵,由下丘脑 - 垂体 - 卵巢轴(HPO 轴)功能异常引起,常见于青春期、绝经过渡期,生育期可有。可以是持续的,也可以是间断、暂时的。无排卵导致无黄体形成和孕激素分泌,引起子宫内膜增殖过度和不规则剥脱而导致不规则子宫出血,出血间隔长短不一,出血量多少不等,可导致贫血甚至休克,无明显腹痛等不适,基础体温为单相型。

(1)青春期 AUB-O:约占无排卵型 AUB-O 的 20%。女孩月经初潮后第一年约 55% 的月经周期是无排卵的。其发病机制是下丘脑-垂体-卵巢轴尚未完全成熟,FSH 呈持续低水平,虽有卵泡生长,但不能发育为成熟卵泡,合成、分泌的雌激素量未能达到促使 LH 高峰(排卵必须)释放的阈值,故无排卵。且这一时期的下丘脑-垂体-卵巢轴尚未发育健全,故更易受到内外环境的各种因素影响而导致功能失调。

(2)绝经过渡期 AUB-O:约占无排卵 AUB-O 的 50%。该时期标志着卵巢功能开始衰退,剩余卵泡对垂体激素反应差,卵泡发育推迟,雌激素分泌量波动,不能形成排卵前高峰,从而出现无排卵周期。

(3)育龄期 AUB-O:多由内、外环境的影响引起,可以为暂时出现一次的无排卵 AUB,也可能为多囊卵巢综合征(PCOS)、肥胖、高泌乳素血症、甲状腺和肾上腺疾病等引起的持续无排卵。

2. 有排卵型 AUB-O 有周期性排卵,因此临床上仍有可辨认的月经周期,多见于育龄期妇女,主要包括特发性月经过多、黄体功能异常和围排卵期出血。

(1)特发性月经过多(HMB):指月经周期规则、经期正常,但经量增多 >80ml。常因子宫内膜纤溶酶活性过高或前列腺素血管舒缩因子分泌比例失调所致。诊断时需注意除外其他器质性及功能性病变。

(2)黄体功能异常:常见的有黄体功能不足和黄体萎缩不全两种原因。黄体功能不足可由卵泡发育不良或循环中雄激素和垂体泌乳激素过高导致 LH 分泌不足等原因引起,临床上主要表现为月经周期缩短,或月经周期虽在正常范围,但黄体期缩短(<11 天),基础体温表现为双相型,但排卵后体温上升缓慢、幅度偏低、高温期短

于 11 天,患者可能不易受孕或孕早期流产。黄体萎缩不全是由于下丘脑 - 垂体 - 卵巢轴调节功能紊乱或溶黄体机制异常,导致黄体虽发育良好,但萎缩过程延长,子宫内膜持续受到孕激素影响,而出现不规则脱落造成功血的发生。基础体温为双相型,但下降缓慢,经期长达 9~10 天。

(3)围排卵期出血:原因不明,可能与排卵前后激素水平波动有关。出血期≤7 天,血停数日后又出血,量少,多数持续 1~3 天,时有时无。

【接诊要点】

1. **病史** 应注意患者年龄,询问有无停经历史,发病时间,发病经过。重点询问月经周期是否规律,经期长短,经量多少,经血性质,同时应了解患者月经史、婚育史、避孕方式、用药史及既往疾病史。

2. **体格检查** 必不可少,包括全身检查和妇科检查。全身检查注意有无贫血貌、高雄体征、肥胖等。妇科检查要排除生殖系统的器质性病变,如宫颈病变、宫颈息肉、子宫黏膜下肌瘤等。

3. **辅助检查** 检测血常规、凝血,是否妊娠或与妊娠相关疾病,超声检查了解子宫大小和宫腔及内膜情况。基础体温测定(BBT)可提供很多信息,如有无排卵、黄体功能情况等。激素测定可了解各项性激素的水平、比例等,怀疑甲状腺功能异常者可行甲状腺功能检查。

4. **诊断性刮宫(诊刮)** 主要的目的是止血及病理检查,并排除器质性病变。诊断性刮宫的指征:病程超过半年、内膜厚度 >12mm,或药物治疗无效、具有子宫内膜癌高危因素的患者。不规则出血或大量出血者应及时刮宫。既往观点认为一般对于年龄 >40 岁的患者才应注意行诊断性刮宫术明确内膜性质,但随着近年临床上年轻的子宫内膜病变及子宫内膜癌患者逐渐增多,诊断性刮宫术不应受年龄的限制,而应更加注重病程的长短,对于病程长且反复的患者,即使年龄轻,也应考虑诊断性刮宫术明确诊断,甚至对于未婚的患者,有时也应在知情同意下进行诊断性刮宫。对周期规律的AUB-O,若经前行诊断性刮宫子宫内膜分泌反应至少落后2天,可诊断黄体功能不足;若月经第5、6天行诊断性刮宫仍能见到呈分泌反应的内膜,且与出血期及增殖期内膜并存,可诊断黄体萎缩不全。

5. **鉴别诊断** 青春期AUB-O应除外全身性疾病,如血液疾病和甲状腺疾病等引起的异常出血,此外还应除外妊娠相关出血,偶需除外生殖器炎症及肿瘤。绝经过渡期AUB-O首先应除外器质性病变,如子宫肌瘤、子宫腺肌症、内膜息肉、癌前病变及肿瘤等。另外,应详细询问避孕方式,除外避孕环或妊娠相关性出血。

AUB-O诊断应按照图13-1进行。

【治疗】

1. **无排卵型AUB-O** 主要分止血、调整月经周期两部分,也包括其他的对症支持、纠正贫血治疗,不同年龄治疗方法有差别。

(1)止血治疗:急性出血期重在尽快止血、纠正贫血,监测生命体征,积极支持治疗。止血的方法包括孕激素内膜脱落法、大剂量短效复方口服避孕药(combined oral contraceptives,COC)、高效合成孕激素内膜萎缩法和诊断性刮宫。目前,国内因无静脉或肌内注射的雌激素制剂,且口服制剂起效慢,不建议在急性AUB-O止血期常规使用大剂量雌激素内膜修复法。辅助止血的药物有氨甲环酸、丙酸睾酮等。方法的选择应综合考量患者的年龄、出血量、出血速度、贫血严重程度、是否耐受、是否有生育要求等。

1)孕激素:也称"内膜脱落法""药物性刮宫"。适用于一般情况较好,血红蛋白>90g/L者。对于急性AUB-O,建议肌内注射黄体酮20mg/d×3d,对于出血

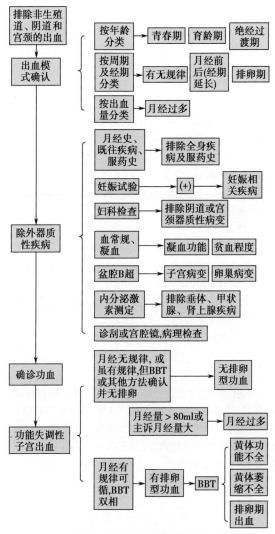

图 13-1 AUB-O 诊断流程图

BBT. 基础体温。

淋漓不净、不愿意肌内注射者,可选口服孕激素,如地屈孕酮(达芙通)10~20mg/d,微粒化黄体酮胶囊(安琪坦、益玛欣、琪宁)200~300mg/d,甲羟孕酮(安宫黄体酮)6~10mg/d 连用 7~10 天,停药后 1~3 天发生撤退性出血,约 1 周内血止。

2)短效 COC:止血效果好、速度快、价格低、使用方便,但禁用于有避孕药禁忌证的患者。常用的短效 COC 包括达英 -35、优思明、优思悦、妈富隆、欣妈富隆等。方法为 1 片 / 次,急性出血期多使用 2~3 次 /d,淋漓出血者可使用 1~2 次 /d。大多数出血 1~3 天完全血止,继续原剂量治疗 3 天仍无出血,则每 3~7 天减少 1 片,仍无出血,可继续减至 1 片 /d,维持至血红蛋白正常、希望月经来潮,停药即可。

3)高效合成孕激素:也称为"内膜萎缩法",适用于血红蛋白含量较低者。常用的大剂量高效合成孕激素,如炔诺酮(妇康片)5~10mg/d、甲羟孕酮 10~30mg/d,连续用药 10~21 天血止、纠正贫血后停药。也可在出血完全停止后维持原剂量治疗 3 天后无出血开始减量,减量以不超过原剂量的 1/3 为原则,每 3 天减量 1 次,直至每天最低剂量而不再出血为维持量,维持至血红蛋白正常、希望月经来潮,停药即可。

4)手术治疗:有诊断性刮宫指征或有药物治疗禁忌的患者,建议将诊断性刮宫(或宫腔镜检查直视活检)、子宫内膜病理检查作为首次止血的治疗选择。对于近期已行子宫内膜病理检查、除外了恶变或癌前病变者不必反复刮宫,对于难治的、无生育要求的患者,可考虑子宫全切除术,不推荐子宫内膜切除。

(2)调整周期

1)孕激素定期撤退:推荐使用对 HPO 轴无抑制或抑制较轻的天然孕激素或地屈孕酮。月经周期第 11~15 天起使用口服孕激素,如地屈孕酮 10~20mg/d 或微粒化黄体酮胶囊200~300mg/d,共10~14天,酌情3~6个周期。

2)短效 COC:适用于经量多、痤疮、多毛、痛经、经前期综合征、有避孕需求的患者,有一举多得的效果,用法同避孕药使用方法。

3)左炔诺孕酮宫内缓释系统(levonorgestrel intrauterine system,LNG-IUS):宫腔内局部定期释放低剂量孕激素(LNG 20μg/d),有避孕作用,可以长期保护内膜,显著减少出血量,全身副作用小。

4)促排卵:近期有生育计划者可行促排卵治疗,常用的促排卵药有氯米芬、来曲唑等。如能排卵,即使暂时不能妊娠,排卵后产生的孕激素也可以调整月经。

5)雌孕激素序贯治疗:在孕激素治疗后不能出现撤退性出血,考虑内源性雌激素不足,可使用雌孕激素序贯治疗,常用药物为克龄蒙、芬吗通。用于绝经过渡期有雌激素缺乏症状者及少数青春期或育龄期内源性雌激素不足的患者。

(3)其他治疗:对于维持一般情况和生命体征非常重要,配合激素治疗可以更好止血。

1)一般止血药:如抗纤溶药物氨甲环酸(妥塞敏),每次 1g,2~3 次 /d,每个月 5~7 天。

2)丙酸睾酮:对抗雌激素作用,可减少盆腔充血,增加子宫张力,减少子宫出血速度。每个月经周期75~300mg,酌情平分为多日多次使用。

3)血制品:严重急性出血时,需补充红细胞、凝血因子、纤维蛋白原、血小板、血浆等。

4)纠正贫血药物:中重度贫血者可选择使用口服或静脉铁剂、促红细胞生成素、叶酸等。

5)抗生素:对于出血时间长、严重贫血或有感染倾向者,应及时使用抗生素。

(4)不同年龄阶段患者治疗方法的选择

1)青春期 AUB-O:止血推荐孕激素内膜脱落法、短效 COC,不推荐高效合成孕激素内膜萎缩法,因为不良应较多。不推荐常规使用诊断性刮宫或宫腔镜检查,因子宫内膜病变风险不高,仅在药物治疗效果不佳、怀疑子宫器质性病变时使用。

调整周期治疗推荐天然孕激素或地屈孕酮定期撤退或短效 COC,可连续使用 3~6 个月为一个疗程,停药观察,如 AUB 复发应积极重新开始治疗。不推荐常规使用雌孕激素序贯疗法。

2)生育期 AUB-O:止血推荐短效 COC、孕激素内膜脱落法、高效合成孕激素内膜萎缩法,酌情诊断性刮宫或宫腔镜检查、子宫内膜病理检查。

调整周期因是否有生育需求而异,近期有生育计划者可选择促排卵,推荐使用天然孕激素或地屈孕酮定期撤退。短期无生育要求者推荐短效 COC,长期(>1 年)无生育要求推荐使用 LNG-IUS,也可长期使用短效 COC。生育期短效 COC 治疗推荐长期连续使用,不建议间歇使用。

3)绝经过渡期 AUB-O:绝经过渡期平均持续 4~5年,此时 AUB-O 易复发,内膜癌风险增加,需要长期管理。止血推荐孕激素内膜脱落法、高效合成孕激素内膜萎缩法,不推荐大剂量短效 COC 止血,对于子宫内膜癌高危人群,推荐诊断性刮宫或宫腔镜检查、子宫内膜病理检查作为首次止血的治疗选择。

调整周期推荐 LNG-IUS 和孕激素定期撤退。LNG-IUS 可长期保护子宫内膜、减少月经量,尤其适合合并子宫内膜息肉、子宫肌瘤、子宫腺肌症、子宫内膜增生的患者。天然孕激素或地屈孕酮定期撤退,不增加心血管疾病或乳腺癌的风险或较低,推荐一直使用到绝经。短效 COC 慎用,伴有明确雌激素缺乏、无激素治疗禁忌者可启动激素补充治疗,推荐天然雌激素与天然孕激素或地屈孕酮序贯治疗。

2. 有排卵型 AUB-O 排除器质性病因后,对于 HMB 的患者,首选药物治疗。无避孕需求者可选用抗纤溶药或抗前列腺素合成药[氨甲环酸,氟芬那酸(氟灭酸)等],于月经第 1 天开始服用 5 天。如患者有避孕需求,可选择内膜萎缩治疗,包括短效 COC 和高效孕激素(如 LNG-IUS)。对药物治疗无效、持久不愈、年长及无生育要求的患者,可选手术切除子宫。

对于经间期出血的患者,如出血不多、患者可耐受,可以观察随访,不用药。如有治疗需求,对于无生育要求的患者,可以采用短效 COC 治疗 3~6 个周期,停药后可能好转,也可能会复发。若 COC 治疗效果欠佳,需要重新评估有无器质性病变。对于有生育要求的患者,可酌情使用氯米芬或来曲唑促排卵,改善卵泡发育和黄体功能。对于卵泡期出血者(月经期延长),也可尝试在少量出血期间,予小剂量雌二醇 1~2mg/d,连续 3~5 天帮助修复子宫内膜,血止后停药。对于黄体功能不足的患者,也可在黄体期口服孕激素治疗(方法与剂量与上文调周期方法相同)。

【Tips】

1. AUB-O 的诊断应当首先排除妊娠相关的出血问题。

2. 无排卵型 AUB-O 治疗要兼顾短期止血和长期调经,短期止血要评估年龄、出血量、血常规,选择合适的止血方法。血止后应选择合理的激素治疗方案系统治疗,防止复发或反复刮宫。排卵型 AUB-O 的治疗根据患者的出血模式、生育要求和症状程度,选择适合的治疗方式。

3. 诊断性刮宫除了可快速止血外,还可以了解子宫内膜的情况、明确诊断,对绝经过渡期 AUB-O 患者尤为重要。随着近年临床上年轻的子宫内膜病变及子宫内膜癌患者逐渐多见,诊断性刮宫术不应受年龄的限制,而应更加注重病程的长短,对于病程长且反复的患者,尤其是激素治疗无效的,即使年龄轻,也应考虑诊断性刮宫术明确诊断。

(陶 陶 李晓川)

第二节 性早熟

【背景知识】

性早熟(precocious puberty)是指任何一个性征出现的年龄早于正常人群平均年龄的 2 个标准差。提前出现的性征与性别一致时,称为同性性早熟。提前出现的性征与性别不一致时,称为异性性早熟。女性性早熟表现为 8 岁以前出现第二性征的发育或 10 岁前月经来潮。儿童性早熟的发病率约为 0.6%,女性发病率约为男性的 3~5 倍。女性性早熟的分类,见图 13-2。

1. 女性同性性早熟

(1)中枢性性早熟(促性腺激素依赖性性早熟):即真性性早熟,可分为特发性和器质性两类。中枢性性早熟是由于下丘脑 - 垂体 - 卵巢轴提前激活,引起卵巢内卵泡过早发育而导致的性早熟,除第二性征过早出现外,还具有排卵和生殖能力,其性激素的分泌可促进生长激素的增多,起初身高增长快速,达到同龄儿童 2 倍以上,持续约 2 年,继之减慢,骨骺提前闭合且过早停止增高,约 1/3 患儿最终身高不超过 150cm。特发性患者占全部性早熟的 75%~90%,无明显的相关病因。器质性患者是由于脑部疾病破坏了儿童抑制促性腺中枢活动的神经结构而造成,包括下丘脑与松果体区的肿瘤,使颅压增加的中枢神经病变(脑积水、脑外伤、脑水肿等),中枢神经系统炎症(脑脓肿、脑膜炎、脑炎等),中枢神经系统病变(结节性硬化、蝶鞍囊肿等)以及头部放射性损伤等。

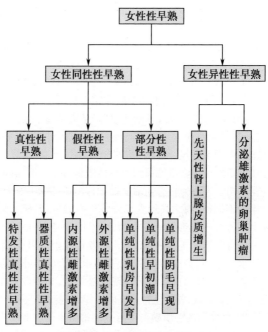

图 13-2　女性性早熟分类

（2）外周性性早熟（假性性早熟）：由其他来源的雌激素刺激引起，而非由下丘脑 - 垂体 - 卵巢轴激活，仅有部分性征发育而无性功能成熟。其雌激素来源分为外源性和内源性两种。外源性雌激素常来源于误服含雌激素药物或涂抹经皮肤吸收的含雌激素化妆品，或有高雌激素经母乳进入婴儿体内。内源性雌激素可继发于卵巢肿瘤（颗粒细胞 - 卵泡膜细胞瘤最常见）、卵巢滤泡囊肿、原发性绒毛膜上皮癌、肾上腺皮质肿瘤和肝母细胞瘤，此外，原发性甲状腺功能低下常可使促性腺激素分泌增多，并发性早熟。纤维性骨营养不良综合征（McCune-Albright syndrome）是一种先天性全身性多发性骨纤维性发育不良疾病,患儿易发生骨折,有软骨病,皮肤有浅棕色牛奶咖啡斑,可伴有甲状腺功能亢进、肾上腺皮质功能亢进,出现自发性卵巢囊肿而产生雌激素水平的波动,导致性早熟和无排卵性月经。

(3)不完全性性早熟(部分性性早熟):包括单纯性乳房早发育、单纯性早初潮和单纯性阴毛早现。单纯性乳房早发育多见于 2 岁以下幼儿,可以是真性性早熟的早期症状,患儿雌激素水平不高或稍高于青春期前水平,可能是由于下丘脑 - 垂体 - 卵巢轴成熟过程紊乱,导致FSH 分泌高于正常且外周组织对性激素敏感性增加;单纯性早初潮表现为青春期前女性子宫出血持续 1~5 天,规律或不规律,而无其他乳房或外生殖器发育,雌二醇水平可能高于青春期前正常值,而不影响身高;单纯性阴毛早现仅有阴毛发育,而无乳房发育或阴道出血,雌激素水平不高,身高不受影响,多由于肾上腺早熟所致雄激素过早成熟分泌,可被地塞米松抑制,无雌激素作用或男性化表现,骨龄正常或提前 1 年(与身高相符)。

2. 女性异性性早熟 可由分泌雄激素的肿瘤和疾病引起,如先天性肾上腺皮质增生、卵巢支持 - 间质细胞瘤、硬化性间质瘤等。

【接诊要点】

对于性征过早出现的患儿,首先应确定是同性或异性性早熟,其次确定性征发育程度及各性征是否相称,再区分是中枢性、外周性或部分性性早熟,并寻找其病因为器质性或特发性。

1. 病史采集 ①注意第二性征变化的时间顺序,女性青春期发育的正常顺序为乳房发育、阴毛及外生殖器改变、腋毛生长、月经来潮。性发育顺序异常时,要注意排除外周性性早熟和不完全性性早熟。②询问有无含雌激素药物接触史、化妆品及特殊食物接触史;③有无脑炎或脑部疾病及创伤史,有无神经系统、视觉、行为变化,智力学习情况;④家族史,特别是家族青春发育年龄史。

2. **体格检查** 包括身高,体重,性发育Tanner分期,有无神经系统异常,甲状腺有无结节或肿大,乳房发育和级别,乳晕是否着色,有无腋毛,皮肤有无斑块,阴毛分布及分期,外阴发育,盆腔检查是否有占位性病变,子宫是否增大等。

3. **实验室检查** ①激素测定:FSH、LH、E_2、HCG,必要时可测定硫酸脱氢表雄酮、睾酮、孕酮等。对于评估性腺轴的启动,LH基础值较FSH更有临床意义,但LH为脉冲式分泌,其水平受检测方法影响而差异较大,缺乏正常值资料。② GnRH激发试验:LH峰值 ≥ 5IU/L 或LH峰/FSH峰 >0.6 考虑诊断青春期启动,诊断中枢性性早熟。外周性性早熟(卵巢分泌性囊肿或肿瘤)GnRH试验反应低下,FSH和LH激发值与基础值无明显改变,部分性性早熟表现为似青春期前的FSH峰反应。但需要注意,兴奋试验阴性并不能除外真性性早熟,随诊和必要时重复此试验也是非常重要的。

4. **骨骼发育指标及其检测** ①骨龄:通过腕部摄片了解骨龄,超过实际年龄1岁为提前,中枢性性早熟及先天性肾上腺皮质增生症患儿骨龄较实际年龄提前。②骨矿含量及骨密度:中枢性性早熟患儿骨矿含量及骨密度较同龄儿显著增高,提前出现增长速率峰值,但当其摄入钙和维生素D相对不足时也可能出现骨矿含量及骨密度降低的表现。③骨钙素:中枢性性早熟患儿血清骨钙素水平在青春期前提前出现升高。

5. **盆腔超声** 子宫长度 3.4~4.0cm,卵巢容积 1~3ml(卵巢容积 = 长 × 宽 × 厚 × 0.523 3),并可见多个直径 ≥ 4mm的卵泡,提示青春期发育。盆腔超声同时可明确有无卵巢占位病变。

6. **其他检查** 腹部超声了解有无肾上腺肿瘤;CT和MRI检查了解有无颅内肿瘤。

【治疗】

治疗的目的是去除病因,抑制性发育至正常青春期年龄,延缓及遏制性早熟体征,促进生长,改善最终成人身高,正确心理引导及性教育。并不是所有的性早熟都需要治疗,治疗的指征:骨龄 ≤ 11.5 岁、但大于年龄 2 岁或以上;女孩预测成年身高 <150cm 或以骨龄判定身高 SD 小于 –2SD;发育进展迅速:骨龄增长 / 年龄增长 >1。对于性早熟进程缓慢对成年身高影响不显著者,或骨龄提前但身高生长迅速预测成年身高不受影响者,可定期复查和评估。

1. **中枢性性早熟** 对于颅内肿瘤可采取手术、化疗和放疗等进行治疗,有脑积水者可进行引流。内分泌的治疗需抑制下丘脑 - 垂体 - 卵巢轴的功能,目前最推荐的药物是 GnRH 激动剂,用药后可使促性腺激素和性激素水平降至青春期前水平,同时使骨骼生长速度和骨骼成熟速度减慢,延迟骨骺融合时间,改善最终身高,首剂 3.75mg,此后 80~100μg/kg,每 4 周一次,至少治疗 2 年,建议用至 12 岁停药。此外,目前还可以使用基因重组合成的生长激素,可促进四肢长骨线性增长,改善身高,0.1IU/(kg·d),由于 GnRH 激动剂治疗时会使垂体分泌生长激素的峰值降低,故可考虑这两种联合使用达到最佳效果。对于骨矿含量和骨密度低于同龄儿的性早熟患儿,还应及时补充钙剂和维生素 D 治疗。

2. **外周性性早熟** 应去除病因,如切除肿瘤、避免外源性雌激素接触等。甲状腺功能低下患儿应补充甲状腺素,在发育早期可使性征消退,但已处于青春期中后期者则难以逆转。纤维性骨营养不良综合征患者应以抑制卵巢甾体合成为原则,使用芳香化酶抑制剂或合成孕激素治疗。

3. **部分性性早熟** 均无需特殊治疗。对单纯性乳房早发育患儿需定期随诊,必要时需重复 GnRH 激发试验,以判断是否进展为真性性早熟。单纯性早初潮和单纯性阴毛早现患儿暂无需治疗,需观察随诊。

4. 异性性早熟 先天性肾上腺皮质增生症者需终身服用肾上腺皮质激素替代治疗,并同时给予糖皮质激素和盐皮质激素,一般选用氢化可的松和氟氢可的松联合治疗。卵巢肿瘤需尽早手术治疗。外生殖器可采用手术整形。

5. 心理治疗 患儿容易发生自卑、退缩、抑郁等情绪,甚至出现攻击行为,需尽早进行药物和手术治疗性早熟,并积极、尽早进行心理引导和性教育。

【Tips】

1. 8 岁以前出现第二性征的发育或 10 岁前月经来潮为女性性早熟。根据病因不同和发病机制的不同,可以分为多种类型。

2. 性早熟诊断的关键在于鉴别性早熟的类型、明确病变的程度和表现,同时寻找病因。

3. 性早熟的治疗的最终目的是改善成年身高,不是所有的性早熟都需要治疗。

(陶 陶 李晓川)

第三节 闭经

【背景知识】

闭经是妇科疾病中最常见的症状之一,而不是疾病的诊断。月经的发生依靠大脑 - 下丘脑 - 垂体 - 卵巢轴系的启动,子宫内膜对性激素的周期反应及下生殖道的通畅,方能发生正常月经,上述任一环节出现异常即可导致闭经。其他内分泌系统或全身其他疾病也可影响生殖内分泌系统而发生闭经。闭经可分为生理性闭经和病理性闭经。妊娠期、产后哺乳期和绝经后的闭经为生理性闭经。以下着重介绍病理性闭经。

闭经的分类：

1. 原发性闭经和继发性闭经 原发性闭经是指女性年龄 >14 岁而无月经及第二性征发育，或年龄 >16 岁仍无月经来潮，占闭经的 5%。继发性闭经是指曾有月经，但现停经时间超过 6 个月或大于等于原 3 个月经周期，占闭经的 95%。

2. 按病变部位分类 ①下生殖道闭经；②子宫性闭经；③卵巢性闭经；④垂体性闭经；⑤中枢神经 - 下丘脑性闭经。

3. WHO 闭经分类 Ⅰ型：无内源性雌激素产生，FSH 水平正常或低下，PRL 水平正常，无下丘脑 - 垂体器质性病变的证据。Ⅱ型：有内源性雌激素产生、FSH 及 PRL 水平正常。Ⅲ型：FSH 水平升高，提示卵巢功能衰竭。

【病因及病理生理】

1. 下生殖道闭经 下生殖道闭经是由于先天发育异常出现下生殖道畸形、阻塞而出现的闭经，如处女膜闭锁、阴道横隔、阴道闭锁等。患者仍有正常月经形成，但经血受阻，不能流出。临床表现为初潮后周期性下腹痛、阴道坠胀，需行手术切开或整形。由于泌尿与生殖道胚胎发育的同源性，下生殖道畸形患者常伴有肾与骨盆畸形，应同时行静脉肾盂造影及拍摄骨盆 X 线片确诊。

2. 子宫性闭经 子宫性闭经是由先天性子宫畸形或子宫内膜破坏而造成的闭经。①先天发育异常：Mayer-Rokitansky-Küster-Hauser 综合征导致先天性无阴道无子宫，但下丘脑 - 垂体 - 卵巢轴发育正常，有正常排卵周期，但无正常月经；②子宫内膜结核；③多次刮宫破坏子宫内膜功能层；④子宫腔粘连综合征（Asherman syndrome）：过度刮宫造成子宫内膜基底层损伤和粘连，导致子宫内膜不应性或阻塞性闭经。此类闭经患者血雌激素、孕激素水平正常，但孕激素试验和雌 - 孕激素试验均为阴性。

3. 卵巢性闭经 卵巢性闭经是指卵巢先天发育不

全或卵巢功能衰退或继发性病变引起的闭经。①先天性卵巢发育不全:约占原发闭经的 35%,分为性染色体异常[如特纳综合征(Turner syndrome)]、单纯性腺发育不全(如 Swyer 综合征)和性激素异常(如 17- 羟化酶缺乏)。②卵巢抵抗综合征:又称不敏感卵巢,卵巢内有始基卵泡,但对促性腺激素不反应,无发育的卵泡,表现为原发闭经,但性征发育接近正常,其性征发育的雌激素来源于卵巢间质在高 LH 刺激下产生的雄烯二酮在外周组织的转化。③卵巢早衰:是指 40 岁前因卵巢内卵泡耗竭或破坏,或因手术切除卵巢而发生的卵巢功能衰竭。此类闭经患者血雌激素、孕激素水平低下,FSH 和 LH 水平升高,孕激素试验阴性,雌 - 孕激素试验阳性。

4. 垂体性闭经 腺垂体在下丘脑控制下调节性腺、肾上腺及甲状腺功能,并分泌生长激素与泌乳素,腺垂体发生病变使促性腺激素分泌降低可引起闭经。①希恩综合征:特发于产后大出血和休克,导致腺垂体急性梗死和坏死,出现促性腺激素分泌不足(闭经、乳房及生殖器萎缩、性欲减退)、促肾上腺皮质激素分泌不足(血压低、无力、脱发、食欲缺乏等)、促甲状腺激素分泌不足(畏寒、迟钝、毛发脱落等)、泌乳素不足(产后无乳)及生长激素不足(低血糖)等表现。②垂体肿瘤:最常见的是泌乳素腺瘤。③空蝶鞍综合征:蝶鞍隔先天发育不全或后天肿瘤及手术导致蝶鞍隔破坏,使腺垂体逐渐被脑脊液压扁,蝶鞍被脑脊液充盈,腺垂体功能受到影响,从而出现闭经、泌乳表现。④颅咽管瘤:其部位可压迫下丘脑和垂体,导致闭经。⑤垂体单一促性腺激素缺乏症:LH 或 FSH 分子的 α 与 β 亚单位或受体异常可导致促性腺激素缺乏,此外,生长激素缺乏亦可伴有促性腺激素的低下,均可引起闭经的发生。此类闭经患者血雌激素、孕激素、FSH 和 LH 水平均低下,可伴有血泌乳素升高,孕激素试验阴性,雌 - 孕激素试验阳性,对垂体兴奋试验无反应。

5. 下丘脑性闭经 下丘脑性闭经包括先天性缺陷 [卡尔曼综合征(Kallmann syndrome),特发性低促性腺激素性腺功能低下]及继发于精神应激、体重下降、精神性厌食、过度运动、药物、肿瘤等的下丘脑分泌 GnRH 功能失调或抑制。此类闭经患者血雌激素、孕激素、FSH 和 LH 水平均低下,孕激素试验阳性,对垂体兴奋试验有反应。

【接诊要点】

对于闭经患者,首先需要明确病因,然后根据病因做相应治疗。

1. 详细询问病史 月经史、婚育及避孕情况、手术史、用药史、家族史,询问有无环境变化、情感应激、运动过量、体重减轻等可能导致闭经的诱因,原发闭经者还应着重了解青春期及第二性征发育情况。

2. 全身体格检查及妇科检查 了解一般发育状况,除外先天发育畸形。着重行内、外生殖器检查,除外下生殖道及内生殖器畸形。

3. 闭经的诊断 闭经的诊断是由下生殖道开始向上至中枢神经系统逐级深入的分析过程。对于原发闭经者,还应联合染色体检查寻找病因,具体步骤及思路可总结为图 13-3。

4. 其他辅助检查 ①基础体温测定(了解排卵功能);②子宫内膜活检(了解内膜病变);③子宫输卵管造影(了解宫腔病变及有无粘连);④宫腔镜检查(了解宫腔粘连情况);⑤超声及腹腔镜检查(帮助诊断多囊卵巢及卵巢肿瘤)。

【治疗】

闭经的治疗目的要兼顾年龄、患者意愿、病因及生育。对于器质性疾病,如子宫或下生殖道畸形所致闭经,可能需要手术治疗。对于妇科内分泌范畴的闭经,要遵循缺什么补什么的治疗策略。

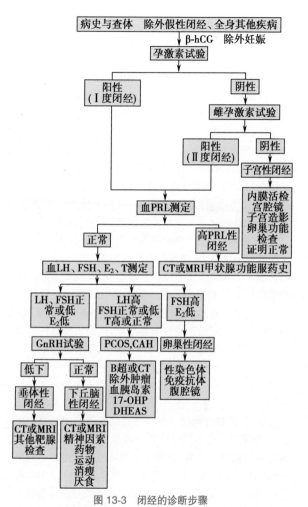

图 13-3 闭经的诊断步骤

β-hCG. β人绒毛膜促性腺激素；PRL. 泌乳素；LH. 促黄体生成素；FSH. 卵泡刺激素；GnRH. 促性腺激素释放素；T. 睾酮；PCOS. 多囊卵巢综合征；CAH. 先天性肾上腺皮质增生症；17-OHP. 17-羟孕酮；DHEAS. 硫酸脱氢表雄酮。

1. **下生殖道畸形** 下生殖道畸形引起的闭经需行手术切开,若闭锁部位较长且组织厚,需行人工阴道整形等手术。

2. **子宫性闭经** 若子宫内膜部分破坏而有粘连者,可在宫腔镜下分离粘连后放置避孕环或球囊,术后大剂量雌激素使内膜增殖,按期取出避孕环或球囊,可同时再次评估宫腔及内膜情况。

3. **卵巢性闭经** 如无生育要求,可按生理需求量行激素替代治疗,目的是维持生殖及全身健康、维持性征和引起月经,如雌孕激素人工周期替代疗法。若有生育要求,可考虑借卵行体外受精 - 胚胎移植达生育目的。含 Y 染色体的患者性腺易发生肿瘤,应行性腺切除术。

4. **垂体性闭经** 希恩综合征首要应进行预防,对腺体功能明显低落者,应及时补充各种腺体激素至正常腺体功能。蝶鞍部位肿瘤应根据肿瘤大小、性质及有无压迫症状决定是否手术治疗。垂体泌乳素腺瘤一般可采用口服溴隐亭的方法使肿瘤缩小(溴隐亭 5~7.5mg/d),敏感者服用 3 个月后肿瘤可明显缩小,仅当出现急性压迫症状或药物不敏感时,方需手术治疗。颅咽管瘤手术易伤及下丘脑,若无压迫症状,也无需手术而采用激素替代治疗。有症状者,应考虑采取手术加放疗的方式进行治疗。

5. **下丘脑性闭经** 神经下丘脑性闭经的治疗主要应去除诱因。卡尔曼综合征患者及特发性低促性腺激素性腺功能低下患者,青春发育期可考虑使用人工周期替代治疗,以使第二性征发育,希望生育时应首先检查排除其他不孕因素,再使用 GnRH 脉冲泵治疗,也可用促性腺激素直接刺激卵巢排卵,从而帮助妊娠。

【Tips】

闭经仅是一种症状,对于引起闭经的疾病的诊断,其关键是了解下丘脑 - 垂体 - 卵巢轴的结构和功能。

1. 诊断策略　①排除妊娠，排除下生殖道及子宫的器质性病变；②明确患者内源性雌激素状态，了解卵巢功能；③低雌激素水平者，应检查促性腺激素水平，了解腺垂体功能；④低促性腺激素水平者，需检查中枢神经系统；高促性腺激素水平的原发性闭经应行染色体检查。

2. 治疗策略　①激素替代疗法针对低雌激素者，维持性征及生理功能；②不育治疗：除原发性卵巢闭经无卵子者需借卵行辅助生育治疗外，凡有卵子者，均可使用促性腺激素刺激卵子发育及排卵而受孕；③卵巢仍有卵子的年轻患者，可使用促排卵药物（氯米芬等）或促性腺激素诱导排卵，青春期少女仍有可能启动下丘脑 - 垂体 - 卵巢轴功能者，可尝试小剂量雌激素周期治疗，但治疗周期可能很长。

（陶　陶　李晓川）

第四节　多囊卵巢综合征

【背景知识】

多囊卵巢综合征（polycystic ovarian syndrome，PCOS）又称 Stein-Leventhal 综合征，是青少年到生育年龄妇女发生高雄激素性无排卵现象中最常见的病种，以雄激素过高的临床表现或高雄激素血症、持续性排卵障碍和多囊卵巢为特征，发病率 5%~10%。无排卵性不孕妇女中约为 75%，多毛妇女可高达 85%。

PCOS 的病因至今尚未明确，目前的一些研究认为，常染色体 19 短臂 13.2 附近的一个区域可能将胰岛素和雄激素的关系相连，而 PCOS 的发病可能与遗传因素和必要的环境因素共同作用有关。其发病相关因素以胰岛素抵抗为主，在 PCOS 患者中，约 50% 存在不同程度的胰岛素抵抗。胰岛素抵抗是指胰岛素促进器官、组织和细胞吸收及利用葡萄糖的效能下降。为维持正常血糖水平，机体代偿性分泌更多胰岛素，从而形成高胰岛素血症，促进肾上腺和卵巢产生雄激素，并使得性激素结合球蛋白量下降，从而增加循环血中有生物活性的雄激素水平，导致高雄激素血症。雄激素在外周组织转化为雌酮（E1），增加垂体 LH 的分泌，过多的 LH 和胰岛素共同刺激卵巢的卵泡膜细胞和间质细胞产生过量雄激素，形成"恶性循环"。促分裂作用的加强使卵泡的募集增加，而 FSH 相对不足，使卵泡发育停滞而无主导卵泡形成，雌二醇（E2）的分泌持续在较低水平，卵泡的选择障碍导致无排卵和多囊卵巢的形成。

PCOS 的临床表现以无排卵、不孕、肥胖、多毛等为主，中老年患者则因长期的代谢障碍而出现糖尿病、高血压、心血管疾病等继发疾病。排卵障碍可导致月经失调，以月经稀发、经量减少或闭经为主，也可出现长时间闭经后的大量出血，并可存在不孕的表现。高雄激素状态可导致患者出现不同程度的多毛、痤疮。高雄激素血症和胰岛素抵抗还可使患者出现肥胖和黑棘皮征的表现，患者血游离脂肪酸和甘油三酯水平升高，脂肪主要堆积于上腹部及腹腔内，颈后、腋下、外阴和腹股沟区等皮肤皱褶处则可出现大小不等的天鹅绒样、片状、角化过度的灰棕色病变（称为黑棘皮征，是糖代谢异常的一个体征）。从内分泌指标上来看，E1 分泌增多而 E2 的分泌仅相当于早、中卵泡期水平，LH/FSH 比值升高，同时可伴有血清催乳素（PRL）轻度升高。卵巢虽有多个卵泡发育而无优势卵泡形成，无正常排卵。PCOS 患者如不进行治疗，失调的内分泌水平可能导致继发性疾病的发生：持续偏高的雌激素水平可导致子宫内膜癌和乳腺癌发病率升高，血脂代谢的紊乱易引起心脑血管疾病发生，而胰岛素抵抗和高胰岛素血症、肥胖可逐渐发展为糖尿病。

【接诊要点】

根据 2003 年欧洲人类生殖和胚胎与美国生殖医学学会(ES-HRE/ASRM)鹿特丹专家会议推荐的诊断标准,具备下列 3 项中的 2 项,并除外引起高雄激素血症的其他病因,PCOS 诊断即可成立:①稀发排卵或无排卵;②高雄激素临床表现和高雄激素血症;③卵巢多囊样改变。

1. 稀发排卵或无排卵 月经初潮 2~3 年仍不能建立规律的月经周期,月经稀发、闭经或功能失调性子宫出血,基础体温呈单相,可有不孕史。应注意月经周期规则不一定有排卵。

2. 高雄激素表现 主要表现为多毛、痤疮。可见唇毛、乳晕周围长毛,阴毛浓密可呈男性分布,延至肛周、大腿内侧、下腹正中线。痤疮以面部为主,也可分布于胸、背部。

3. 多囊卵巢 表现为一侧或双侧卵巢内可见直径 2~9mm 卵泡 ≥ 12 个,和 / 或卵巢体积增大(≥ 10cm^3)。以阴道超声为准,无性生活者建议行直肠超声检查。

4. 实验室检查 血清睾酮(T)、双氢睾酮、雄烯二酮水平升高,性激素结合蛋白(SHBG)下降,肾上腺产生的脱氢表雄酮或硫酸脱氢表雄酮正常或轻度升高。FSH 水平正常或偏低,60% 的患者有 LH 水平升高,LH/FSH ≥ 2,约 95% 患者 LH/FSH 升高。GnRH 刺激后,LH 反应亢进,FSH 反应偏低。

5. 鉴别诊断

(1)月经稀发疾病:低促性腺素卵巢功能低下者卵巢 <2cm,LH、FSH、T 和 E$_2$ 均不高,T/E$_2$ 对数比值可偏高,对氯米芬试验无反应,对促性腺激素反应不良。无反应卵巢综合征或卵巢功能低下性月经失调者,B 超检查可见其卵巢有少量卵泡,间质无增生,血 T 水平略高,FSH>10mIU/ml。比 LH 高 1~2 倍。

(2)卵巢高雄激素肿瘤:支持 - 间质细胞瘤、卵泡膜细胞瘤、门细胞瘤及颗粒细胞瘤等卵巢肿瘤均分泌较多雄激素,出现高雄激素表现,可行 B 超、CT 等检查协助诊断。

(3)肾上腺轴疾病:先天性肾上腺皮质增生(CAH)是常染色体隐性遗传疾病,以 21- 羟化酶缺陷最常见,实验室检查可见 17α- 羟孕酮和雄激素水平升高,行 ACTH 兴奋试验反应亢进;库欣综合征(Cushing syndrome)因垂体分泌过多 ACTH 引起肾上腺皮质功能亢进,从而导致皮质醇及雄激素分泌过多,实验室检查发现皮质醇过高,雌激素不低,LH 不高,或进行过夜小剂量地塞米松抑制试验即可鉴别;肾上腺分泌雄激素肿瘤在临床上较少见,其 ACTH 处于较低水平,行 B 超或影像学检查可协助鉴别。

(4)高催乳素血症:由于中枢多巴胺增多,LH 及 FSH 水平很低,可进行鉴别。

(5)甲状腺功能紊乱:甲状腺功能异常可引起下丘脑 - 垂体 - 卵巢轴功能异常,从而导致持续无排卵、月经失调或闭经,检测血清 TSH 可进行鉴别。

(6)卵泡膜细胞增殖症:可与 PCOS 临床表现相似,但卵巢活检可见卵巢皮质黄素化的泡膜细胞群,而无多个小卵泡。

【治疗】

PCOS 的治疗主要为调整月经周期、治疗高雄激素及胰岛素抵抗、促排卵和帮助受孕。所有患者均应调整生活方式,控制饮食,锻炼并戒除烟酒。

1. 调整月经周期 口服避孕药或孕激素后半周期疗法均可。口服避孕药在调整月经周期的同时还可以起到降低雄激素的作用。孕激素后半周期疗法适用于无严重高雄激素症状和代谢紊乱者,主要起到调整月经和预防子宫内膜病变的作用,也可抑制过高的 LH。强调每周期孕激素使用至少 10 天以上，方可充分保护子宫内膜。

2. 降低高雄激素水平　首选口服短效避孕药复方醋酸环丙孕酮（达英 -35），含有醋酸环丙孕酮（CPA）2mg 和炔雌醇（EE）35μg，前者为 17α- 羟孕酮制剂，可与双氢睾酮竞争受体、抑制 5α 还原酶活性和通过抑制促性腺素分泌而减少卵巢内雄激素合成的作用，EE 则可升高性激素结合蛋白，降低游离睾酮水平。痤疮治疗需用药 3 个月，多毛治疗至少需用药 6 个月。

3. 降低高胰岛素水平，改善胰岛素抵抗　适用于肥胖和有胰岛素抵抗的患者。二甲双胍可降低肝内葡萄糖生成量、在受体后水平增强胰岛素敏感性、降低胰岛素抵抗和血胰岛素水平，同时还使卵巢卵泡膜细胞的雄激素分泌下降，一般每次口服 500mg，每天用药 2~3 次。除此之外，还可选择格列齐特、马来酸罗格列酮来降低高胰岛素血症，增加周围组织对胰岛素的敏感性。

4. 促排卵治疗　①药物：可于月经周期第 5 天起口服氯米芬 50~150mg/d，共 5 天，卵泡直径达 18~20mm 时可肌内注射 HCG 5 000~10 000IU，诱发排卵。②腹腔镜下卵巢打孔术：主要适用于 BMI ≤ 34kg/m^2、LH>10mIU/ml、游离睾酮高者以及氯米芬和常规促排卵治疗无效的患者。多采用激光和单极电凝将卵泡气化和电凝，以破坏产生雄激素的卵巢间质，间接调节垂体 - 卵巢轴，使血清 LH 和睾酮水平下降，增加妊娠机会、降低流产风险。但不建议仅仅为了卵巢打孔而施行手术。对于氯米芬无效的患者，可给予来曲唑或促性腺激素等促排卵。对于进行促排卵治疗 6 个周期无排卵者，或有排卵但未妊娠的难治性 PCOS 患者，可考虑采用体外受精 - 胚胎移植（IVF-ET）方法助孕。

【Tips】

1. PCOS 的诊断需满足以下 3 条中的 2 条：稀发排

卵或无排卵、高雄激素血症和/或其临床表现、卵巢多囊性改变。同时排除引起高雄激素血症的其他病因是必需条件。

2. 多囊卵巢综合征与多囊卵巢是不同的概念。多囊卵巢综合征是一组症候群，可以有多囊卵巢，也可无多囊卵巢。多囊卵巢的患者不一定是多囊卵巢综合征，正常人也可能有多囊卵巢。

3. PCOS 的治疗以调整月经周期、降低高雄激素水平、改善胰岛素抵抗以及对有生育要求者行促排卵治疗为主，辅以生活方式的调整，以预防远期并发症的发生，如糖尿病、心血管疾病和子宫内膜癌。

4. PCOS 患者常有糖、脂代谢紊乱。口服避孕药治疗时需监测糖、血脂变化、肝功能、肾功能，警惕血栓风险，且不宜应用于血栓疾病史、心血管疾病高危人群及40 岁以上吸烟女性。二甲双胍可能引起肾功能损害和乳酸性酸中毒，需定期复查肾功能。

5. 卵巢打孔术可能造成盆腔粘连，偶有卵巢萎缩、早衰发生，需交代手术风险，权衡利弊。

（刘思邈　陶　陶）

第五节　围绝经期综合征

【背景知识】

围绝经期综合征是妇女绝经前后因为性激素水平变化所致的躯体和精神心理症候群。围绝经期最早的变化是卵巢功能的衰退，继而表现为下丘脑 - 垂体功能退化。

围绝经期激素水平的变化为：雌孕激素（E_2、P）、抑制素水平下降，而促性腺激素（FSH、LH）及促性腺激素释放激素（GnRH）水平升高。最早下降的是抑制素，而雌激素的下降与卵巢功能的衰退并不一致，不是呈逐渐下降的趋势,而是在卵泡生长发育停止时,雌激素水平才下降。

注意绝经相关的名词含义:

1. 绝经 指妇女一生中的最后一次月经,只能回顾性地确定。

2. 绝经前期 指卵巢有活动的时期,包括自青春发育到绝经,也就是绝经前的整个生育期。

3. 围绝经期 指妇女绝经前后的一段时期。即从卵巢功能衰退征兆的出现起,一直到末次月经后 1 年。

4. 绝经过渡期 指绝经前的一段时期,即从生育年龄走向绝经的一段过渡时期,即出现卵巢功能衰退的征兆一直到末次月经时止。

5. 绝经后期 绝经是卵巢功能的真正衰竭,至月经最终停止。从最后一次月经到生命终止这一整个时期,称为绝经后期。

6. 自然绝经 由于丧失卵泡功能而导致月经永久性停止。无其他明显的病理性和生理性原因,连续闭经12 个月。

7. 人工绝经 指手术切除双侧卵巢(切除或保留子宫或因医源性丧失卵巢功能,如化学治疗或放射治疗)后月经终止。手术切除子宫但至少保留一侧卵巢的情况,虽然术后无月经,但不是绝经,因卵巢功能仍可维持一段时间。

8. 早绝经 绝经的年龄低于由参照人群估算的绝经年龄均值的 2 个标准差,临床上 40 岁以前绝经称为早绝经。

【接诊要点】

接诊应注意全面问诊,绝经期的症状可能并不特异,应排除一些其他系统的器质性病变。

1. 临床表现 约 2/3 的围绝经期妇女出现临床症状。

(1)近期症状

1)月经紊乱。

2)血管舒缩症状:主要表现为潮热,51%有此症状,82%持续1年以上。发作的频率和严重程度因人而异,严重者每天发作30~50次,持续10~15分钟,影响工作、情绪和睡眠。绝经前和绝经早期较严重,随着绝经时间进展,发作频率及强度逐渐减退,最后自然消失。

3)自主神经功能紊乱:如心悸、眩晕、头痛、失眠、耳鸣等。

4)精神及神经症状:①兴奋型,情绪易激动、烦躁、易发火,无法控制自己,失眠、注意力不集中,甚至大声哭闹等。②抑郁型,焦虑、烦躁、坐立不安、记忆力减退、惊慌、恐惧、情绪低落、反应迟钝等。严重的可发展为抑郁型神经症。

5)其他:皮肤瘙痒,蚁走感,面部色斑;头发干且易脱落,毛发稀疏,阴、腋毛脱落;初期卵巢间质分泌雄激素多时可出现汗毛增多;脂肪堆积,体态改变;当雄激素减少即无多毛现象,乳房下坠,失去弹性。

6)性功能:虽然性功能不与卵巢功能衰退平行,但由于阴道萎缩,分泌减少,性交疼痛,影响性生活质量。

(2)远期症状

1)泌尿生殖道症状:阴道与泌尿道萎缩,黏膜萎缩变薄,抵抗力低,反复发作老年性阴道炎和泌尿系感染。阴道干、瘙痒或性交痛,阴道分泌增多,尿频、尿急和尿痛等。子宫萎缩,子宫内膜萎缩。盆底组织与肌肉松弛,子宫脱垂加重。

2)骨质疏松:绝经后5~10年骨丢失快,全身或腰酸背痛。绝经前已骨量不足,可较早出现骨质疏松或骨折。老年期将更易发生骨折,肌肉亦萎缩。

3)阿尔茨海默病。

4)心血管病变。

2. 辅助检查

(1)激素测定:主要是促卵泡生成素(FSH)升高,可伴有雌激素各种情况的变化。FSH>10IU/L提示卵巢储备功能下降。当FSH>40IU/L伴有雌二醇<10~20ng/ml,提示卵巢功能衰竭。

(2)B超:排除子宫、卵巢肿瘤,了解子宫内膜厚度。

(3)诊断性刮宫:除外子宫内膜病变。

(4)骨密度测定:评估有无骨质疏松。

3. 鉴别诊断 需除外心血管疾病、泌尿生殖器官器质性病变,还要与神经衰弱、甲亢等鉴别。

【治疗】

恰当的心理治疗和个体化的激素替代疗法,力求最小的药物剂量获得最大的健康收益,以求缓解近期症状及预防远期症状。

1. 激素替代疗法(HRT) 激素替代疗法是针对绝经过渡期和绝经后相关健康问题的必要医疗措施。绝经及相关症状(如血管舒缩症状、泌尿生殖道萎缩症状、神经及精神症状等)是HRT的首要适应证。激素治疗也是预防绝经后骨质疏松症的有效方法。目前,不推荐激素治疗用于心血管疾病的一级预防,且不应该用于冠心病的二级预防。对于有完整子宫的妇女,在应用雌激素时,应同时加用适量的孕激素以保护子宫内膜;对于已经切除子宫的妇女,则不必加用孕激素。没有必要限制激素治疗的期限,但在应用激素治疗期间应至少每年进行1次个体化危险和/或受益评估。

(1)适应证

1)绝经相关症状:潮热、盗汗、睡眠障碍、疲倦、情绪不振、易激动、烦躁和轻度抑郁。

2)泌尿生殖道萎缩相关的问题:阴道干涩及疼痛、排尿困难、反复性阴道炎、性交后膀胱炎、夜尿多、尿频和尿急。

3)有骨质疏松症的危险因素(低骨量)及绝经后骨质疏松症。

(2)禁忌证:已知或可疑妊娠、原因不明的阴道出血、已知或可疑患有乳腺癌、已知或可疑患有与性激素相关的恶性肿瘤、最近6个月内患有活动性静脉或动脉血栓栓塞性疾病、严重肝肾功能障碍、血卟啉症、耳硬化症、脑膜瘤(禁用孕激素)等。慎用情况:子宫肌瘤、子宫内膜异位症、子宫内膜增生史、尚未控制的糖尿病及严重的高血压、有血栓形成倾向、胆囊疾病、癫痫、偏头痛、哮喘、高催乳素血症、系统性红斑狼疮、乳腺良性疾病、乳腺癌家族史,及已完全缓解的部分性激素依赖性妇科恶性肿瘤,如子宫内膜癌、卵巢上皮性癌等。

(3)治疗流程:评估现状→权衡利弊→确定方案→后续评估→调整方案、剂量。

(4)治疗方案:①单纯雌激素适用于已切除子宫,不需要保护子宫内膜的妇女。②单纯孕激素后半周期使用,用于绝经过渡期,调整卵巢功能衰退过程中出现的月经问题。③雌、孕激素联合应用适用于有完整子宫的妇女。联合应用孕激素的目的在于对抗雌激素所致的子宫内膜过度生长,此外,对增进骨健康可能有协同作用。雌、孕激素联合应用又分序贯和连续用药两种。序贯用药有周期性出血,适用于年龄较轻,绝经早期或愿意有月经样定期出血的妇女;连续用药方案可避免周期性出血,适用于年龄较长或不愿意有月经样出血的绝经后妇女,但是在实施早期,可能有难以预料的非计划性出血,通常发生在用药的6个月以内。

A.雌激素制剂

1)口服:①结合雌激素(倍美力)0.3~0.625mg/d;②戊酸雌二醇(补佳乐)1~2mg/d;③乙炔雌三醇环戊醚(尼尔雌醇、维尼安):1~2mg/2周或5mg/月。

2)经皮:17β-雌二醇[松奇(贴)],1贴/周。

3)经阴道:结合雌激素;结合雌激素[葆丽(软膏)];雌三醇;普罗雌烯[更宝芬(胶囊)]。

对慎用情况中尚未控制的糖尿病及严重的高血压、有血栓形成倾向、胆囊疾病、癫痫、偏头痛、哮喘、高催乳素血症者,需用激素治疗时,推荐应用经皮途径。对以泌尿生殖系统症状为主诉者,推荐应用经阴道途径。

B. 孕激素制剂

1)天然孕激素:注射用黄体酮和口服及阴道用微粉化黄体酮(琪宁)。

2)合成孕激素:根据结构不同分为两类。第一类是衍生于孕酮与17α-羟孕酮的合成孕激素,具有较强的抗雌激素作用,如甲地孕酮(妇宁)、醋酸甲羟孕酮(安宫黄体酮)、地屈孕酮(达芙通)。第二类是衍生于19-去甲基睾酮的合成孕激素,如炔诺酮(妇康),该药具有轻度雄激素活性。

C. 复方制剂

1)戊酸雌二醇片/雌二醇环丙孕酮片(克龄蒙):由11片2mg的戊酸雌二醇和10片2mg的戊酸雌二醇加1mg醋酸环丙孕酮组成,供周期性序贯用药者选用。

2)替勃龙(利维爱):含7-甲基异炔诺酮2.5mg/片,具有雌、孕、雄3种激素活性,因其在子宫内膜处具有孕激素活性,因此有子宫的绝经后妇女,应用此药时不必再加用其他孕激素。

2. 非激素治疗

(1)针对血管舒缩症状:可乐定;选择性5-羟色胺和去甲肾上腺素再摄取抑制剂;卡巴喷丁;非处方药物包括异黄酮、大豆类产品、黑升麻和维生素E等。

(2)针对骨质疏松

1)钙剂:钙摄入量1 000mg/d(应用雌激素者)~1 500mg/d(不用雌激素者),65岁以后应为1 500mg/d。

2)维生素D:400~500U/d。

3）降钙素（200IU/d 置肛或 100IU/d 皮下或肌内注射）。

4）双膦酸盐：抑制破骨细胞，阿仑膦酸（35~70mg/ 周）。

5）选择性雌激素受体调节剂（SERMS）：雷洛昔芬（60mg/d）。

（刘思邈　王涛　陶陶）

第六节　经前期综合征

【背景知识】

经前期综合征（premenstrual syndrome，PMS）是指在经前周期性发生的躯体和精神（情感、行为）两方面的症候群，影响妇女日常生活和工作。月经来潮后可自然消失。在育龄期妇女性中的发病率约为 20%~30%。伴有严重情绪不稳定的经前期综合征称为经前焦虑性障碍（premenstrual dysphoric disorder，PMDD）。PMS 的发病机制尚未明确，但 PMS 的发病与不同人种、饮食习惯及生活习惯有关，摄入维生素 B_1、维生素 B_2、非血红素铁及锌可能减少 PMS 的发生，而高钾饮食、肥胖、代谢综合征、吸烟、性生活紊乱及创伤可能增加发生 PMS 的风险。

【接诊要点】

1. 临床表现　典型的 PMS 症状出现于经前 1 周，逐渐加重，至月经前最后 2~3 天最为严重，月经来潮后症状迅速（4 天内）减轻直至消失。

PMS 涉及症状繁多，可分为精神和躯体两大类，每一类又可有一种以上的亚组，严重程度不一（表 13-1）。

2. 诊断标准　PMS 既没有能供诊断的特定症状，也没有特殊的实验室诊断指标。诊断的基本要素是确定经前出现症状的严重性以及月经来潮后缓解的情况，不在经前发生的症状不属于 PMS。

表 13-1　PMS 症状分组

精神症状		躯体症状		
焦虑	抑郁	水潴留	低血糖	疼痛
精神紧张	哭泣	体重增加	头痛	肠痉挛
情绪波动	精神紊乱	肿胀	喜甜食	盆腔痛
易激惹	社交退缩	乳房胀痛	食欲增加	背痛
不安	失眠	腹胀感	疲乏	乳房痛
无耐心				

目前推荐统一采用美国精神病协会和美国国家精神健康协会的诊断标准诊断 PMDD（表 13-2）。诊断 PMDD 的要求是：表中所列 11 项症状中必须有 5 项于月经前有严重的表现，而于月经来潮 4 天内缓解，持续到周期第 13 天无发作。连续 3 个周期中都存在。5 项症状中必须至少包括 1 项精神症状（如易怒、情绪波动、焦虑或抑郁）；许多躯体症状作为一项症状评估。

表 13-2　PMDD 诊断标准

对患者 2~3 个月经周期所记录的症状作前瞻性评估。在黄体期的最后 1 周存在 5 种或更多下述症状，并且在经后消失，其中至少有 1 种症状必须是 1、2、3 或 4

1. 明显的抑郁情绪，自我否定意识，感到失望

2. 明显焦虑、紧张，感到"激动"或"不安"

3. 情感不稳定，比如突然伤感、哭泣或对拒绝增加敏感性

4. 持续和明显易怒或发怒，或与他人的争吵增加

5. 对平时活动（如工作、学习、友谊、嗜好）的兴趣降低

续表

6. 主观感觉注意力集中困难

7. 嗜睡、易疲劳或明显缺乏精力

8. 食欲明显改变,有过度摄食或产生特殊的嗜食渴望

9. 失眠

10. 主观感觉不安或失控

11. 其他躯体症状,如乳房触痛或肿胀、头痛、关节或肌肉痛、
肿胀感,体重增加

这些失调务必是明显干扰工作或学习或日常的社会活动及与
他人的关系(如逃避社会活动、生产力和工作学习效率降低)

这些失调确实不是另一种疾病加重的表现(如重型抑郁症、
恐慌症、恶劣心境或人格障碍)

3. 鉴别诊断 各种精神病、心脏及肝病引起的水肿、特发性水肿及经前期加重的疾病。症状周期性出现是 PMS 的典型特点,而精神病在整个月经周期中症状不变,严重程度也缺乏规律性。其次,经前期加重的疾病在卵泡期也有症状,经前期加重。而 PMS 卵泡期则无症状。有与 PMS 同时出现的精神障碍的患者,均应首先由精神病学专家诊断,排除精神病后再按照 PMS 进行治疗。

【治疗】

必须根据该症的病理生理和精神社会学特点,设计个体化治疗方案,以达到最大疗效。

1. 心理疏导

2. 饮食 应选择:①高糖类饮食;②限制盐;③限制咖啡;④维生素 E、维生素 B_6 和微量元素钙、镁等。

3. 行为训练及宣教 包括运动,认知行为治疗,放松训练,生物反馈(反射学治疗),光疗,调整睡眠周期法等。

4. 药物应用

(1)抗抑郁药:目前是治疗 PMS 的一线药物。

1)5-羟色胺再摄取抑制剂(SSRIs)

氟西汀:即百忧解 20mg/d,整个月经周期服用,无明显不良反应。

帕罗西汀:每天 10~30mg,若超过 20mg 方能控制症状者,应于控制症状后逐渐减少剂量。

金曲林:研究剂量为每天 50~150mg,整个月经周期服用。

2)三环类抗抑郁药

氯米帕明:每天 25~75mg 对控制 PMS 有效。

(2)抗焦虑剂:适用于有明显焦虑及易怒的 PMS 患者。阿普唑仑:经前用药,起始剂量 0.25mg,每天 2~3 次,逐渐递增,每天 4mg 为最大剂量,一直用到月经来潮的第 2~3 天。

(3)前列腺素抑制剂:吲哚美辛 25mg,每天 3 次。可缓解头痛、痛经。

(4)溴隐亭:1.25~2.5mg,每天 2 次,经前 14 天起服用,月经来潮停药。主要对乳房疼痛有效。

(5)醛固酮受体拮抗剂:螺内酯 25mg,每日 2~3 次。

(6)达那唑:每天 200mg,能减轻乳房胀痛。不良反应重,尽量少用。

(7)促性腺激素释放激素类似物:有一定副作用,且费用昂贵,少用。

(刘思邈 王 涛 陶 陶)

第七节 不孕症

【背景知识】

凡婚后未避孕、有正常性生活、同居 1 年未孕即称为不孕症。既往无妊娠历史者,称为原发性不孕。既往有妊娠历史者,称为继发性不孕。

女方因素占 40%~55%,男方因素占 25%~40%,双方因素占 20%，免疫和不明原因占 10%~20%。女性因素中以排卵障碍和输卵管因素最为常见。近年来，子宫内膜异位症相关不孕越来越引人关注。其他还需考虑子宫、宫颈因素和生殖道畸形等。

【接诊要点】

1. 男方排查 精液的正常值为容积 ≥ 2.0ml；pH 7.2~8.0；精子密度 ≥ 20×10^6/ml；精子总量 ≥ 40×10^6/每次射精；活动性（射精后 60 分钟内）快速活动比例 ≥ 25%（a 级），较快活动比例 ≥ 50%（a+b 级）；活率 ≥ 75%（a、b 及 c 级）；正常形态 ≥ 30%；白细胞数 ≤ 1×10^6/ml；免疫珠测试和抗精子抗体的混合免疫球蛋白反应 <50%。

2. 女方检查

(1)病史采集：包括现病史、既往史、月经史、婚育史及个人史等。

(2)体格检查：需注意身高、体重、乳房发育、有无皮肤异常，妇科检查。

(3)辅助检查：包括盆腔超声，早卵泡期、排卵期、黄体期性激素测定，子宫输卵管造影明确输卵管是否通畅，基础体温测定，宫腔镜及腹腔镜检查等。

3. 诊治流程（图 13-4）

【治疗】

1. 生活方式的调整 避免吸烟，少饮酒，女性最好不饮酒，达到最佳体重指数（肥胖对男性和女性的生育力都有影响），规律的锻炼（每天 20~30 分钟）。

2. 掌握性知识，学会监测排卵，选择适当日期性交，讲究性卫生。

3. 年龄是影响不育的最重要的因素，应该使不育患者及其伴侣对此有充分的认识，各种治疗方案及其结果的预期都应从此因素出发。

4. 治疗生殖道器质性疾病，如输卵管粘连、堵塞、宫腔粘连、炎症、子宫内膜异位症、盆腔结核等，对于子宫、

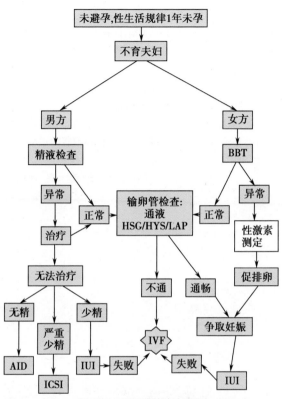

图 13-4 不孕症的诊治流程

BBT. 基础体温；HYS. 宫腔镜检查及治疗；LAP. 腹腔镜检查及治疗；HSG. 子宫输卵管造影；IUI. 宫腔内人工授精；AID. 供精者人工授精；IVF. 体外受精。

附件区的畸形、良性及恶性占位病变需手术治疗。

5. 注意输卵管通液、造影和腹腔镜均具有检查后半年内妊娠率较高的特点，因此，为提高妊娠率，检查前了解女方排卵与否和男方精液是否正常，检查后积极诱导排卵，指导排卵期同房，争取半年内妊娠尤为重要。

6. **诱发排卵** 包括氯米芬、来曲唑、人绒毛膜促性腺激素(HCG)、尿促性素(HMG)和黄体生成素释放激素等。药物使用需要根据不育患者及其伴侣的年龄、不育因素等个体化治疗。

7. **免疫治疗** 抗精子抗体与不育的关系尚未明确。抗磷脂抗体综合征的患者应考虑皮质类固醇治疗。

8. **辅助生育技术** 包括人工授精(IUI)、体外受精与胚胎移植(IVF-ET,即试管婴儿)和卵胞浆内单精子注射(ICSI)。

(刘思邈 王 涛 陶 陶)

第十四章

女性生殖系统上皮内瘤变

上皮内瘤变是指上皮层内细胞成熟不良、核异型及核分裂象增加。病变始于上皮基底层,严重时向上扩展,甚至占据上皮的全层。女性生殖道上皮内瘤变包括外阴、阴道、宫颈及子宫内膜处的上皮内瘤变。临床上三者或二者常同时存在。

根据细胞成熟度、核异型性、成熟障碍及有丝分裂的活性,上皮内瘤变分 3 级(图 14-1,见文末彩插)。

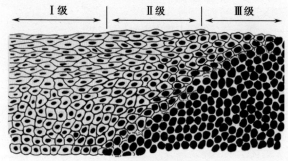

图 14-1　上皮内瘤变示意图

Ⅰ级:即轻度不典型增生。上皮下 1/3 层细胞核增大,核质比例增大,核染色稍加深,核分裂象少,细胞极性保存。

Ⅱ级:即中度不典型增生。上皮下 2/3 层细胞核明显增大,核质比例增大,核深染,核分裂象较多,细胞数量明显增多,细胞极性尚存。

Ⅲ级:即重度不典型增生,包括原位癌。病变细胞几乎占据上皮下大于 2/3 或全层,细胞核异常增大,核质比例明显增大,核形不规则,染色较深,核分裂象增多,细胞拥挤,排列紊乱,无极性。

第一节　外阴上皮内瘤变

【背景知识】

外阴上皮内瘤变(vulvar intraepithelial neoplasia,VIN)局限于外阴表皮内,未发生向周围间质浸润及转移的癌前病变,多见于45岁左右的妇女。近年来VIN的发生率在性生活活跃的年轻妇女中有所增加,患者年龄也趋于年轻化。约50%的患者伴有其他部位的上皮内瘤变。年轻患者的VIN常自然消退,但60岁以上的老年妇女或伴有免疫抑制的年轻妇女可能转变为浸润癌。

VIN的命名一度比较混乱,1986年国际外阴疾病协会(ISSVD)将其统一命名为VIN Ⅰ、Ⅱ、Ⅲ。但随着临床认识的加深,VIN Ⅰ~Ⅲ的分级标准不能很好地反映自然病程。目前并无证据表明VIN Ⅰ是一种癌前病变,且其诊断在不同病理学家之间重复性差;VIN Ⅱ、VIN Ⅲ形态学变化的差异较能明显区分。2004年ISSVD对VIN分类定义进行了重新修正。VIN新的定义仅指高级别的VIN病变(即原VIN Ⅱ和VIN Ⅲ)。按特点分两类。

1. **普通型VIN**　普通型VIN与高危型HPV感染相关,多发生于年轻女性,超过30%的病例合并下生殖道其他部位的瘤变,与外阴浸润性疣状癌及基底细胞癌有关系,包括3种亚型:疣型、基底细胞型和混合型。

2. **分化型VIN**　分化型VIN与HPV感染无关,病变在苔藓硬化基础上发生,形态主要为溃疡、疣状丘疹或过度角化斑片。分化型VIN多发生于绝经后女性,多不伴其他部位的病变,与外阴角化性鳞状细胞癌有关。其他不能归入上述两类的VIN病变则归入未分类型VIN。

VIN的病因目前尚未明确。普通型VIN常与HPV感染相关,尤其与HPV-16感染关系密切。*P53*基因的异常则可促进分化型VIN向鳞癌发展。其他危险因素有性传播疾病、肛门 - 生殖道瘤变、免疫抑制以及吸烟等。

【接诊要点】

1. 临床表现

(1)普通型 VIN:常见于年轻女性,多无症状,病变可发生于外阴任何部位,最常发生于会阴、阴蒂周围及小阴唇,可累及肛周、尿道周围,通常为多病灶。病灶可表现为表皮隆起的丘疹、斑点、斑块或乳头状赘疣,单个或多个,融合或分散,严重者可弥漫状覆盖整个外阴。50%的普通型 VIN 常合并宫颈及阴道上皮内瘤变。

(2)分化型 VIN:常见于老年女性,常有临床症状,多表现为外阴瘙痒、灼烧感、皮肤破损及溃疡,程度轻重不一,多为单发病灶。

2. 诊断　确诊需依据病理学检查。对任何可疑病灶,应做多点活组织病理检查。为排除浸润癌,取材时需根据病灶情况决定取材深度。可采用局部涂抹 3%~5% 的醋酸或 1% 甲苯胺蓝,阴道镜下观察外阴、会阴及肛周皮肤组织的血管情况,在异型增生血管处取材。

【治疗】

治疗的目的在于消除病灶,缓解临床症状。选择治疗方案应综合考虑以下 3 个因素:①患者因素,包括年龄、症状、一般情况、手术并发症、随诊情况、心理状态等;②疾病因素:病灶的病理类型、大小、数量、位置、发生浸润的风险,病变是否侵犯黏膜及阴毛生长区;③治疗疗效:对于外阴外观、机构和功能的影响。

1. 局部药物治疗　可采用抗病毒、化疗、免疫药物外阴病灶涂抹。例如 1% 西多福韦、5% 咪喹莫特、5% 的 5- 氟尿嘧啶软膏、干扰素凝胶等。

2. 物理治疗　物理治疗需对患者进行准确的评估,排除浸润癌。浸润癌高危者与溃疡者禁用。物理治疗主要包括激光气化、激光切除、冷冻、电灼以及光动力学治疗,尤其适用于累及小阴唇或阴蒂的病灶,多用于年轻患者病灶广泛时的辅助治疗。

3. 手术治疗　目的在于将病灶完全切除并对病灶进行病理组织学评定。术式包括以下几种。

(1)局部扩大切除术：适用于病灶局限者。外阴两侧的病灶切除范围应在病灶外 0.5~1cm 处。手术时切除病灶组织边缘需进行冰冻切片以确定无残留病灶。

(2)外阴皮肤切除术：适用于年轻患者。切除部分或全部外阴和会阴的皮肤，保留皮下组织，缺损区需大腿或臀部皮肤移植。

(3)单纯外阴切除：适用于治疗老年、广泛性 VIN 病变患者，切除范围包括外阴皮肤及部分皮下组织，与根治性手术的区别在于不需切除会阴筋膜。

【Tips】

VIN 的治疗强调个体化。38% 的 VIN 可自行消退，治疗后 VIN 的复发率为 10%~20%。术后复发的高危因素包括高危型 HPV 感染、多发病灶、切缘阳性等。任何 VIN 均需进行长期随访：一般于治疗后 3 个月、6 个月各查一次，此后每 6 个月检查一次，至少随访 5 年。

〔王永学　杨　洁〕

第二节　阴道上皮内瘤变

【背景知识】

阴道上皮内瘤变(vaginal intraepithelial neoplasia, VAIN)最早由 Hummer 在 1933 年提出，可能是阴道鳞状细胞癌的癌前病变，约 5% 的 VAIN 最后发展成为浸润癌。VAIN 多见于 60 岁以上的妇女，VAIN Ⅲ 患者的平均年龄为 53 岁。多数 VAIN 患者曾患宫颈上皮内瘤变；1%~3% 的 VAIN 患者同时并存 CIN，提示 VAIN 可能由 CIN 扩展而来，抑或为其卫星病灶。VAIN 的病理诊断与宫颈上皮内瘤变相同，分为 Ⅰ、Ⅱ、Ⅲ 级。

HPV 感染可能是诱发 VAIN 的主要原因。阴道上皮损伤愈合过程中可发生鳞状上皮化生,HPV 感染化生的鳞状上皮,并在细胞内繁殖。其他高危因素有长期接受免疫抑制剂以及曾经接受放射治疗。

【接诊要点】

阴道上皮内瘤变患者多无临床症状。有时出现阴道分泌物增多或性交后出血。病灶多位于阴道上 1/3 段,单个或多个,分散或融合,红色或白色。散在的病灶呈卵圆形,稍隆起,表面有细刺状突起。

确诊需要依据病理学检查。多数的 VAIN 需经过阴道镜检查。在检查过程中要旋转窥器角度,以确保所有的阴道黏膜均被检查到,包括阴道穹隆以及窥器容易遮盖的阴道前后壁区域。阴道黏膜涂抹 3% 醋酸可使白色病灶显而易见。然后应用卢戈碘液涂抹,病变区域黏膜不着色。阴道脱落细胞学检查可以作为一种筛选方法。如发现异常细胞,应明确是否来自宫颈和外阴。范围较广泛的病灶需做多点活组织检查。应注意阴道穹隆部位,约 28% 的 VAIN Ⅲ 的患者在该处有隐蔽癌灶。

【治疗】

VAIN 的治疗强调个体化,应综合考虑病灶情况(范围、部位、级别、数量)、患者情况(年龄、生育要求等)、治疗方法(疗效、功能/结构影响)。

VAIN Ⅰ:病灶常为多发,与活跃的 HPV 感染有关。大部分 VAIN Ⅰ 不治疗可自行退变,故 VAIN Ⅰ 患者经过满意的阴道镜检查及活检(排除隐蔽的高级别病变)后,可密切随访 1 年,必要时再治疗。

VAIN Ⅱ/Ⅲ:应尽早发现并给予及时、合理的治疗,以降低发展为浸润癌的风险。治疗方法包括非手术治疗和手术治疗。

1. 非手术治疗 应用于 50 岁以下并希望保留性功能的患者。

（1）局部药物治疗：与 VIN 相同。如 5-FU 软膏适用于病灶 >1.5cm 和多中心的病灶，每日涂抹 1 次，5 日为 1 个疗程，可连用 6 个疗程。有效率在 85% 左右。

（2）物理治疗：与 VIN 相同。例如 CO_2 激光极有效，尤其适用于病灶小（<1.5cm），阴道顶端病灶以及阴道穹隆广发的病灶。

（3）放射治疗：可采用后装腔内放射治疗，腔内放射治疗可引起阴道纤维化、狭窄和卵巢早衰等，因此适用于年老、病变范围广泛或其他治疗方法无效时。

2. 手术治疗 多用于 50 岁以上的患者，尤其是 VAIN Ⅲ 或因 CIN 或宫颈癌切除子宫后的阴道残端 VAIN 患者。术式包括阴道病灶切除术、阴道顶端切除术或全阴道切除术。手术时慎防损伤尿道、膀胱和直肠。

【Tips】

VAIN 复发率为 10%~42%。随访时间延长，复发率增加。多发病灶、单用 5-FU 治疗、HPV 感染及免疫抑制剂等均为 VAIN 的复发危险因素。持续性 VAIN 可能发展为浸润癌。因此，任何 VAIN 患者均需接受长期随访。一般于治疗后 3、6、12 个月应分别进行阴道细胞学涂片检查，必要时行阴道镜检查，以后至少每年 1 次。

（王永学 杨 洁）

第三节 宫颈上皮内瘤变

【背景知识】

宫颈上皮内瘤变（cervical intraepithelial neoplasia，CIN）是一组与宫颈浸润癌密切相关的癌前病变的统称，反映出宫颈癌发展中的连续发展过程，即由宫颈不典型增生、原位癌、早期浸润癌、浸润癌的一系列病理变化。CIN 根据细胞异型程度分为以下 3 个级别：CIN Ⅰ，轻度不典型增生；CIN Ⅱ，中度不典型增生；CIN Ⅲ，重度不典型增生和原位癌。

2012年,美国病理学会和美国阴道镜及宫颈病理协会的肛门下生殖道鳞状上皮病变术语(lower anogenital squamous terminology,LAST)项目公布了用于描述HPV相关肛门生殖道鳞状上皮病变专业术语的变化,分为低级别鳞状上皮内瘤变(low-grade squamous intraepithelial lesion,LSIL)和高级别鳞状上皮内瘤变(high-grade squamous intraepithelial lesions,HSIL)。LAST系统描述宫颈组织学表现的术语与细胞学表现的专业术语基本一致,CIN Ⅰ即LSIL,CIN Ⅲ即HSIL。CIN Ⅱ的情况比较复杂,根据p16免疫染色的结果,将CIN Ⅱ细分,以鉴别癌前病变,将p16阴性的标本称为LSIL,将p16阳性的标本称为HSIL.

CIN术语常在临床和实践中使用,由于美国阴道镜及宫颈病理协会指南中使用该术语,本文仍使用该术语。

宫颈组织学的特殊性是宫颈上皮内瘤变的病理学基础。宫颈上皮由宫颈阴道部的鳞状上皮和宫颈管柱状上皮组成。宫颈鳞状上皮和柱状上皮的交接部称为鳞柱交界区(SCJ)。SCJ是动态变化的,随着青春期、妊娠、绝经和激素的刺激而相应变化。新生儿期,SCJ位于宫颈外口,称为原始的SCJ。青春期,在雌激素的作用下,宫颈管柱状上皮及其下的间质成分达到宫颈阴道部,形成新的SCJ,称为生理性的SCJ。原始和生理SCJ之间的区域称为移行带。在移行带形成的过程中,其表面被覆的柱状上皮逐渐被鳞状上皮所替代,替代的方式为鳞状上皮化生和鳞状上皮化。移行带成熟的化生鳞状上皮对致癌物质相对不敏感。但未成熟的化生鳞状上皮代谢活跃,在一些物质(如HPV等)刺激下,可发生细胞分化不良,排列紊乱,细胞核异常,有丝分裂增加,形成宫颈上皮内瘤变。

近年来,各阶段的发病年龄均有向前推移的趋势。不典型增生的高发年龄多为 30~39 岁,原位癌的平均年龄为 35~42 岁。

目前研究表明,HPV 感染是 CIN 发生、发展中最重要的危险因素,HPV 感染在 90% 以上的 CIN 中存在。目前 HPV 病毒已分离出 120 种亚型,但只有某些特定的与 CIN 和宫颈癌有关,如 16、18、31、33、35、39、45、51、52、56、58 等亚型。通常 HPV 感染不会持续存在,多数妇女没有感染的临床表现,感染最终被抑制或被清除。大多数女性感染在 9~15 个月内清除,少数女性发展为持续感染进展为 CIN。其他高危因素(如性生活紊乱、吸烟、性生活过早、性传播疾病、经济状况低下、口服避孕药和免疫抑制等)会影响疾病的进展。

【接诊要点】

CIN 患者一般无明显的临床症状,部分患者有白带增多、血性白带、接触性出血。宫颈可光滑或表现为肥大、糜烂、红斑、白色上皮等,所以单凭肉眼无法诊断 CIN。

由于缺乏典型的临床表现,主要采取细胞学 - 阴道镜 - 活组织检查的"三阶梯"策略进行筛查和诊断。

1. 宫颈细胞学检查 宫颈细胞学检查已成为宫颈癌普查的首选初筛工具。新的 TBS 报告方式逐渐取代了传统的巴氏分类法(表 14-1)。取片前须注意 24 小时内无性交,非月经期,停用阴道抗生素或抗真菌药物至少 72 小时后,于阴道双合诊检查前。2020 年美国癌症协会建议 25 岁开始宫颈癌筛查,首选每 5 年一次主要 HPV 检测,次选每 5 年一次联合检测或每 3 年一次仅细胞学检查,大于 65 岁、过去 10 年两次连续主要 HPV 检测阴性,或两次连续联合检测阴性或三次连续仅细胞学检查阴性,且最后一次筛查时间近 25 年内无 CIN Ⅱ级及以上病史者终止筛查。

表 14-1 巴氏(Bethesda)2001 宫颈细胞学部分报告

异常鳞状细胞

非典型鳞状细胞,包括意义未明的非典型鳞状细胞(atypical squamous cells of undetermined significance,ASC-US)和不能排除高度上皮内病变的不典型鳞状细胞(atypical squamous cells cannot exclude HSIL,ASC-H)

轻度鳞状细胞上皮内瘤变(low grade squamous intraepithelial lesion,LSIL)

高度鳞状细胞上皮内瘤变(high grade squamous intraepithelial lesion,HSIL)

异常腺上皮

不典型腺上皮(AGC)倾向于肿瘤,包括子宫颈管细胞和腺细胞

子宫颈管原位腺癌

腺癌,包括子宫颈管型、子宫内膜型、子宫外型

2. **HPV 检测** 高危型 HPV DNA 筛查可以作为宫颈细胞学检查异常分流,及宫颈病变治疗后疗效评估、复发判定。目前也有学者认为可将 HPV 检测作为宫颈病变的初筛措施。

3. **阴道镜检查** 阴道镜下观察宫颈醋酸白试验、碘染色的反应,观察宫颈血管的类型,并对可疑部位在阴道镜下多点活检。阴道镜检查主要适用于 TBS 报告发现上皮细胞不正常、细胞学阳性但肉眼可疑病灶等。但应注意,阴道镜检查只能提供可疑病变部位,而不能作为确定病变性质的诊断方法,不能替代细胞学检查。

4. **颈管诊断性刮宫术(ECC)** 刮取颈管内膜组织送病理检查,指征包括:细胞学异常或临床可疑的绝经前后、鳞柱交界部内移妇女,尤其可疑腺癌、病变累及宫颈管、细胞学多次阳性或可疑,阴道镜检查阴性或不满

意或阴道镜下活检阴性者。

5. 宫颈活组织检查 CIN 和宫颈癌的诊断必须根据宫颈活体组织的病理检查。多在阴道镜碘染不着色区域取材。取材包括病变和周围组织,钳取宫颈上皮和足够的间质组织,对临床和细胞学可疑时重复活检。但对以下情况应采取宫颈诊断性锥形切除术:阴道镜检查无法看到病变的边界或未见到鳞柱交界部、病灶位于宫颈管内、细胞学检查为 HSIL 而阴道镜下活检为阴性或 CIN Ⅰ、ECC 所得病理报告为异常或不肯定、疑为宫颈腺癌、阴道镜活检怀疑有间质浸润但浸润深度和范围无法明确。

【治疗】

CIN 的处理应做到个体化,综合考虑疾病情况(CIN 级别、部位、范围、HPV-DNA 检测结果)、患者情况(年龄、婚育状况、随访条件)及技术因素。

1. 高危型 HPV 感染,但宫颈细胞学阴性 6 个月后复查细胞学;1 年后复查细胞学和高危型 HPV-DNA。也可阴道局部使用干扰素 3 个疗程,然后采取上述复查策略。

2. ASC-US、ASC-H、AGC 进一步做阴道镜及宫颈活组织检查,或 ≥ 35 岁的 AGC 患者需行子宫内膜组织活检。若阴道镜及病理检查结果排除癌前病变,则可在半年或 1 年后复查宫颈细胞学。

3. CIN Ⅰ 60%~80% 的 CIN Ⅰ 会自然消退,目前通常趋于保守观察。如果患者合并宫颈糜烂而且有接触性出血或者持续性 CIN Ⅰ,也可给予治疗。

(1)先前细胞学检查为 ASC-US、ASC-H 或 LSIL 的 CIN Ⅰ,建议每 12 个月检测 HPV-DNA 或每 6~12 个月复查宫颈细胞学。若细胞学高于 ASC 或高危 HPV-DNA 阳性,则行阴道镜检查。

(2)先前细胞学检查为 HSIL 而组织学检查为 CIN Ⅰ

者,如果阴道镜检测满意,而且进行宫颈管取材阴性者,可选择进行诊断性切除术;也可选择每隔 6 个月行阴道镜和细胞学检查进行观察,若 2 次结果阴性,可行常规随诊,若仍为 HSIL,则行诊断性切除术。

(3)若 CIN Ⅰ持续至少 2 年,可以继续随访,亦可治疗。若选择治疗,并且阴道镜检查满意,可以采用消融或切除疗法。若阴道镜检查不满意,建议行诊断性锥形切除术。

(4)妊娠期发现的 CIN Ⅰ,可暂不治疗,等待产后 6 周复查再定。

4. CIN Ⅱ、Ⅲ CIN Ⅱ病变比 CIN Ⅲ更具有异质性,尽管长期随访发现其自然消退的可能性较大,但 CIN Ⅱ和 CIN Ⅲ的组织学区分困难。为提高安全性,一般采用 CIN Ⅱ作为治疗的起始。注意,除非特殊情况(如妊娠),对 CIN Ⅱ、Ⅲ妇女不应采用定期细胞学和阴道镜检查进行观察。同时,不能将全子宫切除术作为 CIN Ⅱ、Ⅲ的首要或初始的治疗方法。

(1)对于阴道镜检查满意、组织学诊断为 CIN Ⅱ、Ⅲ者,可采用切除方法(宫颈锥切),也可采用激光、冷冻、微波等物理消融方法。

(2)对于阴道镜检查不满意者,不能实施消融治疗,建议行诊断性宫颈锥形切除术。对于 CIN Ⅱ,可行高频电圈环形电切(即 LEEP),也可行冷刀锥切。对于 CIN Ⅲ,推荐冷刀锥切。

(3)对于复发性 CIN Ⅱ、Ⅲ,建议行宫颈锥形切除术。

(4)对于妊娠期诊断的 CIN Ⅱ、Ⅲ,除非高度怀疑浸润癌,否则不进行宫颈锥切,也暂不给予其他治疗,产后 6 周复查后再处理。如果高度怀疑浸润癌,则需要行宫颈锥切,一般在妊娠中期进行。

CIN Ⅱ、Ⅲ治疗后可以间隔 6~12 个月检测 HPV-DNA。也可以单独采用细胞学或者联合使用细胞学和阴道镜进行随访。CIN Ⅱ、Ⅲ处理流程,如图 14-2。

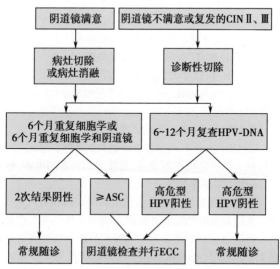

图 14-2 CIN Ⅱ、Ⅲ处理流程

HPV. 人乳头瘤病毒;ASC. 不典型鳞状上皮细胞;
ECC. 颈管诊断性刮宫术。

5. 宫颈原位腺癌(AIS) CIN Ⅱ、Ⅲ的处理不适用于 AIS。因为 AIS 常累及宫颈管,完全切净困难。而且 AIS 为多灶性,非连续性病变,诊断性切除组织切缘阴性并不意味着完全切净。无生育要求的患者子宫切除术为首选的治疗方式。若强烈要求保留生育功能,可行保守性切除术,若切缘阴性,需定期随诊。若切缘阳性,可行再次病灶切除术或 6 个月后重新评估。

【Tips】

1. 妊娠合并宫颈上皮内瘤变的处理 目前无证据表明妊娠期间 CIN 比非妊娠期更容易发展为浸润癌。绝大多数病变均于产后自行缓解或无进展。无浸润病变或已为晚期的妊娠患者,可以间隔 ≥ 12 周再次进行阴道镜和细胞学检查,分娩后 6 个月再做评估。若病变进展或细胞学提示为浸润性癌时,建议再次活检。只有怀疑浸润癌时才建议行诊断性锥形切除术。

2. 年轻患者(≤ 20 岁)CIN 的处理

(1)CIN Ⅰ:12 个月后重复细胞学。

若细胞学 <HSIL,12 个月后重复细胞学;细胞学为阴性则常规随诊,细胞学 ≥ ASC 则行阴道镜检查。

若细胞学 ≥ HSIL,行阴道镜检查。

(2)CIN Ⅱ、Ⅲ:阴道镜检查满意的年轻患者随访或治疗均可。阴道镜检查不满意,尤其是 CIN Ⅲ 的患者,建议行病灶切除或消融术。

随访患者每 6 个月行细胞学和阴道镜检查。若 2 次阴道镜和细胞学结果均正常,则常规随诊。若阴道镜结果进展或高级别的细胞学病变或阴道镜检查病变持续 1 年,则建议行再次活检。活检结果若为 CIN Ⅲ 或 CIN Ⅱ、Ⅲ持续 2 年则建议治疗。

(王永学)

第四节　子宫内膜上皮内瘤变

【背景知识】

2000 年,国际妇科病理学家小组提出了子宫内膜上皮内瘤变(endometrial intraepithelial neoplasia,EIN),EIN 是子宫内膜的癌前病变。EIN 中密集的上皮细胞群取代了间质,使得间质的体积少于非分泌期子宫内膜组织总体积的约一半,且通常细胞表现出形态上的克隆,并与周围子宫内膜区分开。腺体拥挤伴腺上皮为非典型细胞是 EIN 的标志,一些不伴异型性的复杂性增生和几乎所有伴异型性的复杂性增生被归类为 EIN。EIN 中发现子宫内膜癌的比例在复杂性增生女性中为 2.9%,非典型增生女性中为 14.9%，复杂性增生患者进展为子宫内膜癌的中位时间 5.1 年(1.1~11.6 年)，非典型增生女性发展为子宫内膜癌的中位时间为 2.5 年(1.01~7.9 年)。

【接诊要点】

EIN 的临床表现主要为异常子宫出血和绝经后子宫内膜增厚，因此 EIN 多见于围绝经期或绝经后早期的女性。发病率随年龄增长逐渐升高。在绝经前女性中，肥胖、多囊卵巢综合征和长期无排卵是 EIN 的危险因素。也有患者没有异常子宫出血等临床表现，通过宫颈细胞学检查中的异常腺体或子宫内膜细胞发现。

EIN 的诊断需要进行内膜活检，对于绝经后阴道出血和围绝经期不规则阴道出血合并内膜增厚的女性，应注意获得病理学诊断。对于雌激素长期作用，存在危险因素的女性，如多囊卵巢综合征患者、肥胖者，如存在不规则阴道出血的情况，应当警惕内膜病变问题，必要时进行内膜活检。另外，需要注意，内膜活检发现 EIN 者切除子宫后病理发现同时伴有子宫内膜癌的概率为 25%~40%。

存在内膜癌家族史、结肠癌病史的女性，应注意遗传性子宫内膜病变的可能，必要时进行 Lynch 综合征的筛查和基因检测。

【治疗】

EIN 的治疗需要结合患者的年龄、妊娠情况和需求、家族史、临床表现等综合决定。对于围绝经期或绝经后女性，由于合并内膜癌的风险高，可进行子宫切除手术。对于年轻、有生育需求的女性，可以尝试激素治疗，包括大剂量孕激素、GnRHa、含孕激素的宫内节育器，联合或不联合芳香化酶抑制剂。保守治疗需要患者充分理解及配合，提高患者依从性，治疗过程中密切随诊，治疗完成后可定期复查。存在危险因素的患者，应进行相应的综合治疗，如控制体重，戒烟，调整月经进行人工周期等。由于 EIN 进展为子宫内膜癌的机会增加 14~45 倍，保守治疗成功逆转后应尽快完成生育,在随诊过程中再次复发的仍可以进行保守治疗,酌情行子宫切除术。

【Tips】

绝经后阴道出血和围绝经期异常子宫出血的患者应警惕 EIN 的可能,需行内膜活检病理诊断。由于合并内膜癌的风险可达 25%~40%,对于无生育要求的患者可行全子宫切除术,而育龄期有生育要求者可尝试保守治疗为主的综合治疗,逆转后尽快完成生育,仍应定期复查。

(杨 洁)

肿　瘤

第一节 外阴和阴道肿瘤

【背景知识】

外阴及阴道肿瘤临床较为罕见,在所有女性生殖道肿瘤中发生率不到 5%。发病原因不明,尚无特异性肿瘤相关基因报道,但有研究认为外阴及阴道肿瘤(未分化型鳞状细胞癌)的发生与高危型人乳头瘤病毒(HPVs)的感染相关。外阴及阴道肿瘤可分为良性肿瘤及恶性肿瘤,也可按其组织来源分类。鳞状细胞癌占绝大多数(外阴恶性肿瘤中占 90%,阴道恶性肿瘤中占 80%);痣和黑色素瘤占外阴恶性肿瘤的 9% 和阴道恶性肿瘤的 5%;阴道己烯雌酚相关疾病也有报道(阴道腺病和透明细胞腺癌);间充质来源恶性肿瘤极为罕见,包括平滑肌肉瘤及皮肤纤维肉瘤。外阴恶性肿瘤多发生于老年女性(平均 77 岁),可无外阴上皮内瘤样变(VIN)等癌前病变和 HPV 病毒感染;也可发生于年龄较轻的女性(平均 55 岁),通常此年龄段妇女多伴有 VIN 及 HPV 病毒感染,80% 未经治疗的外阴高级别上皮内瘤变可进展为浸润型外阴癌。阴道恶性肿瘤多与宫颈上皮内瘤样变(CIN)、浸润型宫颈癌或浸润型外阴癌发病存在联系。阴道未分化型鳞状细胞癌被认为与 HPV-16 和 HPV-18 亚型感染密切相关,并且阴道上皮内瘤样变(VAIN)被认为是阴道恶性肿瘤的癌前病变。外阴癌的转移方式主要有直接蔓延和淋巴转移。

外阴和阴道肿瘤分级和分期有 TNM 和 FIGO 分期两种,本书仅列出 FIGO 分期(表 15-1、表 15-2),早期外阴及阴道肿瘤多无症状,因此延迟就诊十分常见。除表现为局部肿物之外,外阴肿瘤主要表现为与月经周期无关的无症状出血,外阴部皮肤变白或粗糙,外阴瘙痒等。同样,65%~80% 阴道肿瘤患者表现为无痛性阴道流血、尿频、尿痛、下腹痛等。大多数外阴和阴道肿瘤可通过临床观察或简单局部手术切除治疗,必要时恶性肿瘤在行扩大的局部手术切除和淋巴结清扫后还需术后放疗和化疗,术后病理诊断为明确诊断。

表 15-1　外阴癌手术病理分期(FIGO 分期,2009)

FIGO	癌肿累及范围
Ⅰ期	肿瘤局限于外阴和 / 或会阴,无淋巴结转移
Ⅰ A 期	肿瘤直径≤ 2cm 伴间质浸润≤ 1mm
Ⅰ B 期	肿瘤直径 >2cm 和 / 或间质浸润 >1mm
Ⅱ期	任何大小肿瘤,侵犯下列相邻部位,但无淋巴结转移:下 1/3 尿道、下 1/3 阴道、肛门
Ⅲ期	任何大小肿瘤,腹股沟 - 股淋巴结阳性,有或无下列相邻部位受累:下 1/3 尿道、下 1/3 阴道、肛门
Ⅲ A 期	(ⅰ)1 个淋巴结转移(≥ 5mm)或 (ⅱ)1~2 个淋巴结转移(<5mm)
Ⅲ B 期	(ⅰ)2 个或以上淋巴结转移(≥ 5mm)或 (ⅱ)3 个或以上淋巴结转移(<5mm)
Ⅲ C 期	(ⅰ)2 个或以上淋巴结转移(≥ 5mm)或 (ⅱ)3 个或以上淋巴结转移(<5mm)
Ⅳ期	任何大小肿瘤,肿瘤累及上 2/3 尿道、上 2/3 阴道,或远处转移 任何大小肿瘤,肿瘤累及下列部位:
Ⅳ A 期	(ⅰ)上尿道和 / 或阴道黏膜、膀胱黏膜、直肠黏膜或固定在盆壁 (ⅱ)腹股沟 - 股淋巴结固定或溃疡形成
Ⅳ B 期	任何远处转移,包括盆腔淋巴结转移

表 15-2 阴道癌 FIGO 分期（2009 年）

FIGO	癌肿累及范围
0 期	肿瘤局限于上皮层（上皮内瘤变 3 级 / 原位癌）
Ⅰ 期	肿瘤局限于阴道壁
Ⅱ 期	肿瘤向阴道旁组织扩展，但未达盆壁
Ⅲ 期	肿瘤扩展至盆壁
Ⅳ 期	肿瘤范围超出真骨盆，或侵犯膀胱 / 直肠黏膜，但黏膜泡样水肿不列入此期
ⅣA 期	肿瘤侵犯膀胱和 / 或直肠黏膜和 / 或超出真骨盆
ⅣB 期	肿瘤转移到远处器官

外阴恶性肿瘤预后情况复杂，影响预后的相关因素主要有组织学类型、浸润深度、腹股沟淋巴结转移癌等。恶性程度以恶性黑色素瘤和肉瘤较高，腺癌和鳞癌次之，基底细胞癌最低。与其他恶性肿瘤一样，早期治愈率高，晚期生存率明显下降，病变局限的早期外阴癌（FIGO Ⅰ / Ⅱ 期）5 年生存率为 86%，而进展病变（FIGO Ⅲ / ⅣA 期）则下降为 53%，FIGO ⅣB 期患者（包括盆腔淋巴结转移患者）预后最差，5 年生存率仅为 19%。阴道恶性肿瘤预后同样与组织学类型和临床分期密切关联，腺癌和鳞癌预后较好，肉瘤预后差。MD 安德森癌症中心报道的 193 例阴道癌，5 年疾病特异性生存率 Ⅰ 期、Ⅱ 期和 Ⅲ~ⅣA 期分别为 85%、78% 和 58%。

【接诊要点】

1. 现病史采集包括肿物出现时间、生长速度、有无症状、相关治疗过程等，同时采集个人基本生活信息、月经及生育史、性生活情况以及长期性伴侣个数。

2. 查体需取截石位，仔细查看大、小阴唇褶皱皮肤，阴道肿瘤需仔细查看阴道壁及阴道穹隆部位，切除子宫患者需仔细观察阴道残端部位,注意肿物部位(特别关注与阴道、尿道口、肛门和直肠的关系)、范围、外观、颜色、质地、界限、与周围组织关系、触之有无压痛等,注意双侧腹股沟区是否有肿大淋巴结,并仔细检查阴道、宫颈、子宫及双侧附件区,以及常规行 TCT 检查,以排除其他生殖器官恶性肿瘤转移至外阴。

3. 根据患者年龄及就诊目的,问诊侧重点及治疗目的随之改变。

4. 必要时取活检明确诊断(若考虑黑色素肿瘤,因活检可导致肿瘤的迅速扩散,所以需完整切除肿瘤后再送病理)。对于小的局限的病灶,可以考虑肿瘤直接切除获得病理诊断;不除外恶性者,如肿物较小,可直接行扩大外阴或阴道局部切除获得术后病理诊断。如肿物较大者,行活检明确诊断。取活检时一定同时包括肿瘤和外观正常的组织,深度应达皮下组织。外阴上皮内瘤变(VIN)及阴道上皮内瘤变(VAIN)需询问有无 HPV 感染史,必要时行 HPV 检查。

5. 鉴别诊断主要是不同组织学类型肿瘤间的相互鉴别。外阴及阴道肿瘤组织学类型丰富,首先考虑发病率较高的上皮来源肿瘤,其次是间质来源肿瘤,根据肿瘤外观判定黑色素肿瘤可能,明确诊断均需要依靠病理诊断。

【治疗】

1. 外阴和阴道良性肿瘤 大多数外阴和阴道良性肿瘤患者无任何不适症状,不影响日常生活及性生活,在活检后病理诊断排除恶性病变后,可采取临床观察随诊处理。若肿瘤体积较大,短期内增长迅速,或出现疼痛、瘙痒、行走不便或性生活困难等自觉不适时,可采取手术切除治疗为主,切除组织送病理检查。

2. 外阴和阴道恶性肿瘤

(1)外阴恶性肿瘤:根据新的 FIGO 分期,所有的外阴癌,不论肿瘤大小,均应行系统的双侧浅层腹股沟淋巴结切除,病理报告应包括受累淋巴结数量、大小和包膜完整程度。同时还需要报道肿瘤的浸润深度(浸润深度 <1mm,可不行淋巴结清扫),即肿瘤邻近最表浅真皮乳头的表皮 - 间质连接处至浸润最深点。局限于盆腔的病变治疗采用治愈性的治疗方法。对于弥散的病变则只能采取姑息治疗。治疗方法以手术治疗为主,辅以放疗和化疗。

1)手术治疗应遵循个体化治疗原则,在不影响预后的情况下,尽量缩小手术范围,尽量保留外阴的生理结构,改善生活质量。手术切除范围根据 FIGO 分期不同而有所变化(表 15-3)。

表 15-3 外阴癌手术切除范围

FIGO 分期	手术范围
Ⅰ A 期	外阴局部或单侧广泛切除 + 双侧腹股沟淋巴结清扫
Ⅰ B 期	外阴广泛切除 + 双侧腹股沟淋巴结清扫
Ⅱ 期	外阴广泛切除 + 双侧腹股沟淋巴结清扫 + 盆腔淋巴结清扫
Ⅲ 期	Ⅱ 期手术范围(若存在下 1/3 尿道、下 1/3 阴道、肛门受累,则根据病变范围切除部分下尿道、阴道和肛门皮肤)
Ⅳ 期	Ⅱ 期手术范围 + 膀胱、上尿道或直肠受累部分酌情切除

2)外阴鳞癌对放射治疗敏感,但由于外阴正常组织的耐受剂量(45Gy)低于鳞癌的治疗剂量(55~60Gy),治疗很难达到根治性目的,复发率极高。对于淋巴结阳性、切缘不尽的患者可考虑使用放疗。

3)化疗主要用于晚期癌或复发癌的综合治疗,配合手术和放疗,可缩小手术范围或提高放疗效果。5-氟尿嘧啶 ± 顺铂有效。黑色素瘤常采用口服替莫唑胺化疗方案和 / 或他莫昔芬治疗,以及结合免疫治疗或靶向治疗,但疗效均不满意。

(2)阴道恶性肿瘤:早期患者以治愈为目标,若扩散至盆腔以外的患者,采取姑息治疗。阴道因邻近膀胱和直肠,手术空间和范围有限,手术基本可采取阴道切除和盆腔淋巴结清扫术,若为阴道上段小病灶,可采取根治性子宫切除 + 部分阴道切除 + 盆腔淋巴结清扫术。若已切除了子宫,则可采取根治性阴道切除 + 盆腔淋巴结清扫术。若累及阴道下 1/3,可实施腹股沟淋巴结清扫术,手术方式可参照外阴癌术式。

放射治疗主要适用于不适合手术的患者,表浅病灶可采取腔内照射,较大病灶可采用组织内植入照射。

其他辅助治疗方法还包括化疗和免疫治疗。

【Tips】

1. 外阴切除术后 50%~70% 患者出现伤口感染和裂开。

2. 下肢淋巴水肿,严重影响生活质量,因此进行淋巴结清扫时应尽量保留大隐静脉,可预防淋巴水肿,目前多行浅层腹股沟淋巴结清扫。若病理提示淋巴结阳性,则行放疗或深层淋巴结切除。

3. 外阴癌最怕挤、抠刺激,可使病情迅速加剧,且常有早期血行转移。

(尹 婕)

第二节 宫颈癌

【背景知识】

宫颈癌目前是威胁全世界女性健康的重要问题,是世界范围内女性最常见的第三大肿瘤,78% 的病例发生于发展中国家,死亡率为 (2.7~3.6)/100 000。目前最为确定的发病因素为 HPV 感染,几乎在所有的宫颈癌样本中均可以找到 HPV 病毒。该病毒含有 150 多个成员,其中 40 种能够通过性传播,其中能引起癌症发生的称为高危型。多数 HPV 感染呈现"来无影去无踪"的状态,85%~90% 感染者能够在 2 年内自动清除 HPV 病毒。但在人体免疫力下降、吸烟、长时间口服避孕药、激素、性传播疾病等辅助因素下,高危型(最常见为 16、18、52 亚型)HPV 病毒可呈持续感染状态,并协同发生宫颈癌。针对 HPV 病毒这一宫颈癌主要发病因素,研制出并已进入临床试验的宫颈癌疫苗,使宫颈癌成为人类首个能够预防的恶性肿瘤。除病毒感染外,性行为紊乱、早期性生活、分娩年龄早、多产、多个性伴侣、性伴侣 HPV 感染、性伴侣高危、长期口服避孕药以及吸烟等能够降低人体免疫功能的行为均是宫颈癌发病的原因。

宫颈癌病理类型主要有鳞癌,占全部宫颈癌的80%~85%,病理特点主要表现为鳞状上皮分化、细胞间桥、无腺体分化及黏液分泌。根据鳞状上皮分化程度(主要是角化珠及细胞间桥的形成)再分为高、中、低分化3 种。其次为腺癌,占全部宫颈癌的 10%~15%,但腺癌检出率随着 HPV 筛查方法的运用有所提高。病理特点主要为腺体形态异常。腺癌主要有黏液性腺癌、子宫内膜样腺癌、透明细胞腺癌、浆液乳头状腺癌、未分化腺癌、微偏腺癌、腺鳞癌等。

宫颈癌的转移方式主要是直接蔓延和淋巴转移,血行转移少见。直接蔓延最为常见,向邻近组织及器官浸润,两侧累及主韧带、阴道旁组织直到盆壁,向下累及阴道,前后累及膀胱和直肠,压迫输尿管形成肾积水、无功能肾。淋巴结转移分一级、二级淋巴结。一级淋巴结主要有宫旁、宫颈旁、闭孔、髂内、髂外、髂总、骶前淋巴结。二级淋巴结主要有腹股沟深、浅淋巴结,腹主动脉旁淋巴结。

临床表现主要为接触性、不规则阴道流血,一般外生型肿瘤出血较早,内生型较晚。其次为阴道排液,质地稀薄,有腥臭,晚期可因感染伴有脓性恶臭。晚期癌症因压迫或侵犯神经可表现疼痛、尿频、尿急,甚至肾积水所致尿毒症、恶病质等。查体时宫颈在原位癌、早期浸润癌阶段可无明显病灶。随着病情进展,可表现为外生型、内生型、溃疡型、颈管型等 4 种局部体征。妇科检查及三合诊可以评估宫旁及骨盆受累情况。影像学检查也能够很好地评估肿瘤侵犯程度。

宫颈癌的分期为临床病理分期,目前多采用 FIGO 分期。根据 2009 年最新版分期,ⅠA 期宫颈癌为镜下病理分期,ⅠB~Ⅳ期均为临床分期,手术和脉管浸润情况不影响临床分期,2018 年分期增加了淋巴结情况。(表 15-4)。

表 15-4 宫颈癌 FIGO 分期(2018 年)

FIGO 分期	肿瘤累及范围
Ⅰ期	肿瘤严格局限于宫颈(扩展至宫体可以忽略)
ⅠA 期	镜下浸润癌,间质浸润深度 <5mm
ⅠA1 期	间质浸润深度 <3mm
ⅠA2 期	间质浸润深度 ≥ 3mm,<5mm
ⅠB 期	临床肉眼可见病灶局限于宫颈,或是临床前病灶 > ⅠA 期
ⅠB1 期	浸润深度 ≥ 5mm 最大直径 <2cm
ⅠB2 期	临床肉眼病灶最大直径 ≥ 2cm,<4cm
ⅠB3 期	临床肉眼病灶最大直径 ≥ 4cm
Ⅱ期	肿瘤已经超出子宫颈,但未达阴道下 1/3,或未达盆壁
ⅡA 期	累及阴道上 2/3,无宫旁组织浸润
ⅡA1 期	临床肉眼可见病灶最大直径 <4cm
ⅡA2 期	临床肉眼可见病灶最大直径 ≥ 4cm
ⅡB 期	有宫旁组织浸润,但未达盆壁

续表

FIGO 分期	肿瘤累及范围
Ⅲ期	肿瘤侵及阴道下 1/3 和 / 或扩展到盆壁和 / 或导致肾盂积水或无功能肾
ⅢA 期	肿瘤侵犯阴道下 1/3，未侵及盆壁
ⅢB 期	肿瘤侵及盆壁和 / 或导致肾盂积水或无功能肾*
ⅢC 期	不论肿瘤大小和扩散程度，累及盆腔和 / 或主动脉旁淋巴结［注明 r（影像学）或（p）病理学］
ⅢC1 期	仅累及盆腔淋巴结
ⅢC2 期	累及主动脉旁淋巴结
Ⅳ期	肿瘤超出真骨盆，侵及膀胱或直肠黏膜（活检证实），泡状水肿不能分为Ⅳ期
ⅣA 期	肿瘤侵犯盆腔邻近器官
ⅣB 期	远处转移

*. 任何不能找到其他原因的肾积水及无功能肾病例均应列为ⅢB 期。

宫颈癌预后与临床分期、病理类型和治疗方案密切相关，全部患者总体 5 年生存率为 50%，Ⅰ、Ⅱ、Ⅲ和Ⅳ期5 年生存率分别为 85%、60%、30% 和 10%。预后相关因素主要有淋巴结转移；手术切缘阳性或宫旁浸润；间质浸润深度；淋巴血管间隙浸润；肿瘤大小；肿瘤组织学分型等。完成了根治性手术、放疗和化疗后，规律的随访能够及早地发现肿瘤复发，并及时选择适合的方案治疗复发性宫颈癌。

【接诊要点】

1. 现病史 采集要点主要是接触性出血发生情况，就诊历史包括细胞学检查、阴道镜检查及活检情况，了解既往治疗情况。

2. **既往史、个人史、月经及婚育史** 主要关注既往HPV感染、宫颈病变发生情况、初次性交年龄、生育年龄、性伴侣个数、性伴侣的其他性伴侣HPV感染或宫颈癌患病情况、性生活次数以及吸烟、饮酒、吸毒等不良嗜好。

3. **查体** 需进行详细的全身查体及妇科检查。如接触性出血可疑宫颈癌或宫颈表面外观异常者，酌情考虑行阴道镜检查+活检，根据活检所得病理可予宫颈环形电切术（LEEP）或锥切术。对于宫颈外观肉眼肿瘤明显者，即使TCT未见异常，必要时也需取活检。妇科查体及三合诊需详细了解宫旁及骨盆情况。

4. **辅助检查** 除全身基本检查包括血常规、尿常规、肝功能、肾功能外，必要时包括鳞状上皮细胞癌抗原（SCC）、CA12-5或CA19-9（腺癌可查）、胸部X线片、胸腹盆CT平扫+增强或PET/CT扫描（≤ⅠB1期者为可选性）、MRI（≤ⅠB1期者为可选性）等影像学检查，考虑到各地无创性影像学检查资源不同及其在世界范围的广泛应用，FIGO分期系统将影像学检查仅限于胸部X线片、静脉肾盂造影和钡灌肠，而其他检查可以帮助制订治疗计划，但并不正式用于分期，分期主要依靠临床评价。此外，对于≥ⅠB2期患者，也可以考虑麻醉下盆腔检查、膀胱镜/直肠镜检查。

5. **宫颈癌的诊断** 宫颈癌的诊断主要依靠病理诊断，准确的临床分期、病理分型、术后病理情况有利于提出合理的辅助治疗方案，改善预后。

【治疗】

宫颈癌治疗方案主要参照美国国家综合癌症网络（NCCN）临床实践指南制订。手术治疗主要适用于ⅠA~ⅡA期早期患者，根据个体需要制订个体化手术治疗方案，酌情考虑保留生育功能或卵巢功能。放射治疗适用于各期患者，但目前临床主要用于Ⅱb期以上的晚期患者，包括腔内照射及体外照射。腔内照射放射源主

要为 ^{137} 铯和 ^{192} 铱;体外照射多采用直线加速器、^{60} 钴等。化疗主要用于晚期或复发转移患者,也可以作为手术或放疗的新辅助治疗和后续治疗。

1. 手术治疗 手术治疗的优点是年轻患者可以酌情保留生育功能(ⅠB1 期前患者)、卵巢功能及阴道功能。手术范围根据临床分期及个体生育要求而有所变化(表 15-5)。根治性宫颈切除术 2 年复发率为 5%,与根治性全子宫切除术无显著统计学差异。根治性宫颈癌手术因损伤主韧带和骶韧带内支配膀胱收缩的血管和神经,术后尿潴留是其主要的并发症,因此术后保留尿管

表 15-5　宫颈癌ⅠA～ⅡA 期手术范围

FIGO 分期	手术范围
ⅠA1 期	
有生育要求者	宫颈锥切术。切缘阴性,术后 3 个月、6 个月随访追踪宫颈细胞学检查,如均为阴性,改每年一次宫颈细胞学检查
无生育要求者	筋膜外子宫切除。如脉管间隙受累者,改良根治性子宫切除 + 盆腔淋巴结切除
ⅠA2 期	
有生育要求者	根治性宫颈切除 + 盆腔淋巴结切除
无生育要求者	根治性子宫切除 + 盆腔淋巴结切除
ⅠB1 期、ⅠB2 期和ⅡA1 期	
有生育要求者	适用于ⅠB1 期和ⅠB2 期患者,根治性宫颈切除 + 盆腔淋巴结切除 ± 腹主动脉旁淋巴结取样
无生育要求者	根治性子宫切除 + 盆腔淋巴结切除 ± 腹主动脉旁淋巴结取样
ⅠB3 期和ⅡA2 期	不可保留生育功能。根治性子宫切除 + 盆腔淋巴结切除 + 腹主动脉旁淋巴结切除

14 天,拔除尿管后测残余尿需少于 100ml。盆腔淋巴结清扫引起的淋巴囊肿形成概率高,几乎 50% 患者术后发生一侧或双侧淋巴囊肿,压迫输尿管、血管、并发感染等,穿刺 + 局部抗生素治疗是治疗淋巴囊肿的有效手段,反复淋巴囊肿者可行置管引流。

2. 放射治疗 放射治疗采用 CT 定位的治疗计划和适形设野被视为外照射的标准。照射靶区应当包括可见病灶(如存在)、宫旁组织、宫底韧带、距离可见病灶足够长的阴道边缘(至少 3cm)、骶前淋巴结和其他存在风险淋巴结区,淋巴结阴性患者放疗靶区应包括髂内、髂外和闭孔淋巴结区。存在淋巴结转移高危因素或淋巴结阳性应扩大靶区至髂总淋巴结区,必要时盆腔和腹主动脉旁延伸野放疗,甚至高达肾血管水平或更高。

对于子宫腔完整的宫颈癌患者(即未接受过手术的患者)来说,针对原发肿瘤和远处转移风险中的区域淋巴系统的常规治疗方案为根治性放疗(EBRT)。根治性放疗的外照射剂量约为 45Gy。其靶区需依照由手术或放射影像学确定的淋巴结状态而定。子宫腔完整的宫颈癌患者可采用近距离照射,采用宫腔内管和阴道施源器实施。对于肿瘤外形导致近距离照射无法实施者,可采用组织间插植的方式。子宫切除的患者可采用阴道圆柱体近距离放射。

术中放疗(IORT)是一项在开放手术过程中针对高危瘤床或孤立的未切除残余灶予以单次、精确定位放疗的专业技术。IORT 适用于既往放疗野内发生复发病灶的患者。该方法进一步限制了放射野的范围和深度,准确地避开周围正常组织结构。

放疗同步加用化疗(顺铂 / 顺铂 +5- 氟尿嘧啶)可以降低 30%~50% 的死亡风险,改善预后,是目前的常规方法。

初始治疗放疗适应范围:

(1) ⅠA1、ⅠA2 期术后病理淋巴结阳性。

(2) ⅠA2、ⅠB1、ⅠB2、ⅠB3、ⅡA1、ⅡA2 期可不手术直接选择放疗。

(3) ⅡB、ⅢA、ⅢB、ⅢC、ⅣA 期，放射野延伸。

3. 化疗 化疗可用于手术和放射治疗的辅助治疗方式，也是晚期癌细胞广泛转移患者的首选治疗，近年来有静脉或动脉灌注化疗，缩小肿瘤体积，创造手术机会，提高放疗效果。一线联合方案包括顺铂 / 紫杉醇、卡铂 / 紫杉醇、顺铂 / 托泊替康、顺铂 / 吉西他滨，一线单药方案包括顺铂(首选)、卡铂、紫杉醇。

4. 随诊 在完成了根治性手术和根治性放疗后，随诊对于宫颈癌患者至关重要。随诊内容如下。

(1) 定期询问病史和体检。

(2) 宫颈 / 阴道细胞学检查：前 2 年，每 3~6 个月一次；之后 3~5 年，每 6 个月一次；然后每年一次。

(3) 胸部 X 线片：每年一次。

(4) 血常规、尿素氮、肌酐检查：每 6 个月一次。

(5) 盆、腹腔影像学检查：如超声、CT、MRI，必要时行 PET/CT 检查。

(6) 建议放疗后使用阴道扩张器。

(7) 如有指征，行鳞状上皮细胞癌抗原检查，有利于检测出适于潜在治愈性挽救治疗的孤立性复发或持续性宫颈鳞癌。

(8) 针对症状对患者进行宣教。

5. 复发性宫颈癌治疗

(1) 对于既往未行放疗的局部 / 区域复发患者或既往放疗部位之外发生复发患者，治疗方案包括针对肿瘤局部的放疗 + 以铂类为主的化疗 + 近距离放疗，可能情况下可考虑手术切除。化疗方案通常采用顺铂单药或顺铂 +5- 氟尿嘧啶。

(2) 放疗后盆腔中心性复发患者可考虑给予盆腔廓清术 ± 术中放疗。

（3）放疗后非中心性复发患者可考虑肿瘤切除并对切缘阳性或切缘邻近肿瘤者给予术中放疗，或针对肿瘤局部的放疗联合化疗。

（4）远处转移者，通常很难治愈，孤立远处转移灶可靠手术切除或γ刀治疗，联合放疗和化疗。但对于大多数患者来说，合适的治疗是化疗。

【Tips】

宫颈原位癌并未列入宫颈癌 FIGO 分期内，而是作为 CIN Ⅲ，手术范围锥切即可。

（尹　婕　桂　婷）

第三节　子宫肌瘤

【背景知识】

子宫肌瘤是女性生殖器官中最常见的良性肿瘤，它由平滑肌和纤维结缔组织组成，因此又称为子宫平滑肌瘤。子宫肌瘤多发生于育龄期女性，30 岁以上的妇女约 20% 有子宫肌瘤。在 40~50 岁的妇女中，其发病率高达 51.2%~60%。

子宫肌瘤病因不明.根据子宫肌瘤的好发年龄，提示其发生与女性性激素相关，子宫肌瘤内雌激素受体明显高于周边正常平滑肌组织，因此局部雌激素高敏感性是肌瘤发生的重要原因之一。孕激素也同样能够刺激肌瘤发生。也有研究表明，甾体激素在细胞增殖和分化中的作用是通过生长因子的产物调节，在子宫肌瘤中，许多异常表达的生长因子在其他间质衍生的疾病中也有异常表达。除以上因素外，子宫肌瘤的发生也存在细胞遗传学的异常，最常见的染色体异位为 t(12；14)(q14-15；q23-24)。

按其发生部位，子宫肌瘤可分为宫体肌瘤和宫颈肌瘤。按与子宫肌壁的关系，子宫肌瘤可以分为肌壁间肌瘤(intramural myoma)、浆膜下肌瘤(subserosal myoma)、黏膜下肌瘤(submucosal myoma)和阔韧带肌瘤(broad ligament myoma),其中以肌壁间肌瘤最为常见,占60%~70%。国际妇产科联盟(FIGO)将子宫肌瘤分为9型(图15-1)。0型:有蒂黏膜下肌瘤;1型:无蒂黏膜下肌瘤,向肌层扩展 ≤ 50%;2型:无蒂黏膜下肌瘤,向肌层扩展 >50%;3型:肌壁间肌瘤,位置靠近宫腔,瘤体外缘距子宫浆膜层 ≥ 5mm;4型:肌壁间肌瘤,位置靠近子宫浆膜层,瘤体外缘距子宫浆膜层 <5mm;5型:肌瘤贯穿全部子宫肌层;6型:肌瘤突向浆膜;7型:肌瘤完全位于浆膜下,有蒂;8型:其他特殊类型或部位的肌瘤,子宫颈、宫角、阔韧带肌瘤。

子宫肌瘤包膜完整,易于剥离,多为球形,或多个肌瘤融合呈不规则形,镜下是漩涡状排列的梭形平滑肌细胞和不等量的纤维结缔组织。子宫肌瘤可发生玻璃样变性、囊性变、红色样变、脂肪变性、黏液变性、肉瘤样变以及钙化。其中玻璃样变性最常见,变化仅在镜下可见;子宫肌瘤恶变率较低,为0.4%~0.5%;在妊娠期或产褥期,需警惕子宫肌瘤的红色样变性,主要表现为发热和腹痛。

绝大多数子宫肌瘤患者并无明显的症状和体征,仅在体检中偶然发现。子宫肌瘤的症状主要与肌瘤大小、位置、有无变形相关。其主要症状有下腹部包块、经量增多、经期延长、白带增多以及压迫症状。压迫症状主要包括压迫膀胱引起的尿频、尿急,压迫直肠引起的便秘或下腹坠胀、压迫输尿管引起输尿管扩张甚至肾盂积水。腹痛症状较为少见,在发生红色变性时腹痛明显。妇科查体多可发现子宫增大,形态失常,表面突起多不规则,质地较硬,边界清楚;较大黏膜下肌瘤有时可以脱出于宫颈外口,表面光滑,粉红色,若有感染则可表现出血及脓性分泌物。

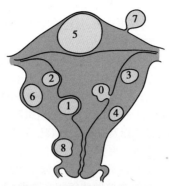

图 15-1 子宫肌瘤 FIGO 分型

0 型 . 有蒂黏膜下肌瘤；1 型 . 无蒂黏膜下肌瘤，向肌层扩展 ≤ 50%；2 型 . 无蒂黏膜下肌瘤，向肌层扩展 >50%；3 型 . 肌壁间肌瘤，位置靠近宫腔，瘤体外缘距子宫浆膜层 ≥ 5mm；4 型 . 肌壁间肌瘤，位置靠近子宫浆膜层，瘤体外缘距子宫浆膜层 <5mm；5 型 . 肌瘤贯穿全部子宫肌层；6 型 . 肌瘤突向浆膜；7 型 . 肌瘤完全位于浆膜下，有蒂；8 型 . 其他特殊类型或部位的肌瘤，子宫颈、宫角、阔韧带肌瘤。

子宫肌瘤预后良好，但复发率高，术后 3 年的复发率可高达 80%，其原因可能是残留小肌瘤生长或子宫肌瘤的原发病因导致。

【接诊要点】

1. **现病史** 采集主要患者的一般情况，包括年龄、孕产史、月经史。着重子宫肌瘤发现的时间，发现当时的情况，包括是否伴有月经量增多、经期延长，是否有腹痛、白带增多、压迫症状等，以及发现肌瘤后的复查情况和治疗情况，是否伴有短期内肌瘤体积迅速增加。同时询问患者是否有下一步的生育计划。

2. **既往史、个人史、婚育史和家族史** 主要关注患者既往的重大内科疾病史、月经情况及婚育计划,家族中是否存在子宫肌瘤高发的情况。

3. **查体** 主要包括一般查体及妇科专科查体,注意子宫大小、形态、质地,子宫肌瘤位置、质地等。

4. **辅助检查** 主要参考盆腔超声,超声需关注子宫肌瘤的大小、数目、位置以及与周边组织器官的关系,注意肌瘤内血流情况以及肌瘤变性情况。

5. **鉴别诊断** 根据病史、体征及超声等辅助检查,子宫肌瘤诊断并不困难,但仍需注意与子宫肉瘤、子宫腺肌瘤、卵巢来源肿瘤等相互鉴别(表15-6)。然而,子宫肌瘤虽体征明确,但明确诊断需依靠病理诊断。

表 15-6 子宫肌瘤鉴别诊断

鉴别要点	子宫肌瘤	子宫肉瘤	子宫腺肌瘤	卵巢来源肿瘤
好发年龄	育龄期	老年妇女	育龄期	任何年龄
月经改变	有	多无	有	多无
痛经	无关	无关	明显	无关
肿瘤生长速度	慢	快	与月经相关	良性慢、恶性快
质地	中	不定	硬	不定
子宫形态	不规则	不规则	球形增大	正常

鉴别要点	子宫肌瘤	子宫肉瘤	子宫腺肌瘤	卵巢来源肿瘤
超声	包膜完整低回声,边界清楚伴环状血流信号	包膜不完整,血流丰富	界限不清的低回声,肌层回声不均	子宫外附件区的异常占位信号,囊性或实性,伴或不伴血流信号

【治疗】

1. 随访观察 随访观察主要适用于无症状的子宫肌瘤患者,尤其是子宫小于 10~12 周妊娠子宫大小者。围绝经期妇女可以期待绝经后子宫肌瘤的自然萎缩。无手术指征者 3~6 个月随访一次,每次需进行详细的妇科检查或超声检查,对月经量增多、经期缩短、有压迫症状或短期肌瘤体积增大明显者,可改为手术治疗。子宫肌瘤前来就诊的患者多伴有焦虑的心态,临床医生应予以耐心解释。

2. 药物治疗 药物治疗主要适用于手术前准备和围绝经期过渡治疗,主要包括如下药物:雄激素(丙酸睾酮 25mg 肌内注射,每 5 日一次,经期 25mg/d,共 3 次,每个月总量不超过 300mg);米非司酮(12.5mg/d,口服)和促性腺激素释放激素类似物(GnRHa)。GnRHa 主要用于术前辅助治疗 3~6 个月缩小瘤体,纠正贫血,降低手术难度及减少术中出血,80%~90% 患者在使用 GnRHa 治疗 3~6 个月后可以达到出血减少、瘤体缩小的作用,但停药 12 周后瘤体再次增大。

3. 手术治疗 子宫肌瘤的手术指征包括:子宫大于 10 周妊娠子宫;月经过多继发贫血;有膀胱、直肠压迫症状;肌瘤生长较快怀疑恶变;保守治疗失败;不孕或反复流产排除其他原因;子宫肌瘤大于 4cm 并短期有生育计划者。手术治疗路径有经腹、经阴道、腹腔镜及宫腔镜。手术方式主要有肌瘤剔除术和子宫切除术。具体的手术方式需根据患者的不同情况制订个体化的治疗方案，对于无生育要求，子宫肌瘤多发并有多次手术史，症状明显，恶性可疑可选择全子宫切除术。多发子宫肌瘤剔除术后需将全部标本送病理，警惕多发肌瘤中混杂肉瘤变可能。

手术为择期手术，因此手术时机最好选择在早期卵泡期，月经期和晚期卵泡期不宜手术，主要是因出血多、内膜种植可能、感染及妊娠可能存在。

(1)子宫肌瘤剔除术主要步骤

1)探查。

2)予止血带、垂体后叶素或缩宫素宫体注射减少出血。

3)切开子宫浆肌层及肌瘤包膜。

4)巾钳提拉肌瘤，剔除肌瘤。

5)缝合瘤腔。

6)缝合子宫浆肌层。

7)松止血带，严密止血后关闭腹壁。

(2)子宫肌瘤剔除术注意事项

1)选择合适的切口。

2)详细探查肌瘤位置。

3)严密止血，不留死腔。

4)需先剔除体积较大、位置特殊的肌瘤。

5)肌瘤较多者，术前放置双腔管，可达到指示宫腔、自上而下牵引碘仿纱条、防止宫腔粘连的作用。

6)肌瘤剔除过程中需注意有无进入宫腔，若进入宫腔，可放置碘仿纱条，防止宫腔粘连。

7)尽量减少子宫内膜的损伤。

8)术后注意避孕，进宫腔者至少避孕6个月，未进宫腔者至少避孕3个月。

4. 其他治疗 其他治疗包括栓塞和高频超声聚焦消融术。

【Tips】

子宫平滑肌瘤作为一种良性病变,需严格把握手术指征。对于有生育要求的女性,为防止妊娠期因子宫肌瘤所致流产或早产,可适当放宽手术指征。

(尹 婕 桂 婷)

第四节 子宫内膜癌

【背景知识】

子宫内膜癌是女性生殖器官常见的肿瘤之一,仅次于宫颈癌,发生率约为 22.7/100 000。子宫内膜癌病因不清,目前主要分为两种发病机制,一种为雌激素依赖型,主要是无孕激素拮抗的雌激素长期作用发生子宫内膜增生,甚至癌变,此类型占子宫内膜癌的大多数,为 80%~90%,均为子宫内膜样腺癌,按腺体分化可分为高分化(G_1)、中分化(G_2)、低分化(G_3),肿瘤分化较好,雌孕激素受体多呈阳性,预后好,患者较年轻,常伴有肥胖、高血压、糖尿病、不孕或不育及绝经延迟(也是子宫内膜癌高危因素);另一种为非雌激素依赖型,发病与雌激素无关,病理类型少见,如子宫内膜浆液性乳头状癌、透明细胞癌、腺鳞癌、黏液腺癌等,多见于年老及体瘦妇女,肿瘤恶性程度高,分化差,雌孕激素受体多呈阴性,预后不良。多数子宫内膜癌生长缓慢,局限于内膜或宫腔内时间长,其主要转移途径为直接蔓延,其次为淋巴转移,晚期患者可经血行转移。

子宫内膜癌为子宫内膜的恶性病变,临床表现主要为异常子宫出血,包括月经过多、不规则出血、绝经后出血等。此外,阴道排液、子宫内膜增厚也应警惕内膜癌可能。子宫内膜癌诊断不难,分段诊断性刮宫的组织病理学是诊断子宫内膜癌的标准方法。超声、MRI可以用来评价子宫内膜癌的肌层浸润深度及盆腔外转移情况，宫腔镜可以直视下观察子宫内膜癌的病变范围并取活体检查(有研究显示，宫腔镜检查并不会增加子宫内膜癌宫腔外转移的概率)，此外，血清CA12-5可以协助诊断病变范围，尤其是对于子宫外播散者。FIGO自1988年开始推荐使用子宫内膜癌手术病理分期，2009年最新更新(表15-7)。由于子宫内膜癌症状出现较早，诊断方法简单易行，因此约75%患者为Ⅰ期，13%患者为Ⅱ期。

表 15-7　子宫内膜癌 2009 年 FIGO 分期

FIGO 分期	肿瘤累及范围
Ⅰ 期	肿瘤局限于宫体
Ⅰ A 期	肿瘤浸润深度 <1/2 肌层
Ⅰ B 期	肿瘤浸润深度 ≥ 1/2 肌层
Ⅱ 期	肿瘤侵犯宫颈间质但无宫体外蔓延
Ⅲ 期	肿瘤局部和 / 或区域的扩散
Ⅲ A 期	肿瘤侵犯浆膜层和 / 或附件
Ⅲ B 期	阴道和 / 或宫旁受累
Ⅲ C 期	盆腔或腹主动脉旁转移
Ⅲ C1 期	盆腔淋巴结阳性
Ⅲ C2 期	腹主动脉旁淋巴结阳性和 / 或盆腔淋巴结阳性
Ⅳ 期	肿瘤侵及膀胱和 / 或直肠黏膜，和 / 或远处转移
Ⅳ A 期	肿瘤侵犯膀胱和 / 或直肠黏膜
Ⅳ B 期	远处转移，包括腹腔内转移，和 / 或腹股沟淋巴结转移

子宫内膜癌预后良好,主要取决于分期及病理类型,早期患者可达到治愈目的,总体5年生存率为85%。晚期及复发患者预后较差。

【接诊要点】

1. **现病史** 采集病史需包括患者一般情况、年龄、生育情况、月经情况、有无异常子宫出血(月经过多、不规则出血、绝经后出血)、有无肥胖等。如有异常子宫出血症状者,需详细询问出血时间、出血量、止血情况,排除其他因素导致的子宫出血。检查及治疗情况。

2. **既往史、个人史、月经及婚育史** 需注意排查是否有子宫内膜癌高危因素存在,如高血压、糖尿病、肥胖、不孕、多囊卵巢综合征病史,长期服用含激素类保健品史等。

3. **查体** 包括全身查体及妇科查体,全身查体评估患者一般身体情况,妇科查体主要排查异常子宫出血的其他原因,如宫颈病变、阴道病变、妊娠相关子宫出血等。超声检查需注意子宫内膜厚度,肌层浸润深度,血流情况,盆腔双附件情况等。

4. **诊断** 对于排除其他因素所致异常子宫出血患者、超声提示子宫内膜异常增厚、尤其是绝经后妇女子宫内膜厚度超过5mm者,可行分段诊断性刮宫术刮取内膜明确诊断,宫颈管搔刮术、子宫内膜活检能够协助诊断。此外,细胞学检查、宫腔镜检查、其他影像学检查(MRI、CT)、血清CA12-5可用来协助诊断子宫内膜病变情况。

5. **鉴别诊断** 子宫内膜癌最常见症状为异常子宫出血,因此需要和能够引起阴道流血的各种疾病相鉴别(表15-8)。

表 15-8 子宫内膜癌需与以下疾病相鉴别

主要疾病	临床特征
绝经过渡期出血	月经紊乱,妇科查体无异常,分段诊断性刮宫可明确排查
老年性阴道炎	血性白带,阴道黏膜变薄、充血或有出血点,抗炎治疗后诊断性刮宫排查
子宫黏膜下肌瘤或内膜息肉	月经增多或经期延长,超声、宫腔镜和分段诊断性刮宫可排查
宫颈癌、子宫肉瘤和输卵管癌	均可表现排液、阴道出血,但此三种肿瘤超声下可分别在宫颈、子宫、附件区找到异常占位;若占位不明显,分段诊断性刮宫可排查

【治疗】

2009 年 FIGO 更新子宫内膜癌分期,2011 年针对这一新的分期,NCCN 提出了新的子宫内膜临床实践指南,按照这一指南,根据患者个体情况制订个体化治疗方案。

1. 初治前评估

(1)子宫内膜样腺癌

1)肌层 / 间质浸润的深度。

2)宫颈间质或腺体受累情况。

3)宫腔病变的大小。

4)病变累及的部位(宫体、下段、宫颈)。

5)组织学亚型和分级血管淋巴管间隙浸润。

6)抑制基因错配修复分析。

以上评估内容应该包括腹腔冲洗液,淋巴结累及部位,输卵管和卵巢评估。

(2)非子宫内膜样腺癌(子宫内膜浆液性乳头状癌、透明细胞癌、腺鳞癌、黏液腺癌),按照卵巢癌标准进行。

1)家族史收集和评估。

2)腹部／盆腔检查。

3)超声／盆、腹 CT 平扫＋增强评估。

4)胸部影像学检查。

5)CA12-5。

6)全身情况评估,包括血常规、尿常规、肝功能、肾功能等生化检查。

2. 手术病理分期　对所有早期病例均应进行全面的分期术,包括从横膈至盆腔的全面探查,并推荐所有病例进行盆腔和腹主动脉旁淋巴结切除,而不是类似于宫颈癌的随机活检术,多因素的分析表明,与未行淋巴结切除或仅行淋巴结活检术相比,全面的淋巴结切除术可明显改善患者的生存率。

对于可疑宫颈间质病变者,可通过宫颈活检或 MRI 进行评估,常采用根治性子宫切除＋腹水细胞学检查＋盆腔及腹主动脉旁淋巴结切除术,也可以选择放疗后的全子宫双附件切除＋腹主动脉旁淋巴结切除术。

对于子宫外病变者,检查 CA12-5 或影像学进行评估。腹腔内病变(腹水、网膜、淋巴结、卵巢、腹膜受累)推荐手术治疗,包括全子宫／双附件切除、盆腔和腹主动脉旁淋巴结切除、大网膜切除及减瘤术;对于累及阴道、膀胱、直肠或宫旁等子宫外的盆腔病变,推荐放疗或化疗;对于腹腔外的病变,如肝受累,则推荐姑息性全子宫／双附件切除,根据具体情况采用放疗或其他药物治疗。

全面分期术具体步骤如下:

(1)开腹。

(2)腹腔及盆腔液细胞学。

(3)探查盆、腹腔。

(4)全子宫／双附件切除。

(5)剖视宫腔,确定肿瘤生长部位、累及范围、浸润深度等。

(6)盆腔和腹主动脉旁淋巴结切除。

(7) 宫体外可疑癌细胞播散处活检;腹腔内病变切除。

(8) 关腹。

3. 全面分期术后的辅助治疗 根据肿瘤分化程度、肌层及浸润深度,或宫颈浸润情况,采取积极的辅助治疗,除ⅠA期无高危因素(包括年龄、转移阳性淋巴结、肿瘤大小、宫颈/腺体受侵)的高分化腺癌患者术后可单纯选择观察随诊,其余所有期别的子宫内膜癌患者均可选择全面分期术后的放射治疗(ⅠA期、ⅠB期无高危因素、ⅠB有高危因素高中分化腺癌患者可选择术后观察随诊或放疗,其他期别患者必须术后放疗),晚期患者可增加化疗(表15-9)。

表15-9 子宫内膜癌全面分期术后辅助治疗

FIGO 分期	辅助治疗方案
Ⅰ期	选择观察或阴道内照射,或盆腔放射
Ⅱ期	选择阴道内照射,或盆腔放疗
ⅢA期	可以化疗 ± 放疗,或肿瘤直接放疗 ± 化疗;或盆腔放疗 ± 阴道内照射
ⅢB期	化疗 + 肿瘤直接放疗
ⅢC期	术后无肉眼可见病变,化疗 ± 放疗
Ⅳ期	术后化疗 ± 放疗

放疗为治疗子宫内膜癌有效的方法之一,方法有腔内照射及体外照射两种。腔内照射主要采用高能放射源 ^{60}Co 或 ^{137}Cs;体外照射常用 ^{60}Co 或直线加速器。放疗适用于为减少盆腔复发、广泛宫颈间质受累的术前放疗、合并严重内科合并症无法手术者、孤立性阴道或盆腔复发治疗性放疗、大块盆腔或转移性病变的姑息性放疗。

子宫内膜癌化疗主要是期待能够减少肿瘤的远处

转移,TC、PA 方案(顺铂 $50mg/m^2$+ 多柔比星 $60mg/m^2$)均为有效方案。对于晚期患者,采用化疗可以改善无疾病进展和总生存率。

4. **孕激素治疗** 对晚期或复发癌、早期要求保留生育功能患者,可考虑孕激素治疗。其机制可能是孕激素作用于癌细胞与 PR 结合形成复合物进入癌细胞核,延缓 DNA 和 RNA 复制,抑制肿瘤细胞生长。孕激素治疗主要用于晚期无复发病理的疗效肯定,对于分化好,孕激素受体阳性者总体有效率约为 25%。对于分化差,孕激素受体阳性者总体有效率为 8%~9%。使用以高效、长期、大剂量为宜。主要药物甲羟孕酮 200mg/d。

5. **年轻患者保留生育功能治疗** 保守治疗前需按照初治评估标准进行全面评估,包括双侧卵巢情况。主要药物有甲地孕酮 160~320mg/d、甲羟孕酮 200~500mg/d、促性腺激素释放素受体阻滞剂(GnRHa)、左炔诺孕酮宫内缓释系统(曼月乐),根据患者情况可联合来曲唑、二甲双胍等药物。也可全身口服孕激素或 GnRHa 联合曼月乐治疗。出现完全反应的平均时间为 3.5 个月。患者需每 3 个月进行分段诊断性刮宫评估子宫内膜病变程度。对于效果不佳或病情进展者,需及早进行手术治疗。病变局限于内膜者药物逆转效果明显,若早期存在肌层浸润,则逆转效果较差。

保留生育功能指标:

(1)年轻,渴望生育。

(2)ⅠA 期。

(3)高分化腺癌。

(4)CA12-5 不高。

(5)有随诊条件。

(6)在满足上述条件后,充分告之风险情况下可保留生育功能。

(7)完成生育功能后,需根据情况行子宫 / 双附件切除术。

6. 非子宫内膜样癌的治疗

(1)主要包括浆乳癌、透明细胞癌、癌肉瘤。

(2)手术分期,手术范围:参考卵巢癌,行全子宫/双附件切除＋盆腔及腹主动脉旁淋巴结切除＋腹水细胞学＋大网膜切除术＋腹膜多点活检,手术需最大限度进行肿瘤细胞减灭。

(3)辅助治疗:除无肌层浸润的ⅠA期外(此期患者可选择术后观察或化疗或肿瘤部位放疗),其他期别的患者均必须选择化疗,必要时放疗,对于为充分减瘤的Ⅲ、Ⅳ期患者,建议仅进行化疗。

【Tips】

新分期出台后,NCCN对于子宫内膜癌的治疗指南也相应地做了调整,对于淋巴结清扫规定更为具体而肯定。

1. 阴道超声(TVB)对于子宫内膜癌肌层浸润的诊断敏感性达80%~100%,同时还能观察血流情况。

2. MRI在肌层浸润诊断方面特异性和敏感性不比TVB高,但对于淋巴结转移和其他转移评估时,具有一定价值。

3. 腹腔冲洗液细胞学和宫颈黏膜受累不列入新的FIGO分期中,但腹腔冲洗液对全面分期、术后治疗存在一定指导作用。

（尹　婕　桂　婷）

第五节　子宫肉瘤

【背景知识】

子宫肉瘤罕见,占所有子宫恶性肿瘤的2%~4%,发病原因不详。子宫肉瘤来源于子宫肌层、肌层内结缔组织和子宫内膜间质,也可继发于子宫平滑肌瘤。子宫肉瘤好发于老年女性。根据其来源,子宫肉瘤可分为子宫平滑肌肉瘤(LMS)、子宫内膜间质肉瘤(ESS)〔包括未分化子宫肉瘤(HGUD)〕、恶性中胚叶混合瘤(MMMT)3种主要类型。主要转移方式为血行转移,其次是直接蔓延和淋巴转移。子宫肉瘤临床少见,早期使用的临床分期为国际抗癌协会UICC分期,手术病理分期则参照子宫内膜癌的FIGO分期(见子宫内膜癌FIGO分期)。UICC分期简单明了,未将肿瘤肌层浸润深度、淋巴转移、血管淋巴管瘤栓等高危因素列入分期,对指导临床治疗和预后判断有一定局限性,因此临床上通常参照子宫内膜癌手术病理分期更能够准确地指导治疗,评估预后。2009年FIGO提出了新的子宫肉瘤分期,除恶性中胚叶混合瘤参照子宫内膜癌分期外,子宫平滑肌肉瘤、子宫内膜间质肉瘤分别进行了新的分期(表15-10)。

　　子宫肉瘤早期诊断不易,症状不明显,可表现为阴道不规则流血、腹痛、腹部包块。若包块较大,可表现出类似于子宫肌瘤的压迫症状。若肿瘤经宫颈脱垂至阴道、感染,则常伴有恶臭分泌物。晚期患者可表现出恶性肿瘤晚期患者常见的全身消瘦、贫血、低热等症状或其他组织转移所出现的相应症状。妇科查体可发现子宫增大或宫颈口肿物脱垂,易出血,伴有脓性恶臭分泌物,Ⅲ期以上累及盆壁者,子宫固定不活动。腹水较少见。

　　子宫肉瘤术前诊断较难,主要依靠病理明确诊断,ESS和MMMT可通过诊断性刮宫获得病理诊断。子宫肉瘤总体预后差,复发率高,5年生存率仅有20%~30%,影响其预后的主要因素有组织病理学类型和临床分期,Ⅰ期患者5年生存率可达50%以上,局限于内膜的低度恶性ESS生存率较高,组织病理主要关注肿瘤分化程度、核分裂象、细胞异形,而临床分期主要关注肿瘤是否局限,是否存在转移。

表 15-10 子宫平滑肌肉瘤、子宫内膜
间质肉瘤 FIGO 分期(2009)

FIGO 分期	肿瘤侵犯范围
Ⅰ 期	局限于子宫
Ⅰ A 期	≤ 5cm
Ⅰ B 期	>5cm
Ⅱ 期	肿瘤超出子宫,局限于盆腔
Ⅱ A 期	附件受累
Ⅱ B 期	侵犯到子宫外的盆腔组织
Ⅲ 期	肿瘤扩散到腹腔
Ⅲ A 期	1 处
Ⅲ B 期	1 处以上
Ⅲ C 期	盆腔或腹主动脉旁淋巴结转移
Ⅳ 期	膀胱和 / 或直肠转移,和 / 或远处转移
Ⅳ A 期	膀胱和 / 或直肠转移
Ⅳ B 期	远处转移

【接诊要点】

1. **现病史** 采集病史主要关注患者自觉症状,有无阴道不规则出血,阴道分泌物情况,包括有无恶臭、起病时间、持续时间、是否伴有组织物的脱出等。关注外院检查及治疗情况。一般情况关注有无肿瘤压迫症状,如压迫膀胱或直肠引起的大小便症状。

2. **既往史、个人史、月经及婚育史** 需了解患者既往子宫肌瘤患病情况,是否长期服用激素类保健品,婚育情况,了解患者的生育需求,若为 ESS,则考虑临床个体化治疗,必要时保留生育功能。

3. **查体** 查体主要包括宫颈形态观察,排除宫颈

病变引起的阴道异常出血,观察是否存在异常宫颈赘生物,双合诊注意子宫大小、质地、形态、活动度以及盆腔情况等。超声检查需注意肿瘤的位置、大小、边界情况、血流、双附件是否存在异常回声等。若宫颈存在病变,则是转移的预测因素。

4. 怀疑子宫肉瘤患者,需全面评估患者的一般情况,必要的胸、腹、盆 CT 和 MRI 以及 PET/CT 能够有效评估肿瘤侵犯范围,指导治疗,评价预后。

5. **鉴别诊断** 子宫肉瘤明确诊断为组织病理学诊断,它主要是各种类型的子宫肉瘤间的相互鉴别。病理学上需注意子宫平滑肌肉瘤与恶性潜能未定型平滑肌瘤(STUMP)相互鉴别。

STUMP 诊断标准:符合以下任何一条即可诊断。

(1)细胞轻、中度异型性,核分裂象 5~10/10HPF,无细胞凝固性坏死。

(2)核分裂象 ≥ 15/HPF,但无细胞密集和异形性。

(3)核分裂象较少,且有不正常核分裂象和肿瘤细胞的凝固性坏死。

【治疗】

子宫肉瘤的总体治疗原则为手术治疗,辅以放疗和化疗。治疗目标为控制肿瘤复发。

1. **手术治疗** 子宫肉瘤一般不主张保留生育功能,子宫肉瘤常规手术方式为全子宫 + 双附件切除,Ⅱ期及以上子宫内膜间质肉瘤可考虑术后辅助抗雌激素治疗及放疗;Ⅱ期及以上的子宫平滑肌肉瘤、高级别子宫内膜间质肉瘤和未分化子宫肉瘤术后辅以系统性治疗或放疗,有转移病灶应尽量予以切除。(表 15-11,表15-12)。对于腺肉瘤、癌肉瘤患者,均应参考子宫内膜癌进行手术或术后辅以辅助治疗。

表 15-11　高级别子宫内膜间质肉瘤、未分化子宫肉瘤、子宫平滑肌肉瘤治疗方案

分期	手术范围	辅助治疗
Ⅰ期	全子宫双附件切除术	不需，仅术后随诊
Ⅱ期、Ⅲ期、Ⅳ期	全子宫双附件切除 + 转移灶切除	系统治疗 ± 放疗

表 15-12　低级别子宫内膜间质肉瘤治疗方案

分期	手术范围	辅助治疗
Ⅰ期	全子宫双附件切除	观察
Ⅱ期、Ⅲ期、Ⅳ期	全子宫双附件切除	激素治疗 ± 肿瘤部位放疗，ⅣB 期患者采取激素治疗 ± 姑息性放疗

2. **术后辅助治疗**　术后辅助治疗除抗雌激素治疗外，还包括放疗和化疗，目前对于术后辅助治疗能否有效改善预后尚无循证医学证据，但对控制局部复发可能有效。

（1）放射治疗：子宫肉瘤总体对放疗不敏感，相比而言，子宫内膜间质肉瘤及恶性中胚叶混合瘤对放疗的敏感性优于平滑肌肉瘤。辅助放疗的适应证主要有：Ⅰ期以上患者、术后有残存病灶、高度恶性的子宫内膜间质肉瘤或恶性中胚叶混合瘤。

（2）化疗：子宫肉瘤总体对化疗同样不敏感，但相比而言，子宫平滑肌肉瘤对化疗敏感性优于其他两种类型。化疗对肺转移的效果好于盆、腹腔及肝转移，但疗效仍不肯定，可以作为综合治疗措施之一。化疗首选方案吉西他滨 + 多西他赛。辅助化疗适用于所有子宫肉

瘤患者。

【Tips】

2011 年 NCCN 指南将子宫内膜间质肉瘤分为低级别子宫内膜间质肉瘤和未分化子宫内膜间质肉瘤。此两类肿瘤在辅助治疗方面差异较大。

（桂　婷　尹　婕）

第六节　卵巢良性肿瘤

【背景知识】

卵巢良性肿瘤（ovarian benign tumors）是最常见的妇科肿瘤，从幼女到绝经后妇女均可发病。由于卵巢位于盆腔深部，不易被发现，为诊断带来一定的困难。其中，卵巢上皮性肿瘤最常见，约占卵巢良性肿瘤的50%，其中卵巢良性浆液性囊腺瘤（占 20%~25%，单侧居多，囊内为淡黄色液体）和卵巢良性黏液性囊腺瘤（占20%，单侧居多，多房性为主，可长至很大，囊内容物为胶冻样）又占所有良性卵巢上皮性肿瘤的 70%~80%。占第二位的是卵巢成熟畸胎瘤（也称皮样囊肿，中等大小居多，内有毛发、牙齿、皮脂样物），约占卵巢良性肿瘤的 20%，占卵巢生殖细胞肿瘤的 97%。其他还有卵巢纤维瘤（单侧居多，多发生在中老年妇女，肿瘤质地硬韧，中等大小，部分纤维瘤可能合并有腹水、胸腔积液，肿瘤切除后胸腔积液和腹水自然消失，即为 Meigs 综合征），占卵巢良性肿瘤的 4.8%，以及卵泡膜细胞瘤（为有内分泌功能的肿瘤，绝经期前后多见，几乎均为单侧，表面光滑）。

临床上，不同类型的卵巢良性肿瘤，在其发生上具有一定的年龄段特征可循。卵巢良性上皮性肿瘤多见于中老年妇女，占 50 岁以上女性良性卵巢肿瘤的 70%~80%。成熟性畸胎瘤可发生于任何年龄段，但

80%~90%发生于生育期女性,北京协和医院的资料显示,成熟畸胎瘤的平均发病年龄为34岁;卵巢纤维瘤多发生于中老年,北京协和医院的资料中卵巢纤维瘤的平均发生年龄为46岁,20岁以下者罕见。卵巢良性肿瘤在临床上一般具有以下特点:生长缓慢,小者无明显症状,不易被发现,多数是在因其他疾病而行B超检查时意外发现的。当肿瘤生长到一定大小时,可能出现一些非特异的临床症状,包括下腹不适感或下坠感、自己扪及腹部肿物、腹胀感,具有内分泌功能的肿瘤可有月经紊乱或内分泌症状、肿瘤过大时可有压迫症状(压迫横膈、下腔静脉、髂静脉、膀胱、输尿管、直肠等),比如因影响下肢静脉回流而导致的下肢甚至腹壁水肿、排尿困难、尿潴留、排便不畅等症状。当合并有破裂、扭转、出血、感染等并发症时可出现疼痛。进行妇科检查时,可在一侧附件区扪及囊性或实性、边界清楚、能与子宫分开的肿物,蒂长者活动度很大。否认性生活的女性可行肛诊。

辅助检查方法主要有B超、CT、MRI、肿瘤标志物等,有助于诊断,更主要是有助于与卵巢恶性肿瘤相鉴别。

卵巢良性肿瘤的并发症主要包括:

(1)卵巢囊肿蒂扭转:发生率约为10%。某些肿瘤具有表面光滑、活动度大、带蒂、有一定重量并且重心具有偏心性的特点,这类卵巢囊肿容易发生扭转。其中最常见发生蒂扭转的是成熟性畸胎瘤,其次是卵巢纤维瘤,而其他类型的卵巢良性肿瘤发生蒂扭转的情况则很罕见。临床表现为一侧下腹急性、剧烈的腹痛,常伴有恶心、呕吐。一经确诊,应当立即急诊手术。

(2)卵巢囊肿破裂:总的来说,排除卵巢子宫内膜异位囊肿以外的卵巢良性肿瘤发生囊肿破裂的概率很低,不超过3%,分为外伤性(腹部受到挤压或外伤等因素)和自发性(自瘤壁薄弱部位破出)。破口小,内容物流出少,仅有轻微腹痛;破口大,内容物流出多,出现明显下腹痛、压痛和腹肌紧张。可能发生囊肿破裂的情况主要有:多房性的黏液性囊腺瘤因生长较快,其外周的某个房发生破裂;有外生乳头的浆液性囊腺瘤出现感染、发生破裂;成熟畸胎瘤扭转时间长,形成坏死、感染、破裂;亦偶有卵巢纤维瘤囊性变者发生破裂的报道。

(3)卵巢囊肿感染:多发生在蒂扭转或破裂之后,并不多见,主要表现为腹膜炎的刺激症状。

(4)腹水形成:卵巢良性肿瘤形成腹水的机制目前尚不清楚。原因可能有:①肿瘤组织水肿,而肿瘤的包膜又很薄,细胞外液漏出,形成腹水;②巨大肿瘤的压迫,造成奇静脉、半奇静脉回流受阻,淋巴回流受阻,引起外渗,形成腹水;③肿瘤生长较快,出现坏死、感染,造成局部腹膜的炎症,导致渗出增加;④外生乳头刺激腹膜,使渗出增多等。其中最典型的卵巢纤维瘤所合并的 Meigs 综合征,其发生率为 2%~5.4%,可同时合并有胸腔积液产生,肿瘤摘除后胸腔积液、腹水可迅速消失。部分黏液性囊腺瘤亦可合并腹水。任何良性肿瘤发生蒂扭转时亦可产生腹水。

(5)卵巢良性肿瘤的恶变:卵巢良性肿瘤目前公认的恶变率约为 1%。其中浆液性囊腺瘤的恶变率最高,约为 3.5%,成熟畸胎瘤恶变率也高达 1%~2%,但是各组研究资料的差异极大。

(6)卵巢良性肿瘤导致的功能性改变:卵巢的间质细胞具有分泌激素的功能,从而使患者产生雄激素或雌激素过高的表现。北京协和医院的资料显示,卵巢纤维瘤患者有 24.5% 出现月经紊乱。成熟畸胎瘤中,部分绝经后的肥胖患者可能会出现男性化表现,这是因为在肿瘤组织中有黄素化细胞。部分卵巢黏液性囊腺瘤患者也可有男性化或雌激素过多的表现,这是因为肿瘤细胞刺激周围的卵巢间质细胞反应性分泌雌激素,这种功能性间质形态上表现为间质细胞增生和黄素化。

【接诊要点】

1. **现病史**　主要详细了解患者的基本情况,如年龄、月经及生育情况、有无临床症状、肿瘤生长情况、家族史等,有助于大致判断卵巢肿瘤的性质和种类。

2. **妇科检查**　妇科检查是所有检查手段中尤为重要的,手术医生可以最直接地了解肿瘤的形状以及与其他器官的关系。除了应了解肿物的外形、大小、质地、活动度、有无压痛等基本情况外,还应注意以下几点:通过三合诊更全面地了解盆腔情况,如子宫直肠窝(直肠子宫陷凹)等处;仔细检查可触及的浅表淋巴结情况,如腹股沟、锁骨上淋巴结等;腹水情况;全身一般情况;必要时请更有经验的医师重复检查,相互校对。

3. **影像学检查**　B超不但可以清楚显示肿瘤内部结构,而且具有操作方便、无损伤等特点,使其成为卵巢良性肿瘤诊断中最常用的方法。有报道显示,通过典型的超声图像,卵巢良性肿瘤诊断的正确率可达96%。相比之下,CT在分辨软组织器官上有一定的局限性,所以在卵巢肿瘤的鉴别上并不具备优势。虽然MRI对软组织的分辨率明显高于CT,而且对于巨大卵巢肿瘤的检测具有较大的优势,但价格昂贵是其缺点。

4. **肿瘤标志物**　多种肿瘤标志物与卵巢肿瘤相关,特别是与卵巢恶性肿瘤关系密切。通过测定肿瘤标志物,可以为卵巢恶性肿瘤的诊断提供重要依据,并作为治疗效果的评价指标和随诊指标。肿瘤标志物主要有包括与卵巢上皮性肿瘤相关的CA12-5、CA19-9、

CEA 等；与卵巢恶性生殖细胞肿瘤有关的 AFP、HCG、LDH 等；与卵巢性索间质肿瘤相关的类固醇激素、抗苗勒管激素（AMH）抑制素等。但是，应当注意，上述所有肿瘤标志物虽然具有较高的敏感性，但有时特异性不高，也存在一定的局限性，不能完全区分卵巢的良、恶性肿瘤。以 CA12-5 为例，协和医院的资料显示，在良性卵巢肿瘤中 CA12-5 阳性率 30.8%，卵巢上皮性癌 CA12-5 阳性率 93.5%，其敏感性和特异性分别为 93.5% 和 95.2%。在 I 期卵巢癌患者中，仅有 50% 的患者血清 CA12-5 水平升高，在卵巢内膜样癌、黏液性癌和透明细胞癌患者中，其 CA12-5 水平很低，甚至没有升高现象。

5. 鉴别诊断 主要是良、恶性卵巢肿瘤之间的鉴别（表 15-13）。

表 15-13 卵巢良、恶性肿瘤的鉴别

	良性	恶性
生长速度	缓慢	迅速
性质	囊性	实性
侧别	单侧居多，双侧性极少	双侧居多
边界	肿物表面光滑，边界规则	肿瘤不规则，结节不平
活动度	好	包块粘连，固定，不活动
腹水	腹水仅见于纤维瘤	腹水，特别是血性腹水
一般情况	全身情况良好	消瘦，恶病质，消化道梗阻的表现
子宫直肠窝结节	光滑	无痛性结节

1. 卵巢瘤样病变 滤泡囊肿和黄体囊肿最常见。多为单侧,大多直径 <5cm,壁薄,2~3 个月可自行消失。

2. 子宫浆膜下肌瘤或肌瘤囊性变 超声有助于鉴别诊断。

3. 腹腔积液 巨大卵巢囊肿有可能误诊为腹腔积液,腹腔积液常有基础病,且腹部体征和超声与有囊壁包裹的囊肿有区别。

【治疗】

对于已经确诊的卵巢肿瘤,应尽早手术,以明确诊断。对于单房、CA12-5 正常、囊性、B 超显示无血流、囊肿直径不足 5cm 的非生理性包块,也可密切观察,但需要充分交代病情及风险,并有条件进行密切随诊。近年,随着术前各项辅助检查的开展和检测水平的提高,术前对卵巢肿瘤良、恶性的诊断准确性大大提高,有报道可达 99.6%,同时腹腔镜手术技术日臻完善,手术医生有信心使用腹腔镜来完成此类手术,所以腹腔镜手术的比例越来越高。手术医生需要根据自己的手术技术水平,医院的设备条件,患者个体的情况,比如年龄、生育要求以及对侧卵巢情况,进行综合分析,做出合理的手术方式和手术范围的选择。

1. 开腹卵巢囊肿剔除术

(1)手术指征:年龄 45 岁以下需要保留卵巢者;对侧卵巢缺如的卵巢良性肿瘤;需要尽可能完整剥除的卵巢良性肿瘤;组织的缺血为可逆性的卵巢良性肿瘤。

(2)手术要点:①腹部切口选择左旁正中纵切口或耻上横切口。由于纵切口便于延长切口,腹腔暴露更充分,所以对于肿瘤相对较大、不能完全除外恶性情况、估计粘连较重的患者可以采用。而横切口具有美观、张力低、术后疼痛轻等优点。②充分探查是术中不可缺少的一步,可能有意外的发现,甚至因此改变原定的手术计划。应注意探查对侧附件、子宫直肠窝、周围相邻器官(膀胱、直肠、阑尾等)的情况。③充分保护正常的脏器是必要的,要有避免囊肿破裂、囊内液污染盆腔和腹腔的意识,可用纱布垫围绕病变部位,必要时托垫子宫直肠窝。④卵巢上的切口尽量选择在远离"卵巢门"血管区的区域,在皮质较少的部位做圆形或椭圆形切口,小囊肿亦可做弧形切口。⑤囊肿剥离要层次清晰、准确,动作轻柔,用显微外科的无损伤器械,尽量钝性分离,有时可予"水分离",及时止血。⑥缝合与止血是不可分割的步骤,缝合止血往往是对卵巢组织损伤最小的方法,缝线以3-0到5-0的可吸收线为宜。单股光滑线会减少对卵巢组织的切割损伤。缝合的基本原则是关闭死腔,基本要求是边缘对合整齐、卵巢成形好,基本方法是褥式缝合,与输卵管平行。

2. 腹腔镜卵巢囊肿剥除术

(1)手术指征:年龄 45 岁以下需要保留卵巢者;对侧卵巢缺如的卵巢良性肿瘤(如成熟畸胎瘤,卵巢单纯囊肿等);肿瘤直径小于 10cm,组织缺血为可逆性的部分卵巢良性肿瘤(如成熟畸胎瘤、卵巢单纯囊肿等)。

(2)手术要点:①一般采用脐部及下腹两侧三个穿刺孔,如果卵巢囊肿偏大或有盆腔手术史者,可将穿刺孔适当上移(第一个穿刺孔位于剑脐之间),有利于观察和操作,也更为安全。②利用腹腔镜的优势不仅认真观察盆腔情况,还要认真观察中上腹情况,尤其是肝、胆、胃等。③对卵巢的切开等操作的基本原则与开腹手术相同,尽量使用无损伤器械,电凝止血时应尽量位置准确,持续时间短,电流功率小为宜。剥除前尽量预先穿刺吸出囊内液,避免污染盆、腹腔。④剥除囊皮的方法有撕剥、扭卷、注水分离等,要视具体情况而定,以尽量完全剥除为前提。⑤对剩余的卵巢组织做必要的修整,应尽量保留卵巢正常的组织,仅将无血供、锯齿状的边缘切除。对于卵巢上的切口是保持开放还是缝合关闭,不同的学者有不同的观点,一般认为只要没有活跃出血,可以保持开放状态。⑥与开腹手术不同,腹腔镜手术最后须用大量的生理盐水冲洗盆、腹腔,一是可以去除残存的积血和囊内液,减少手术病率;二是可以通过冲洗,更清楚地观察手术部位;三是低温的生理盐水也有止血的作用。

3. 开腹卵巢切除术

(1)手术指征:年龄 45 岁以上无需保留卵巢者;对侧卵巢正常的部分卵巢良性肿瘤;与正常卵巢组织界限不清的部分卵巢良性肿瘤;肿瘤过大,几乎无法找到正常卵巢组织者;尚能保留同侧输卵管的组织缺血坏死不可逆性的卵巢肿瘤蒂扭转。

(2)手术要点:手术切口选择和探查同开腹卵巢囊肿剥除术的①~③条。需要注意的是,提起患侧卵巢时应轻柔、避免破裂;夹切卵巢固有韧带和卵巢系膜时,以靠近卵巢并做数把结扎为宜,避免输卵管扭曲、变形。

4. 腹腔镜卵巢切除术

(1)手术指征:年龄 45 岁以上无需要保留卵巢者;对侧卵巢正常的部分卵巢良性肿瘤;与正常卵巢组织界限不清的部分卵巢良性肿瘤;囊肿完全破坏了正常卵巢组织;尚能保留同侧输卵管的组织缺血坏死不可逆性的卵巢肿瘤蒂扭转。

(2)手术要点:腹腔镜卵巢囊肿剥除术的①、②、⑥条仍适用于本手术。只是在凝切卵巢系膜血管时,不要功率过大,尽量靠近卵巢,避免损伤输卵管,由于卵巢固有韧带位于宫角凹陷处,不易暴露,且其内包含有血管,处理时应使用双极充分凝结,避免出血。

5. 开腹附件切除

(1)手术指征:基本与开腹卵巢切除术相同,但对于年龄大于 40 岁、无生育要求、合并输卵管炎症、有盆腔粘连并发腹痛、一级亲属中有妇科恶性肿瘤病史的患者，建议同时切除输卵管。

(2) 手术要点：手术切口选择和探查与开腹卵巢囊肿剥除术的①~③条相同。需要注意的是卵巢根部卵巢固有韧带和骨盆漏斗韧带内有较粗的血管，建议分别单独两次结扎，为避免创面过大，可将骨盆漏斗韧带残端固定于同侧。

6. 腹腔镜附件切除

手术指征：基本与开腹附件切除术相同。手术原则与腹腔镜下卵巢切除术相同。但需要注意的是，骨盆漏斗韧带的组织较多，血管较粗，要充分凝结，方可切断。必要时反复凝结，逐次切断。

另外，对于围绝经期妇女，可行一侧 / 双侧附件切除术或全子宫 + 双附件切除术。

卵巢良性肿瘤的术中诊断也尤为重要，它将决定手术方式和手术范围的选择，尤其是腹腔镜手术，还要面临决定是否需要中转开腹手术。术中诊断既是对术前诊断和手术方式的补充，更是决定手术方案和手术结果的最关键步骤。术中诊断的要点有以下几点：密切结合病史，特别是年龄段，术中仔细、全面观察肿瘤的性状，包括大小、形状、表面情况、囊实性、单双侧等，对于手术切除的肿瘤标本应切开，进行详细的肉眼检查，观察切面、内容物的特征。对于术中怀疑有恶性可能，必要时行术中冷冻病理检查，如为恶性肿瘤，扩大手术范围。

【Tips】

卵巢交界性肿瘤均属卵巢上皮性肿瘤，在组织学类型上介于良性和恶性，也称低度潜在恶性肿瘤，诊断必须依据组织病理学检查，通常为浆液性或黏液性，临床可表现为肉眼可见的腹膜扩散，但镜下检查无肿瘤直接浸润的证据。具有以下特点：①易发生于生育年龄女性，20~40岁；②常为早期，Ⅰ~Ⅱ期患者占80%；③临床上具有一定恶性上皮卵巢癌的组织学特征，但缺少确认的间质浸润，恶性程度低；④对化疗不敏感；⑤多为晚期复发；⑥复发多为卵巢交界瘤，再次手术仍可达到较好的结果。

由于没有特异的临床表现，术前诊断概率不高，几乎均为组织病理学诊断。其病理特征有：腹膜浸润者极少见，多为单侧，乳头多在囊内生长，出血、坏死罕见。核异型性仅为轻度或中度，核分裂象<4/HPF，细胞复层少于三层，无间质浸润。临床分期与卵巢恶性肿瘤相同。

治疗上，手术为交界性肿瘤最重要、最基础的治疗。对于早期、年轻、有生育要求的患者，可切除一侧附件，行腹腔冲洗液及腹膜多点活检而保留生育功能。对于Ⅰ期患者，可不进行分期手术。目前尚无证据表明淋巴结切除和大网膜切除会提高患者的生存率。对于双侧交界性肿瘤，只要有正常卵巢组织存在，可行肿瘤切除而保留生育功能。期别较晚的交界性卵巢肿瘤如无外生乳头结构及浸润种植，也可考虑保留生育功能的手术治疗。对于晚期、年龄大或无生育要求的患者，可行全子宫、双附件、大网膜、阑尾切除或行肿瘤细胞减灭术。原则上术后不给予辅助化疗，但对于期别较晚，有浸润性种植和DNA为非整倍体的卵巢交界性肿瘤，术后可给予3~6个疗程的正规化疗，方案同卵巢上皮性肿瘤。但辅助化疗能否减少复发、提高患者生存率还有待证实。黏液性交界瘤非常少见，多为单侧巨大包块，分期多为Ⅰ期。如果双侧受累，或伴有腹膜假黏液瘤，首先考虑卵巢是继发的。黏液性肿瘤需切除阑尾。

（王 丹 李 源 周 莹）

第七节 卵巢恶性肿瘤

【背景知识】

卵巢恶性肿瘤临床上常见的组织学类型有上皮性肿瘤、生殖细胞肿瘤、性索间质肿瘤和转移性肿瘤,上述4种类型约占所有卵巢癌的99%。

卵巢上皮癌最常见,本节将对其着重进行介绍。卵巢上皮性癌是来源于卵巢上皮组织的恶性肿瘤,多见于老年妇女,诊断年龄约为60岁。发病率仅次于子宫内膜癌和宫颈癌,占女性生殖系统恶性肿瘤的第3位。恶性程度高,不易早期发现,75%的患者就诊时为Ⅲ期或Ⅳ期,是死亡率最高的女性生殖系统肿瘤。其发病原因不明,大约5%的患者有卵巢癌或者乳腺癌家族史,其发病可能与 BRCA1 或 BRCA2 基因突变有关。组织病理学类型以浆液性癌最多见,还包括黏液性癌、子宫内膜样癌、透明细胞癌、未分化癌以及其他少见的病例类型(鳞癌、移行细胞癌)。早期无特异的临床症状,随着病变的进展,才出现一些非特异种症状,所以早期诊断较为困难。常见的临床症状包括以下几种。①腹胀:多由于腹水、盆腔包块增大以及胃肠道压迫引起的腹围进行性增大。②腹痛:可由于肿瘤迅速生长导致瘤内出血或者肿瘤破裂、肿瘤扭转引起的急性腹痛。也可能由于肿瘤体积增大牵拉包膜,产生慢性腹部闷痛感。③食欲下降:由肿瘤压迫胃肠道或者胃肠道转移引起,也可能由肿瘤或者机体分泌的体液因子引起。④腹部包块:肿瘤体积较大时,患者可以自行扪及下腹部包块。有时在中腹部也可扪及质地较硬的包块,往往是受肿瘤侵犯呈饼状挛缩的大网膜。⑤尿频:由肿瘤压迫膀胱引起。⑥便血:肿瘤侵犯胃肠道,尤其是直肠黏膜受累明显时。⑦胸闷、憋气:由胸腔积液引起。⑧肠梗阻:

肿瘤压迫肠道或者发生肠系膜浸润,导致所谓的"麻花肠""皮革肠"时常见,表现为恶心、呕吐、排气及排便消失。⑨绝经后阴道出血:部分肿瘤具有分泌雌激素的功能。

【接诊要点】

1. 现病史 与卵巢良性肿瘤相似,现病史应详细了解患者的基本情况,如年龄、月经及生育情况、有无临床症状、肿瘤生长情况、有无消化道等伴随症状、家族史等。大致判断卵巢肿瘤的性质和种类。

2. 体检 与卵巢良性肿瘤相似,妇科盆腔检查特别是三合诊尤为重要。妇科肿瘤医生可以通过盆腔检查对患者的病情有初步的了解和判断,并可以初步评估肿瘤的性质、累及周围器官(尤其是膀胱和直肠)的情况。对于个别检查困难的患者,应在麻醉下进行详尽的盆腔检查(EUA)。除了盆腔检查,全身检查也非常重要,比如仔细检查浅表淋巴结肿大情况,胸腔积液、腹水情况等。恶性卵巢肿瘤的体格检查特点是双侧、实性、不规则的盆腔包块,活动度差,常伴有腹水和子宫直肠窝结节。

3. 影像学检查 盆腔和腹部超声都是最基本的检查,是对体格检查的有效补充,为卵巢肿瘤性质的判断提供重要依据。超声如发现附件来源的囊实性或实性包块、无回声内见分隔、囊内有实性的乳头状突起、实性部分内有低阻血流信号(RI<0.4)、合并腹腔积液时,高度提示恶性病变。CT 或者 MRI 在卵巢恶性肿瘤术前评估上也起到重要作用,不仅对肿瘤的基本情况有所了解,还可以明确和评估肿瘤与周边邻近组织和器官(肠管、肝、脾、肾、膀胱、输尿管、大血管等)的关系并了解有无腹膜后淋巴结转移。乳腺超声或乳腺钼靶相等检查可以帮助除外乳腺转移瘤。

4. 肿瘤标志物 由于卵巢恶性肿瘤发生的类型与

年龄段相关,45 岁以上的患者倾向于发生上皮性癌的可能性大,主要检查与卵巢上皮性肿瘤相关的 CA12-5、CA19-9、CEA 等,80% 的卵巢上皮性癌 CA12-5 升高,90% 以上的患者 CA12-5 的高低与病情缓解和恶化相一致,黏液性癌可有 CA19-9 升高。而 45 岁以下的患者除此之外,出现生殖细胞肿瘤的风险也存在,还应同时检查与卵巢恶性生殖细胞肿瘤有关的 AFP、Hcg、LDH 等。但是,应当注意的是,尚无任何一种肿瘤标志物为某一独特的肿瘤专有,只是各种类型卵巢肿瘤具有相对特殊的标志物。另外,在 I 期卵巢癌患者中,仅有 50% 的患者血清 CA12-5 水平升高,在卵巢内膜样癌、黏液性和透明细胞癌患者中,其 CA12-5 水平很低,甚至没有升高现象。

5. **正电子发射成像(PET)** 作为一种放射性成像的新技术,全身 PET 显像可以显示原发肿瘤及转移灶。尤其是对卵巢癌复发的诊断上优势更明显。但是价格昂贵是其缺点。

6. **全胃肠造影、钡灌肠、胃镜、结肠镜** 为排除来自消化道的转移瘤,首先可以通过连续 3 次的大便潜血试验进行筛查,潜血阳性提示消化道受累或消化道来源肿瘤,需要进一步行胃肠道造影或消化道内镜检查除外消化道肿瘤。一方面,胃肠道肿瘤有相当一部分表现为类似卵巢癌的症状,所以术前对消化道的评估十分重要,明确肿瘤是否来源于消化道转移。另一方面,可以用来明确卵巢癌累及胃肠道的程度,术前评估手术难度,是否影响实施理想的肿瘤细胞减灭术。

7. **静脉肾盂造影(IVP)或 CT 泌尿系统三维重建** 当检查发现肿瘤固定于盆壁,术前需要评估输尿管受累程度,以便评估手术难度、做好充分准备。

8. **细胞学检查** 腹水明显的患者,可以直接从腹部穿刺。若腹水少或不明显,可以从后穹隆穿刺,进行细胞学检查。

9. 腹腔镜检查 腹腔镜检查是最直接、最有效的术前评估手段,既可以明确诊断,做初步的临床分期,同时可以留取腹腔冲洗液或腹水进行细胞学检查,并取得活体组织进行组织学诊断,还可以术前放腹水或腹腔化疗,为手术做准备。

10. 鉴别诊断

(1)子宫内膜异位症:育龄期女性多见,常有痛经,可有经前期不规则阴道出血,CA12-5 升高多数不超过 200U/ml,囊肿血流不丰富,不合并或仅有少量腹水,腹腔镜检查可以明确诊断。

(2)结核性腹膜炎:年轻、不孕妇女多见。常有低热、盗汗、月经稀少、乏力等症状。如有肺结核病史,更支持盆腔结核诊断超声检查、胃肠镜检查多可协助诊断,必要时行剖腹探查或腹腔镜检查可以明确诊断。

(3)卵巢转移性肿瘤:消化道和乳腺来源多见,多双侧、中等大小、表面光滑、呈肾形、活动的实性包块。如有消化道症状或乳腺包块,可以通过连续 3 次的大便潜血试验以及乳腺超声或乳腺钼靶相等检查进行筛查,如有阳性发现,需做进一步评估。

(4)盆腔炎性包块:性活跃期女性多见。包块有压痛,宫颈可有举摆痛或脓性分泌物,伴发热、下腹痛、血象升高,严重时可有腹膜炎体征。CA12-5 可有升高。有效的抗感染治疗后能明显好转,但应一直随诊至症状和包块完全消失。如未消失,仍应考虑肿瘤的可能性。若治疗后症状、体征无改善,或肿物增大,也应考虑恶性肿瘤可能。

【治疗】

目前卵巢癌的治疗原则和目的仍然是早期争取治愈,晚期控制复发,延长生存期。治疗方式为以手术为主的综合治疗,包括化疗、放疗和免疫治疗等。

1. 手术 一经发现,均应手术。不论肿瘤期别早晚,都应考虑手术,转移扩散不构成手术切除的禁忌证。特别是对于早期卵巢癌患者来讲,手术的地位仍然是不可替代的。

(1)术前:除了做好充分的术前评估外,术前准备也是影响治疗效果的关键步骤。①与患者、家属谈话,使其明确手术指征、手术相关内容(手术切口、范围、方式等)、手术可能发生的并发症、手术风险以及术后可能达到的预期效果和预后。②由于手术时常会涉及肠管手术,术前需要充分的肠道准备,包括泻药、抗生素、电解质和液体四部分内容,根据肿瘤对肠道的影响程度,手术可能涉及肠管手术的可能性和程度,选择 3 天或 5 天的肠道准备方案。③由于肿瘤患者处于高凝状态、肿瘤切除操作使大量凝血物质入血、手术中淋巴结切除损伤血管内皮、术后需要相对长时间卧床使得静脉血流缓慢以及解剖结构等原因,卵巢癌手术容易合并血栓形成,特别是左下肢静脉血栓。故手术前应评估有无下肢静脉血栓。常需要在术前、术后及时使用低分子肝素预防血栓形成,还有抗血栓弹力袜等物理方法。④建立中心静脉通路,既可以有效地维持术中血容量,又可以监测中心静脉压,避免相关并发症的发生。⑤术前对内科合并症充分评估,尤其是对年龄大、病情重的患者,对心肺功能进行全面评价,必要时进行血气、肺功能、超声心动检查等。需停用影响血小板功能药物(如阿司匹林、波立维)7~10 天方可手术。术前积极处理胸腔积液,否则影响麻醉和术后恢复,尤其是术后气管插管的拔除。术前尽量将胸腔积液放净,必要时采用闭式引流。对于腹水的处理取决于腹水量的多少,少量腹水通常不需要处理,大量腹水需要术前分次放净,否则术中大量腹水丢失容易导致血流动力学不稳定,电解质平衡破坏、大量液体快速进入体内引起肺水肿、脑水肿。对于胸腔积液、腹水较多，病情较重的患者，术前评估实施理想的肿瘤细胞减灭术存在困难，可先行先期化疗，有效控制腔积液、腹水，改善患者一般情况，再进行中间型肿瘤细胞减灭手术。既可以提高手术切除率、降低手术难度，也可以减少并发症的发生。⑥卵巢癌手术范围及难度大、情况复杂，术前应充分备血。

(2)卵巢癌的手术方式：卵巢癌的初次手术切净程度是决定预后的关键因素之一。手术可以明确卵巢癌的诊断并明确肿瘤的程度和累及范围，即手术分期。对于晚期患者，可以最大限度地切除肿瘤，即肿瘤细胞减灭，为下一步治疗打下重要的基础。

1)全面分期手术(comprehensive staging laparotomy)：对于早期卵巢上皮癌，为进行准确的分期、减少复发而设计的开腹探查及切除范围。手术应包括：

A. 切口：纵切口(从耻骨联合至脐上4指)，通常选择左旁正中切口，保证腹腔内有足够的显露和视野，可获得足够的空间对上腹部器官和腹膜后淋巴结仔细检查，进行相应的手术。

B. 腹水／腹腔冲洗液细胞学检查：对于有腹水的患者，需要留取部分标本进行细胞学检查，如果没有腹水，需要留取腹腔冲洗液进行细胞学检查，留取部位应该侧重于卵巢癌容易种植的部位，应该包括盆底、双侧结肠侧沟、横膈下(尤其是肝下方)。

C. 仔细探查整个腹腔：检查顺序应该按照上下、左右、深浅的顺序进行。

D. 检查卵巢肿瘤和盆腔：测量双侧卵巢大小，确定肿瘤侵犯范围，确定包膜是否完整，确定有无外生乳头，确定周围组织器官受累情况。

E. 卵巢癌标准的分期手术范围应该包括：①全子宫双附件切除；②大网膜切除；③阑尾切除；④盆腔及腹主

动脉旁淋巴结切除;⑤如果肿瘤肉眼仅局限于盆腔,还应该于肿瘤容易转移的部位行随机的分期活检。这些部位包括腹膜表面、双侧结肠侧窝腹膜、子宫直肠窝的腹膜、侧盆壁腹膜、膀胱腹膜反折腹膜、膈下(活检或细胞学检查)以及任何粘连部位。如果存在明确的转移,应该行肿瘤细胞减灭术。

2)再分期手术(re-staging laparotomy):由于某种原因未能进行全面分期手术,如卵巢囊肿扭转急诊手术只切除附件或囊肿,术后证实为恶性,再次开腹实施的分期手术。

3)卵巢癌的保留生育功能手术(fertility-sparing surgery):卵巢癌保守性手术的目的就是保留子宫和健康的卵巢。对于那些年轻(<40岁),有生育要求的患者,必须在患者和家属充分知情并且同意密切随访的前提下保留生育功能,手术应谨慎和严格选择。就目前研究而言,以下情况可以考虑保留生育功能:①患者年轻,渴望生育;②ⅠA期;③分化好(G_1)的上皮性肿瘤(非透明细胞、非黏液性癌)或交界性肿瘤;④对侧卵巢外观正常、活检阴性;⑤腹腔冲洗液细胞学阴性;⑥"高危区域"(子宫直肠窝、结肠侧沟、肠系膜、大网膜和腹膜后淋巴结)探查及活检均阴性;⑦有随诊条件;⑧完成生育后视情况再行手术切除子宫和对侧附件。

保守性手术的范围应该包括:①肿瘤侧的附件切除;②盆、腹腔及腹主动脉旁淋巴结切除;③大网膜切除;④阑尾切除(上皮性肿瘤);⑤腹水/腹腔冲洗液的细胞学检查;⑥盆、腹腔腹膜多点活检;⑦各种粘连部位的活检。

4)初次肿瘤细胞减灭术(primary cytoreductive surgery):肿瘤细胞减灭术或大块切除术(debulking surgery)作为治疗卵巢癌最主要的治疗手段,其真正的含义是指对于晚期或者已经有盆、腹腔转移的卵巢癌患者,尽最大可能切除肉眼所见的原发灶和转移灶,使残余肿瘤小于1cm。研究表明,手术的彻底性及肿瘤残留的多少与预后密切相关。残留肿瘤越小,其对化疗和放疗的敏感性越强。大块肿瘤中含有更多的乏氧细胞,通常化疗药物很难进入。另外,大块肿瘤中含有更大比例的休眠期细胞,对化疗药物常不敏感。切除大块肿瘤,改善肿瘤的消耗状态,提高患者对术后化疗的耐受性。

对于手术质量的评价标准,目前国际上通用的有以下两个:

A. 根据残余肿瘤的最大直径:①残余肿瘤的最大直径 <1cm 为理想的肿瘤细胞减灭术(optimal debulking),最好能否达到无肉眼残留,即 R0;②残余肿瘤的最大直径 ≥ 1cm 为不理想的肿瘤细胞减灭术(suboptimal debulking)。

B. 根据残余肿瘤的数量和大小:①切净,肿瘤完全切净,没有残留;②基本切净,肿瘤有残留,但肿瘤的最大直径不超过 1cm;③大部切除,肿瘤有残留,且最大直径超过 1cm;④部分切除,肿瘤残留超过 50%;⑤活检,肿瘤没有切除,仅取部分肿瘤组织进行病理检查。

手术的大致内容和顺序应该包括切开、探查→腹水、腹腔冲洗液细胞学检查→上腹部处理、大网膜切除→盆腔肿物切除→腹膜后淋巴结切除→阑尾切除、肠道转移处理→清理、清洗、放置引流管、关腹。具体如下:

a. 探查:①切口通常采用正中或左旁正中切口,切口应该足够大,以获得足够的空间;②放腹水,如有较多腹水,应注意放腹水的速度,尽量避免腹腔压力的骤减;③探查肿瘤和盆、腹腔器官,明确肿瘤累及范围和程度;④对即将进行的手术质量进行评价。

b. 网膜切除：对于那些网膜大部分或完全被肿瘤代替(已经形成大网膜饼)的患者，网膜切除已经成为肿瘤细胞减灭术中最重要的部分，直接关系到手术质量的优劣。如果网膜和周围脏器发生粘连，应先将网膜分离开来，随后再进行网膜切除。切除时，应从横结肠下缘离断，至肝曲、脾曲，此处容易转移。小网膜如无转移，可不予以处理。

c. 盆腔肿瘤切除：是卵巢癌手术最重要的部分，包括以下几个部分。①分离粘连，便于下一步手术操作；②铺垫肠管，为盆腔肿瘤切除做好充分准备，应该将肠管以大纱垫完全包裹(即所谓"铺天盖地")，并且将肠管上推到腹部切口的上缘；③充分暴露盆腔，可以使用胸腔牵开器获得足够的空间；④双爪钳或两把直Kocher钳牵拉子宫，开始切除子宫和双附件；⑤切除盆腔肿瘤。如果盆、腹腔腹膜受累不重，采用较常用的妇科手术途径，即切除圆韧带，顺势打开侧腹膜，游离输尿管，切断骨盆漏斗韧带，随后切除全子宫双附件(即肿瘤切除)。如果盆、腹腔腹膜受累严重，应采用由侧腹膜进入腹膜后，辨明解剖结构，特别是输尿管走行后，将肿瘤、子宫、双附件连同盆腔和腹腔腹膜一并切除(即所谓"卷地毯"式切除)。对于子宫直肠窝肿瘤切除困难的患者，可先行子宫、双附件切除，待将阴道后壁切开后，再将肿瘤自肠管上剔除(即反向切除)。两侧要注意输尿管和子宫血管，前面要小心剥离膀胱浆膜，后面要注意直肠。

d. 直肠乙状结肠切除：10%~20% 的患者需要行直肠乙状结肠切除，手术方式有结肠造瘘和吻合。下列情况决定是否切除直肠乙状结肠：①有无直肠乙状结肠梗阻；②局部肿瘤量的多少；③肿瘤和肠管的粘连和浸润深度；④切除肠管是否有助于达到理想的肿瘤细胞减灭；⑤是否接受造瘘；⑥上腹腔或腹膜后是否有无法切除的病灶。

e. 小肠切除:接近 10% 的患者需要行小肠切除。以下情况需要行小肠切除:①小肠已梗阻或即将发生梗阻;②大段肠管受累;③部分肠管受累严重;④切除肠管有利于达到理想的肿瘤细胞减灭。

f. 泌尿道的切除:如果输尿管末端损伤,可行膀胱种植,其他部位的输尿管损伤多需要吻合。如果术前充分估计到输尿管侵犯的可能,术前宜放置输尿管支架或 D-J 管。在卵巢癌肿瘤细胞减灭术中,常遇到部分膀胱切除,通常常规缝合,再加上保持尿管长期开放,多数患者可以愈合良好。

g. 脾切除:有 5%~11% 的患者脾受累,手术中脾损伤的情况也不少见。需要进行脾切除。

h. 肝、横膈肿瘤切除:肝表面的细小种植结节,一般不需要切除,赖以术后化疗消灭之。靠近表面的实性转移,如有可能可酌情手术,或待日后动脉插管化疗。横膈上的粟粒样结节通常不需要手术切除,化疗可以很好地控制甚至使其消失,如果横膈表面肿瘤较大且比较局限,应予切除,以达到肿瘤细胞减灭的目的。术中如发生横膈损伤,需要进行修补,此类患者放置胸腔闭式引流很重要。

i. 腹膜后淋巴结切除:目前对于腹膜后淋巴结是切除还是活检仍然存在争议。有研究表明,盆腔淋巴结手术切除优于化疗,如果术中检查淋巴结不大,切除和活检对于预后的影响差别不大,如果术中发现淋巴结肿大,手术切除作为肿瘤细胞减灭的一部分是必要的。但是,由于卵巢癌淋巴转移率较高,淋巴结转移又是Ⅲ期的重要指标,所以无论是分期手术还是肿瘤细胞减灭术,都强调腹膜后淋巴结清除,它包括盆、腹腔淋巴结及腹主动脉旁淋巴结清除,后者要达到腹主动脉分叉处上 3~4cm,即肠系膜下动脉分支水平。

j. 引流:关腹前阴道残端放置引流管很重要,一则可以观察术后出血情况,二则可以减少液体潴留、减少感染、预防淋巴囊肿的发生。术后视引流量适时拔除。

k. 术后处理:术后应密切观察,注意生命体征,保持引流通畅,如行肠道手术,术后应禁食及胃肠减压。有膀胱修补者,膀胱引流要持续至术后 2 周。

氩气刀(argon beam coagulation)和超声吸引手术刀(cavitron ultrasonic surgical aspirator,CUSA)两项作为肿瘤细胞减灭术的新技术,已经越来越多地应用于临床工作中。氩气刀是一种新型的电手术设备,具有损伤小、烧灼浅、止血有效的特点。同时能够通过电离氩气束来传导能量,使得电凝的能量均匀,同时钢瓶内的氩气汽化后能对电凝部位降温,避免电刀在烧灼过程中的副损伤。尤其是对横膈、胃肠道、膀胱、输尿管、腹膜、宫旁、髂血管、肝及其包膜等部位十分有效。CUSA的特点是集切割肿瘤、冲洗、吸引于一身。在不损伤血管和重要器官的前提下切除肿瘤,尤其是位于下腔静脉、横膈、肠管等部位的肿瘤,对肝转移肿瘤的切除也十分有效。CUSA 的广泛应用大大减少了肠管切除的机会。

5) 中间型肿瘤细胞减灭术(interval cytoreductive surgery):患者情况不允许,或估计难以完成较好的肿瘤细胞减灭术,可先行 1~2 个疗程化疗,改善一般情况,提高手术彻底切除的可能性,再进行肿瘤细胞减灭术。新辅助化疗后行中间型肿瘤细胞减灭术目前仍有争议。对于肿瘤较大、无法立即手术的 III~ IV 期患者,可考虑行新辅助化疗,但必须由妇科肿瘤医生决定,化疗前必须取得明确的恶性病理学证据(活检或腹水病理)。与初次肿瘤细胞减灭术一致,中间型肿瘤细胞减灭术必须尽力达到最大的减瘤效果,切除肉眼可见病灶。

6) 再次肿瘤细胞减灭术(re-cytoreductive surgery):

是首次或初次手术未能达到满意的程度，经过若干疗程的治疗，再次开腹对残余瘤或复发瘤的进行肿瘤细胞减灭的手术。如果没有更有效的二线化疗药物，这种手术的价值是很有限的。虽然目前缺乏有力的证据证明再次手术对患者的预后有利，但是非前瞻性研究显示，手术对于初次化疗无效或部分有效病例的预后是有利的。

7）二次探查术（second look operation）：是经过满意的肿瘤细胞减灭术，又实施了至少6个疗程的正规化疗，临床物理检查和实验室辅助检查（包括影像学和肿瘤标志物）均无肿瘤复发的迹象而实施的再次探查手术，旨在了解有无复发灶，为日后处理作为依据。迄今没有证据证明二次探查术对卵巢癌有明显的治疗作用。目前已很少采用，交界性肿瘤、Ⅰ期上皮性癌、恶性生殖细胞肿瘤、性索间质肿瘤不做二次探查。

2. 化疗　尽管卵巢癌的化疗发展很快，很多新药问世，治疗方案也不断改进，但是正规、足量、及时的治疗仍然是最基本的原则。

对于早期卵巢癌，即 FIGO Ⅰ、Ⅱ期的卵巢癌，全面分期探查术是首选的基本治疗，以此确定哪些患者需要化疗，哪些患者不需要化疗。大量临床研究表明，"预后好"的早期卵巢癌（即 FIGO ⅠA 期，高分化的卵巢癌，非透明细胞癌）90% 以上可以无瘤存活，不需要辅助化疗。卵巢癌的化疗经历了 3 个里程碑时代，20 世纪 70 年代的烷化剂、20 世纪 80 年代的顺铂以及 20 世纪 90 年代的紫杉醇。上皮性卵巢癌的化疗以 TC/TP（紫杉醇、卡铂/顺铂）方案作为一线治疗方案。晚期卵巢癌在满意的肿瘤细胞减灭术后应该选紫杉醇和铂类的联合化疗，至少 6 个疗程。对于未能行满意的肿瘤细胞减灭术的患者，也可使用相同的化疗方案。另外，首次肿瘤细胞减灭术残余肿瘤数量较多，可给予 2~3 个疗程的辅助化疗后行中间性肿瘤细胞减灭术,术后再予 3~6 个疗程的化疗。二线化疗药物较多,没有首选化疗方案,可选择的药物有拓扑替康、脂质体阿霉素、吉西他滨、依托泊苷等。恶性生殖细胞肿瘤及性索间质肿瘤可用 PEB(顺铂、依托泊苷、平阳霉素)、PVB(顺铂、长春新碱、平阳霉素)、VAC(长春新碱、放线菌素 D、环磷酰胺)为一线治疗方案。

卵巢上皮性癌常用的联合化疗方案见表 15-14。

表 15-14 卵巢上皮性癌常用化疗方案

方案	药物	剂量和用法	疗程间隔
TC	紫杉醇 卡铂	紫杉醇 175mg/m² 静脉滴注一次,3h 滴完;卡铂剂量按(CCR+25)×AUC,(CCR 单位为 ml/min,AUC=4~6)计算,静脉滴注一次	3 周
TP iv ip	紫杉醇 顺铂	紫杉醇 135mg/m² 静脉滴注 1 次,第 1 天滴注 24h 或 3h;顺铂 75~100mg/m²,第 2 天腹腔注射;紫杉醇 60mg/m²,第 8 天腹腔注射	每 3 周为 1 个疗程,共 6 个疗程
剂量密度 TC/T 周期化疗	紫杉醇 卡铂	紫杉醇每周应用(80mg/m²),卡铂第 1、4 周应用(AUC 为 5~6)	第 1 周到第 3 周为 1 个疗程,推荐共 6 个疗程
低剂量 TC 周期化疗	紫杉醇 卡铂	紫杉醇(60mg/m²)和卡铂(AUC=2)每周应用	每周为 1 个疗程,共 18 个疗程。主要用于年老患者及一般状态不良患者

续表

方案	药物	剂量和用法	疗程间隔
DC	多西他赛(多西紫杉醇)卡铂	多西他赛(60~75mg/m²),卡铂(AUC=5~6),多西他赛给药前需地塞米松预处理3天	3周
AC	脂质体多柔比星卡铂	脂质体多柔比星:30mg/m²,卡铂(AUC=5)	4周
TC+Bev	紫杉醇卡铂贝伐单抗	在TC静脉化疗基础上增加贝伐单抗:7.5~15mg/kg	每3周一次,停化疗后贝伐单抗单药维持12~24个月

腹腔化疗的价值仍有待进一步探讨。理论上讲,腹腔化疗是卵巢癌最理想的化疗途径。优点:①肿瘤局部药物浓度提高;②药物与肿瘤广泛接触;③腹腔持续作用时间长,全身吸收少;血液循环中浓度较低,减少化疗毒副作用;④可经门静脉吸收,治疗肝转移更为适宜等。NCCN指南推荐的用药是顺铂和紫杉醇。

但目前其对卵巢癌的治疗价值原则上仅局限于以下几种情况:①先期化疗的一种选择;②种植在腹腔脏器表面或腹膜表面的微小病灶;③二次探查阳性患者;④全身化疗失败、耐药或复发患者;⑤控制恶性腹水生长。主要禁忌证:①腹腔严重粘连;②腹腔内感染、肠梗阻;③全腹放疗史;④病变已超出腹腔范围。

腹腔化疗毒性反应与并发症均高于静脉化疗。其毒性的反应包括全身(血液系统、消化道及肾毒性)和局部(腹部疼痛及化学性腹膜炎)毒性反应。此外,腹腔化疗置管也会带来一些并发症,如感染、出血、肠穿孔、梗阻和管道堵塞、渗液等。

先期化疗是指在明确诊断卵巢癌后,选择相应有效的化疗方案,给予有限疗程的化疗,然后再行肿瘤细胞减灭术的治疗,其目的是有效地减少肿瘤负荷,提高手术彻底性,改善患者的生存率。对于有严重并发症不能耐受手术的患者,创造时机改善一般状况,创造手术条件。明确病理诊断、明确病变程度和范围是开始化疗的先决条件。通常为 1~2 个疗程,更多程数的先期化疗可能诱导肿瘤耐药,不利于肿瘤细胞减灭术后常规化疗的进行。尽管资料显示先期化疗可以显著改善肿瘤细胞减灭术的手术质量,但是没有证据证明可以延长患者的生存时间。

卵巢癌的巩固化疗目的在于加强初始治疗效果,延缓复发,提高患者生存率。但还没有循证医学的证据证实其真正的治疗价值。考虑到化疗的毒性及副作用,目前尚不作为临床的常规治疗。

【随访和监测】

1. **病情监测** 卵巢癌容易复发,应长期随访和监测。随访和监测的内容包括:①临床症状、体征、全身和盆腔检查。②肿瘤标志物:CA12-5 等。③影像学检查:B 超、CT、MRI 或 PET。术后随访的频率为术后 1 年,每个月一次;术后 2 年,每 3 个月一次;术后 3~5 年,每 3~6 个月一次;术后 5 年以上者,每年一次。

2. **疗效评定** 卵巢癌复发的证据和迹象包括:①肿瘤标志物 CA12-5 升高。②查体发现肿物。③影像检查发现肿块。④出现胸腔积液、腹水,找到瘤细胞。⑤不明原因肠梗阻。一般认为,只要存在上述中的一项就应考虑卵巢癌复发。

评价复发肿瘤分为以下两种情况:

(1)手术时肿瘤切除干净,临床无观察指标:①缓解,根据上述标准无复发迹象;②复发,符合上述标准中任何一项。

(2)手术时肿瘤未切净,临床仍有可测量病灶和观察指标:①完全缓解,可测量的肿瘤病灶完全消失,肿瘤标志物下降正常达3个月以上。②部分缓解,所有可测量病灶的直径缩小50%以上,没有评估指标的进展和新的病灶出现。③肿瘤稳定,肿瘤病灶既没有进展,对治疗也没有明显反应。④肿瘤进展,可测量肿瘤病灶的直径增大50%以上,所有的病灶消失后再次出现或出现新病灶,评估指标明显进展。

(一)卵巢恶性生殖细胞肿瘤

卵巢恶性生殖细胞肿瘤是来源于胚胎性腺原始生殖细胞而具有不同组织学特征的一组恶性肿瘤。常见的类型有未成熟畸胎瘤、无性细胞瘤、卵黄囊瘤、胚胎癌、卵巢绒癌和混合型恶性生殖细胞肿瘤。临床特点有发病年龄轻,因肿物生长迅速,容易出血、坏死、扭转,故容易出现下腹痛,并触及包块是最常见的临床表现,往往因急腹症入院。肿瘤坏死可引起发热,晚期可出现恶病质。辅助检查中超声提示附件区囊实性或实性包块,血流丰富。肿瘤标志物升高,其中AFP提示卵黄囊瘤、未成熟畸胎瘤,HCG提示卵巢绒癌,肿瘤标志物水平的高低通常与肿瘤病情的好转和恶化相一致。CT可以用于评估肿瘤的局部侵犯和淋巴结转移情况。对尚未来月经的无性细胞瘤女孩,必要时还要进行染色体核型检查。若考虑为恶性生殖细胞肿瘤,手术前、化疗前的辅助检查中应包括肺功能检查。

治疗方面与卵巢上皮性癌不同,由于绝大多数患者年轻,有生育要求,除10%~15%的无性细胞瘤为双侧外,其他多为单侧受累。即使复发很少累及子宫和对侧卵巢,更重要的是卵巢恶性生殖细胞肿瘤对化疗十分敏感,并且有很特异的敏感的检测指标,所以手术的基本原则是无论期别早晚,只要对侧卵巢和子宫未受累及,均可行保留生育功能的手术,即切除患侧卵巢,同时行全面分期手术。如果完成生育，可考虑行根治性手术。

所有生殖细胞肿瘤，除了ⅠA期1级的未成熟畸胎瘤和ⅠA期无性细胞瘤，术后都应辅以化疗。化疗方案主要选择PEB(顺铂＋依托泊苷＋博来霉素或平阳霉素)或PVB(顺铂＋长春新碱＋博来霉素或平阳霉素)方案(表15-15)，一般术后进行3~6个疗程的联合化疗。肿瘤标志物阳性的患者治疗持续至肿瘤标志物降到正常后2个疗程。

表15-15 卵巢恶性生殖细胞肿瘤的常用化疗方案

国际上通用的方案为经典的印第安纳大学方案	
顺铂(P)	$20mg/(m^2 \cdot d) \times 5d$,静脉滴注
VP-16	$100mg/(m^2 \cdot d) \times 5d$,静脉滴注
博来霉素	30mg,肌内注射,每周一次,连续12周
北京协和医院方案	
PEB	
顺铂(P)	$30\sim35mg/(m^2 \cdot d) \times 3d$,静脉滴注,3周
依托泊苷(E)	$100mg/(m^2 \cdot d) \times 3d$,静脉滴注
博来霉素或平阳霉素(B)	$18\sim20mg/m^2$,第2天,每周一次,深部肌内注射
PVB	
顺铂(P)	$20mg/(m^2 \cdot d) \times 5d$,静脉滴注,3周
长春新碱(V)	$1\sim1.5mg/m^2 \times 2d$,静脉注射
博来霉素或平阳霉素(B)	$18\sim20mg/m^2$,第2天,每周一次,深部肌内注射

无性细胞瘤对放疗高度敏感，对于无生育要求的患者，可以考虑使用。

（二）卵巢性索间质肿瘤

卵巢性索间质肿瘤来源于卵巢间质及原始性腺中的性索组织。常见病理类型有颗粒细胞瘤（成年型和幼年型）、恶性卵泡膜细胞瘤、中低分化支持 - 间质细胞瘤等。一般来说，除了幼年型颗粒细胞瘤为高度恶性，其他均属低度恶性，预后较好。成年型颗粒细胞瘤多见于围绝经期或绝经后，而幼年型颗粒细胞瘤见于青少年；卵泡膜细胞瘤和纤维瘤多见于中年女性；支持 - 间质细胞瘤多见于 30~40 岁女性。临床表现为盆腔实性包块，单侧居多。由于颗粒细胞瘤和卵泡膜细胞瘤能分泌雌激素，常与假性性早熟、子宫内膜增生、子宫内膜癌有关；而支持 - 间质细胞瘤可分泌雄激素，常导致女性男性化表现。性激素水平升高高度提示为性索间质肿瘤。

治疗方面，性索间质肿瘤的分期采用上皮性卵巢癌的分期系统。对于年轻有生育要求的患者，行单侧附件切除的保留生育功能的全面分期手术。无生育要求的患者，行包括全子宫双附件切除术的全面分期手术。晚期患者行肿瘤细胞减灭术。由于高危因素（破裂、分化不良、肿瘤过大）或晚期的颗粒细胞瘤和支持 - 间质细胞瘤都有复发可能，术后需要辅助化疗，化疗常用 PEB 或 TC方案，一般术后化疗 4~6 个疗程。卵巢性索间质肿瘤具有晚期复发的特点，因此要终身随访。

（三）卵巢转移性肿瘤

任何部位的原发性癌均可能转移到卵巢，原发瘤最常见于乳腺、胃肠、生殖道和泌尿系。库肯勃瘤（Krukenberg tumor）即印戒细胞癌，系原发于胃肠道的肿瘤转移至卵巢，卵巢肿瘤多为双侧、中等大小、肾形，一般无粘连，切面呈胶质样。卵巢转移瘤的处理取决于原发灶的部位和治疗情况，一般而言，切除子宫和双附件即可。

【Tips】（表 15-16）

表 15-16 原发性卵巢恶性肿瘤的手术病理分期（FIGO,2014）

I 期	肿瘤局限于卵巢
I A	肿瘤局限于一侧卵巢,卵巢表面无肿瘤;腹水或腹腔冲洗液未找到瘤细胞
I B	肿瘤局限于双侧卵巢,卵巢表面无肿瘤;腹水或腹腔冲洗液未找到瘤细胞
I C	肿瘤局限于一侧或双侧卵巢,并伴有如下任何一项:
I C1	手术导致肿瘤破裂
I C2	手术前肿瘤包膜已破裂或卵巢表面有肿瘤
I C3	腹水或腹腔冲洗液发现瘤细胞
II 期	肿瘤累及一侧或双侧卵巢,伴有盆腔内扩散(在骨盆入口平面以下)
II A	扩散和/或转移到子宫和/或输卵管
II B	扩散到盆腔其他组织
III 期	累及一侧或双侧卵巢,伴盆腔外的腹腔内种植和/或腹膜后淋巴结阳性
III A1	仅有腹膜后淋巴结阳性(细胞学或组织学证实)
III A1(i)	转移灶最大径 ≤ 10mm
III A1(ii)	转移灶最大径 >10mm
III A2	显微镜下的盆腔外腹膜腔内转移,伴或不伴腹膜后阳性淋巴结
III B	肉眼见盆腔外腹膜腔内转移灶,最大直径 ≤ 2cm,伴或不伴腹膜后阳性淋巴结
III C	盆腔外腹膜腔内转移灶的最大直径 >2cm,和/或腹膜后或腹股沟淋巴结阳性(包括肿瘤蔓延至肝包膜和脾,但无转移到脏器实质)
IV 期	远处转移(不包括腹膜转移)
IV A	胸腔积液中发现癌细胞
IV B	腹腔外器官实质转移(包括肝实质转移和腹股沟淋巴结转移和腹腔外淋巴结转移)

（王 丹 李 源 周 莹）

第八节 输卵管肿瘤

【背景知识】

输卵管肿瘤少见,特别是良性的输卵管肿瘤更罕见。良性输卵管肿瘤以腺瘤样瘤相对多见。由于缺乏典型的症状和体征,很难在手术前明确诊断,往往在盆、腹腔手术时发现。

原发性输卵管癌(primary fallopian tube carcinoma,PFTC)占妇科生殖道恶性肿瘤的 0.14%~1.8%。发病年龄常在 40 岁以后,发病的高峰年龄为 52~57 岁。16%的原发输卵管癌为 *BRCA* 基因突变的携带者,因此,很多早期输卵管癌是在遗传性乳腺 - 卵巢癌综合征患者在预防性切除双侧附件时得以诊断。

原发输卵管上皮癌最常见的病理学类型为浆液性乳头状腺癌,其次为子宫内膜样癌、透明细胞癌、移行细胞癌等。输卵管癌多起源于壶腹部,肿瘤直径多不超过3cm,外观常见输卵管扩张、扭曲、变形、远端闭塞,双侧受累者为 5%~30%。只有 4% 能够在术前得以诊断,即使术中的诊断率也不足 50%,晚期者常被当为卵巢癌。输卵管癌的转移途径和卵巢癌相似,可直接蔓延到邻近器官,可通过伞端播散到腹膜、大网膜、肠管表面、膀胱以及直肠等,比卵巢癌更容易发生淋巴途径转移,盆腔或腹主动脉旁淋巴结受累率初次手术时达 10%~30%,复发者达 30%。输卵管癌的预后与肿瘤浸润深度、脉管浸润、细胞分化程度极其相关。

【接诊要点】

1. **病史** 部分患者有原发或继发不孕病史。

2. **临床表现** 早期患者无明显症状;以异常阴道排液和出血为主要表现者占 50%,可伴有下腹部不适;具有典型的输卵管癌"三联征"(即间断性阴道排液、排液后腹痛缓解及盆腔包块)者不到15%;除非期别很晚,较少有腹水,这一点与卵巢癌不同;可伴有血清CA12-5升高。早期患者盆腔检查无特殊。晚期患者双合诊可触及一侧盆腔包块,三合诊可能触及子宫直肠窝结节,结节多为实性、不规则、不活动、无触痛。

3. 辅助检查

(1)阴道细胞学检查提示不典型腺细胞,诊断性刮宫除外子宫内膜癌和宫颈癌,则输卵管癌的可能性增大。

(2)诊断性刮宫:以不规则阴道出血或绝经后阴道出血为诊断性刮宫指征者,如果诊断性刮宫阴性,结合其他辅助检查考虑输卵管癌可能。

(3)腹腔镜检查:直视下获得病理诊断并且明确播散范围,但晚期和卵巢癌难以鉴别。

(4)影像学检查:B超、CT和MRI可以评估附件包块的大小、有无腹腔积液、腹膜后淋巴结转移情况以及远处脏器受累情况。

(5)CA12-5:敏感性和特异性有限,可用于术前综合评估、术后监测治疗效果以及随诊过程中早期提示复发征象。

4. 鉴别诊断

(1)附件炎性包块:主要是和输卵管积水、脓肿、输卵管卵巢囊肿鉴别。急性炎症时,有腹痛、发热、宫颈脓性分泌物、血白细胞增多的急性炎症表现。慢性炎症时,如果患者有阴道排液,需考虑输卵管癌的诊断。手术中发现膨大的输卵管有实性成分,需送冷冻病理明确诊断。

(2)卵巢肿瘤:一般难以鉴别,特别是晚期患者。卵巢肿瘤多无阴道排液。多需通过手术明确诊断。

5. 为与原发性卵巢上皮性癌鉴别,诊断原发输卵管癌必须至少符合以下一条标准:

(1)主要肿瘤位于输卵管内或起源于输卵管内膜。

(2)来源于黏膜上皮,通常为乳头样结构。

(3) 如果管壁受累,可以看到从良性到恶性的上皮过渡。

(4) 卵巢和子宫内膜未受累及,或肿瘤小于输卵管的肿瘤。

【治疗】

PFTC 的组织学类型和生物学行为与卵巢上皮性癌相同,所以治疗方法参照上皮性卵巢癌。治疗原则为彻底的手术辅以化疗,放疗仅用于无法切除的局限性病灶。强调首次治疗的彻底性。原则上,早期行全面的分期手术,包括全子宫、双附件切除,结肠下大网膜切除,阑尾切除,以及系统的盆腔和腹主动脉旁淋巴结切除;晚期行肿瘤细胞减灭术,以尽可能切除一切肉眼可见肿瘤。一线化疗方案为铂类联合紫杉醇化疗。

输卵管癌采用 FIGO 手术病理分期(表 15-17)。

表 15-17 输卵管癌手术 - 病理分期(FIGO,2014)

Ⅰ期	肿瘤局限于输卵管
ⅠA	肿瘤局限于一侧输卵管,输卵管表面无肿瘤;腹水或腹腔冲洗液未找到瘤细胞
ⅠB	肿瘤局限于双侧输卵管,输卵管表面无肿瘤;腹水或腹腔冲洗液未找到瘤细胞
ⅠC	肿瘤局限于一侧或双侧输卵管,并伴有如下任何一项:
ⅠC1	手术导致肿瘤破裂
ⅠC2	手术前肿瘤包膜已破裂或输卵管表面有肿瘤
ⅠC3	腹水或腹腔冲洗液发现瘤细胞
Ⅱ期	肿瘤累及一侧或双侧输卵管,伴有盆腔内扩散(在骨盆入口平面以下)
ⅡA	扩散和 / 或转移到子宫和 / 或卵巢
ⅡB	扩散到盆腔其他组织

续表

Ⅲ期	累及一侧或双侧输卵管,伴盆腔外的腹腔内种植和/或腹膜后淋巴结阳性
ⅢA1	仅有腹膜后淋巴结阳性(细胞学或组织学证实)
ⅢA1(i)	转移灶最大径 ≤ 10mm
ⅢA1(ii)	转移灶最大径 >10mm
ⅢA2	显微镜下的盆腔外腹膜腔内转移,伴或不伴腹膜后阳性淋巴结
ⅢB	肉眼见盆腔外腹膜腔内转移灶,最大直径 ≤ 2cm,伴或不伴腹膜后阳性淋巴结
ⅢC	盆腔外腹膜腔内转移灶的最大直径 >2cm,和/或腹膜后或腹股沟淋巴结阳性(包括肿瘤蔓延至肝包膜和脾,但无转移到脏器实质)
Ⅳ期	远处转移(不包括腹膜转移)
ⅣA	胸腔积液中发现癌细胞
ⅣB	腹腔外器官实质转移(包括肝实质转移和腹股沟淋巴结转移和腹腔外淋巴结转移)

　　输卵管上皮癌患者的总体 5 年生存率为 40%~56%。患者的预后与分期和手术残余肿瘤的大小明确相关。Ⅰ期患者的 5 年生存率为 65%~84%,Ⅱ期患者的 5 年生存率为 50%~60%,Ⅲ期患者的 5 年生存率为 36%,Ⅳ期患者的 5 年生存率仅为 10%~20%。

（王　丹　李　源　周　莹）

第九节　妊娠滋养细胞疾病

一、葡萄胎

【背景知识】

　　葡萄胎(hydatidiform mole,HM)因妊娠后胎盘绒毛滋养细胞增生,间质水肿变性而形成成串水泡状物,形如葡萄而得名。它是妊娠滋养细胞疾病中最常见的类型,病变局限于宫腔内,既不侵入肌层,也不发生远处转移,属于良性滋养细胞疾病。葡萄胎可分为完全性葡萄胎和部分性葡萄胎两类,大多数为完全性葡萄胎。

葡萄胎的发病率在不同的国家和地区差异较大。亚洲尤其是东南亚国家发生率较高,而北美和欧洲国家发生率较低,我国的流行病学调查曾表明,葡萄胎平均发生率为1:1 238。葡萄胎的病因尚不明确,营养状况(如叶酸的缺乏)是葡萄胎发病可能的高危因素之一,年龄小于20岁或大于40岁的妇女葡萄胎发生率较其他年龄组明显升高,前次妊娠有葡萄胎史也是高危因素。

葡萄胎的临床表现。①停经和阴道出血:这是葡萄胎最早和最常见的症状,发生率一般在98%以上。葡萄胎反复阴道流血若不及时治疗,可导致贫血和继发感染。②妊娠呕吐:出现时间较正常妊娠早,症状严重。妊娠剧吐常发生于高HCG水平及子宫异常增大的患者。③妊娠期高血压征象:葡萄胎患者可以出现高血压、水肿、蛋白尿等妊娠高血压的症状。出现时间较正常妊娠早,可在妊娠24周前出现,且症状严重。葡萄胎一经排出,妊娠期高血压的症状即迅速消失。④子宫异常增大:约有半数以上葡萄胎患者的子宫大于相应停经月份,约1/3患者的子宫大小与停经月份相符,另有少数子宫小于停经月份。不能单纯用子宫是否异常增大作为是否葡萄胎的诊断依据。⑤腹痛:可发生于子宫增大过快或葡萄胎自然排出时,程度不重,若发生黄素囊肿扭转或破裂,可出现急腹痛。⑥卵巢黄素化囊肿:由于大量HCG刺激卵巢卵泡内膜细胞发生黄素化而形成囊肿,常为双侧,也可单侧,大小不等。⑦甲状腺功能亢进:3%~10%的患者会出现甲亢症状,但突眼和手震颤少见,葡萄胎排出后,所有症状及化验均迅速恢复正常。

葡萄胎排空后,血绒毛膜促性腺激素(HCG)滴度呈对数下降,大多数情况下在清宫后 12 周左右恢复正常。如葡萄胎完全清除后 6 个月内血 HCG 仍未达正常值,或血 HCG 滴度在随诊期间呈现平台状或升高,均应诊断为恶变,而予以及时治疗。葡萄胎的恶变率在10%~20%,多发生在葡萄胎排出后的 1 年以内。

【接诊要点】

1. 现病史 采集病史时要注意患者的年龄,生育情况(尤其是有无葡萄胎病史),末次月经,有无阴道出血,若有出血,需询问出血持续时间及出血量,有无组织样物排出。葡萄胎可能出现的呕吐、腹痛、甲亢症状等临床表现也需问及。患者在外院的就诊情况也很重要,如外院的血 HCG 值动态观察、既往的影像学检查结果、手术情况、病理、用药等都需要追问。

2. 辅助检查 根据患者典型的临床表现疑诊葡萄胎者,可选择合适的辅助检查明确诊断。

(1)血清 HCG 的测定:正常妊娠血清 HCG 测定呈双峰曲线,至妊娠 70~80 天达到高峰,中位数多在 10 万mIU/ml 左右,最高值可达 20 万 mIU/ml。达高峰后迅速下降,34 周时又略上升呈小高峰,至分娩后 3 周转为正常。葡萄胎时滋养细胞高度增生,产生大量 HCG,血清 HCG 滴度常高于相应孕周的正常值,葡萄胎患者血HCG 多在 20 万 mIU/ml 以上,有的可高达数百万,且持续不降。

(2)超声检查:完全性葡萄胎的典型超声表现为子宫明显增大,无妊娠囊或胎心搏动,宫腔内充满不均质密集状或短条状回声,呈“落雪状”,若水泡较大,形成大小不等的回声区,则呈“蜂窝状”。多普勒可见子宫肌壁内血流增加,血流阻力下降,可记录到低阻力的动脉性频谱。部分性葡萄胎宫腔内可见水泡状胎块所引起的超声图像改变及正常妊娠囊结构。

(3)病理检查:大体观察下完全性葡萄胎者宫腔内全

部为大小不等的水泡填充,水泡间有细蒂相连,形如未成熟的葡萄。部分性葡萄胎者除有水泡外,尚可见正常绒毛,还可见胚胎组织,如胚胎、脐带或羊膜囊等。镜下观察葡萄胎的特点包括:①绒毛因间质水肿空泡变而肿大;②间质血管稀少或消失;③滋养细胞有不同程度的增生。

3. 鉴别诊断

(1)完全性葡萄胎和部分性葡萄胎的鉴别诊断(表15-18)。

(2)流产:葡萄胎常被误认为先兆流产或过期流产,因后两者也有停经、出血。但先兆流产时,子宫与停经月份相符,血 HCG 符合正常妊娠或稍低。过期流产时,子宫小于停经月份,血 HCG 低。超声检查有助于鉴别正常妊娠和葡萄胎。

表 15-18　完全性葡萄胎和部分性葡萄胎的区别

	完全性葡萄胎	部分性葡萄胎
核型	46,XX/46,XY	69,XXX/69, XXX/69,XYY
病理特征		
胎儿组织	缺乏	存在
绒毛水肿	弥漫	局限
滋养细胞增生	弥漫,轻~重度增生	局限,轻~中度增生
羊膜、胎儿红细胞	缺乏	存在
临床特征		
诊断	易误诊为葡萄胎	易误诊为流产
子宫大小	50% 大于停经月份	小于停经月份
黄素化囊肿	15%~25%	少见
并发症率	<25%	少
恶变率	6%~32%	<5%

(3)双胎:双胎妊娠时子宫增大亦大于停经月份,妊娠反应也可较重,但一般无出血,超声检查有助于鉴别诊断。

(4)羊水过多:子宫也常大于停经月份,但无阴道出血,血 HCG 不高,临床难以鉴别时可行超声检查。

【治疗方案】

1. **葡萄胎妊娠的清除** 葡萄胎一经诊断,应尽早清宫。

(1)术前:配血、开放静脉通路、阴拭子培养。

(2)术中:充分扩张宫颈,选用 8 号吸管吸宫＋卵圆钳钳夹。子宫小于妊娠 12 周者,应争取一次清宫干净,大于 12 周者,可 1 周后行二次清宫术。

(3)术后:检查清出物的数量、葡萄粒的大小、出血量并详细记录,宫腔吸出物与宫壁刮出物分送病理。

2. **黄素化囊肿的处理** 葡萄胎清除后,大多数黄素化囊肿均能自然消退,无需处理。若发生扭转,可在超声引导或腹腔镜下行穿刺吸液,囊肿多能自然复位。如扭转时间长,发生坏死,需做患侧附件切除术。

3. **预防性化疗** 由于大多数葡萄胎通过清宫即可治愈,即使在清宫后的随诊中发现恶变再行化疗,通常情况下也不影响预后,且化疗本身也会引起相应的化疗不良反应,故目前大多数学者建议,只有对于难以随诊的高危葡萄胎患者才需进行预防性化疗。葡萄胎恶变的高危因素包括:①年龄 ≥ 40 岁;②子宫明显大于停经月份;③黄素化囊肿直径 >6cm;④血 HCG 过高。一般采用单药化疗,清宫前 2~3 天开始,清宫后继续完成该疗程。如 1 个疗程后 HCG 未降至正常,应给予多疗程化疗,直至 HCG 完全降至正常为止,不需巩固化疗。具体方案如下:

(1)氟尿嘧啶(5-FU):5-FU 28~30mg/(kg·d)＋5%GS 500ml 每天 8~10 小时匀速静脉滴注,8~10 天为一个疗

程,间隔 12~14 天。

(2) 放线菌素 D(KSM):KSM 500μg(10~13μg/kg)+ 5%GS 200ml 每天静脉滴注,5 天为一个疗程,间隔 9 天; KSM 1.25mg/m²(最大剂量 2mg),每 14 天重复一次。

(3) 甲氨蝶呤(MTX)+ 四氢叶酸(CVF):MTX 1~ 2mg/(kg·d)+NS 4ml 隔日肌内注射(化疗第 1、3、5、7 天用);CVF 1/10MTX 量 + NS 4ml 隔日肌内注射(用 MTX 24 小时后开始使用,第 2、4、6、8 天用)。化疗期间用碳酸氢钠碱化尿液(口服,1g 4 次 /d),记尿量,每日两次测尿 pH,要求尿量在 2 500ml/d 以上,尿 pH>6.5。此化疗方案每两周为一个疗程,用药 8 天,间隔 6 天。

(4) MTX 单药:MTX 0.4mg/kg+0.9%NS 4ml,肌内注射,每天一次,连续 5 天,2 周一次。

【Tips】

葡萄胎的随诊:葡萄胎块排出后,患者应每周监测血 HCG 水平,直至连续 3 周正常,以后每个月一次,持续至少半年,此后可每半年一次,共随访 2 年。当患者出现临床症状,如阴道流血或咯血时,应随时复查,疑有恶性变化时,应及时行肺 CT 检查。自 HCG 降至正常起,至少应避孕半年。对于行过预防性化疗的患者,至少应避孕至停药后 1 年。避孕方式首选外用避孕工具,如避孕套和阴道隔膜等,也可选用口服避孕药,月经恢复正常后也可在月经后放置宫内节育器。

二、侵蚀性葡萄胎

【背景知识】

侵蚀性葡萄胎(invasive mole,IM)又称"恶性葡萄胎",它是妊娠滋养细胞肿瘤的一种,它与良性葡萄胎的不同点是:良性葡萄胎的病变局限于子宫腔内,而侵蚀性葡萄胎的病变已侵入子宫肌层或转移至近处或远处器官。侵蚀性葡萄胎理论上均应来自良性葡萄胎,多发生于良性葡萄胎排出后半年以内。

侵蚀性葡萄胎的临床表现。①阴道出血：为最常见的症状。葡萄胎清宫后持续不规则流血，或月经恢复正常数月后复又流血，要高度警惕侵蚀性葡萄胎可能。②咯血：葡萄胎后患者若出现痰中带血，要警惕肺转移。③腹痛、腹部包块：侵蚀性葡萄胎局部子宫病灶增大明显时，可出现腹部包块。若病灶穿出浆膜层时，可引起局部疼痛及压痛，甚至可引起内出血、休克。④其他：侵蚀性葡萄胎有大量葡萄胎组织者，可伴妊娠期高血压疾病；阴道转移破溃可有阴道出血，时常出血量大；肺转移严重者可有胸闷、胸痛等症状；脑转移患者可有剧烈头痛、恶心、呕吐等症状。

以侵蚀性葡萄胎和绒毛膜癌为主要代表的滋养细胞肿瘤，由于其生物学行为特殊，临床分期采用的是解剖学分期和预后评分系统相结合的分期系统，详见表 15-19 和表 15-20。对滋养细胞肿瘤的患者，先用罗马数字对其诊断进行分期，后用阿拉伯数字表示所有实际危险因素的计分总数，用冒号将二者隔开，例如Ⅱ期:4 分。总分 ≤ 6 分为低危，≥ 7 分者为高危，≥ 12 分者为极高危。中间型滋养细胞肿瘤，即胎盘部位滋养细胞肿瘤和上皮样滋养细胞肿瘤，不适合用预后评分系统。

表 15-19 滋养细胞肿瘤解剖学分期（FIGO，2000 年）

Ⅰ期	病变局限于子宫
Ⅱ期	病变扩散，但仍局限于生殖器官（附件、阴道、阔韧带）
Ⅲ期	病变转移至肺，有或无生殖系统病变
Ⅳ期	所有其他转移

表 15-20　改良 FIGO 预后评分标准（FIGO, 2000 年）

评分	0	1	2	4
年龄	<40	≥40		
前次妊娠	葡萄胎	流产	足月产	
妊娠终止至化疗开始的间隔 / 月	<4	4~7	7~<13	≥13
治疗前血 HCG/ $(mIU \cdot ml^{-1})$	<10^3	10^3~<10^4	10^4~<10^5	≥10^5
肿瘤最大直径 /cm（包括子宫）		3~<5	≥5	
转移部位		脾、肾	胃肠道	脑、肝
转移病灶数目		1~4	5~8	>8
既往化疗失败史			单药	双药或多药

侵蚀性葡萄胎在没有有效化疗方案前，死亡率亦达 25% 左右，自 20 世纪 50 年代应用化疗药物以来，死亡率不断下降，预后较好。

【接诊要点】

1. **现病史**　需注意询问患者的末次妊娠性质，只有继发于葡萄胎妊娠的滋养细胞肿瘤方可诊断为侵蚀性葡萄胎。患者的年龄、末次妊娠的性质和时间，有无阴道出血、胸闷、咯血、头痛等临床症状，血清 HCG 值，超声或 CT 等影像学检查，既往治疗经过等，这些资料的获得对疾病的诊断和治疗方案制订都有重要意义。

2. **妇科检查**　注意观察有无阴道壁紫蓝色转移结节，部分患者可有子宫增大、宫体变软、附件区包块等体征。

3. **辅助检查**　根据葡萄胎排空后出现阴道流血或转移灶相应症状，应考虑侵蚀性葡萄胎可能。常用的辅助检查包括以下几种。

(1)血清 HCG 测定:葡萄胎后滋养细胞肿瘤,HCG
是主要诊断依据。符合下列标准中任何一项且排除妊娠
物残留或妊娠即可诊断为滋养细胞肿瘤:① HCG 测定
4 次呈平台状态(±10%),并持续 3 周或更长时间,即 1、
7、14、21 天;② HCG 测定 3 次升高(>10%),并持续至
少 2 周或更长时间,即 1、7、14 天;③ HCG 水平持续异
常达 6 个月或更长。

(2)胸部 X 线片:是诊断肺转移的重要检查方法。
典型表现为棉球状或团块状阴影,转移灶以右侧肺及中
下部多见。

(3)彩色多普勒超声检查:侵蚀性葡萄胎具有亲血管
性特点,一旦病灶侵袭子宫肌层,彩色多普勒超声可发
现广泛的肌层内肿瘤血管浸润及低阻性血流频谱。

(4)CT 和磁共振检查:CT 对发现肺部较小病灶和
脑、肝等部位的转移灶有较高的诊断价值。磁共振主要
用于脑和盆腔病灶的诊断。

(5)盆腔动脉造影:①子宫动脉扩张、扭曲,子宫肌壁
血管丰富,病灶部位出现多血管区;②子宫肌层动静脉
瘘出现;③出现"肿瘤湖"征象,即造影剂大量溢出血管
外,形成边缘整齐、均匀的片状影;④造影剂滞留,呈头
发团样的充盈,又称肿瘤着色;⑤卵巢静脉扩张。由于
特异性不高,故目前多不再用于疾病的诊断。

(6)病理诊断:侵蚀性葡萄胎的病理特点为葡萄胎组
织侵蚀肌层或其他部位。大体检查可见子宫肌壁有不
等量的葡萄胎组织。当侵袭病灶接近子宫浆膜层时,子
宫表面可见紫蓝色结节。镜下可见侵入肌层的水泡状
组织的形态与葡萄胎相似,可见绒毛结构及滋养细胞增
生和分化不良,但绒毛结构也可退化,仅见绒毛鬼影。

4. 鉴别诊断

(1)残存葡萄胎:葡萄胎排出后,若仍不规则出血,子
宫复旧不好,血清 HCG 下降不满意,临床上统称为持续

性葡萄胎。再次刮宫可有助于与侵蚀性葡萄胎鉴别。

(2)绒毛膜癌:详见绒毛膜癌部分。

(3)葡萄胎后再次妊娠:一般有再次停经史,血 HCG 正常后再次上升,其值符合正常妊娠停经周数,超声有助于鉴别。

【治疗方案】

1. 化疗 化疗为最主要的治疗方法。

(1)单药化疗:主要用于临床期别低、预后评分低的患者,方案同葡萄胎的预防性化疗(详见上文)。

(2)联合化疗:适用于有转移高危、耐药及复发患者。

1) 5 - 氟尿嘧啶(5-FU)+ 放线菌素 D(放线菌素 D,KSM)方案:5-FU 24~26mg/(kg·d)+5%GS 500ml 8 小时匀速静脉滴注,KSM 4~6μg/(kg·d)+5%GS 200ml 静脉滴注 1 小时。第 1 天化疗时,提前 3 小时加用长春新碱(VCR)2mg+NS 30ml 静脉推注(需床旁化药),以起同步化作用。6 天为一个疗程,间隔 17~21 天。注意事项:有脑转移者必须用 10% 葡萄糖,VCR 必须用 0.9% 盐水。化疗期间患者体重会有变化,因此化疗第 1、4 天需测量体重,根据体重变化及时调整药物剂量。若 24 小时内腹泻次数大于 3 次,需评估化疗安全性。

2)依托泊苷(VP16)+KSM 方案:VP16 100mg/(m²·d)+NS 300ml 静脉滴注,第 1~5 天用;KSM 500μg+5%GS 200ml 静脉滴注,第 3~5 天用。骨髓抑制严重的患者减量用第 1~2 天的 VP16。5 天为一个疗程,间隔 9 天。

3)MTX+KSM 方案:化疗第 1 天 MTX 100mg/m² 静脉推注,MTX 200mg/m²+NS 1 000ml 12 小时匀速静脉滴注,KSM 500μg+5%GS 200ml 静脉滴注 1 小时。化疗第 2 天 KSM 用法及用量同第 1 天。从静脉推 MTX 开始 24 小时后给予 CVF 15mg,肌内注射,q12h,共 4 次。2 天为一个疗程,间隔 10~14 天。

4)5-FU+KSM+VP16+VCR 方案:5-FU 按 800~900mg/

$(m^2 \cdot d)$,KSM 按 200μg/$(m^2 \cdot d)$,VP16 按 100mg/$(m^2 \cdot d)$。第 1 天化疗时,提前 3 小时加用 VCR 2mg+NS 30ml 静脉推注。5 天为一个疗程,间隔 17~21 天。

5)EMA/CO 方案:该方案由 EMA 和 CO 两部分组成,其用法及用量见表 15-21。

表 15-21　EMA/CO 方案及用药方法

用药时间	药物名称	药物剂量	用药方法
EMA 方案			
第 1 天	KSM	500μg	溶于 200ml 5%GS,静脉滴注
	VP16	100mg/m²	溶于 300ml NS,静脉滴注 1h
	MTX	100mg/m²	溶于 30ml NS,静脉推注
	MTX	200mg/m²	溶于 1 000ml NS,静脉持续滴注 12h
第 2 天	KSM	500μg	溶于 200ml 5%GS,静脉滴注
	VP16	100mg/m²	溶于 300ml NS,静脉滴注 1h
	CVF	15mg	MTX 给药后 24 小时开始肌内注射,每 12 小时 1 次,共 4 次
CO 方案			
第 8 天	VCR	2mg	溶于 30ml NS,静脉推注
	CTX	600mg/m²	溶于 500ml NS,静脉滴注
第 15 天	重复下一疗程第 1 天		

注意事项:从 EMA 第 1 天开始即水化,连续 2 日,补液量为 2 500~3 000ml,同时记录尿量,尿量应大于 2 500ml。MTX 大部分通过尿液排出,正常尿液为酸性,当 pH 小于 5.7 时,MTX 溶解度下降,大剂量 MTX 可沉积于肾小管,严重者可引起急性肾衰竭。因此需要碱化尿液。具体用法:口服碳酸氢钠 1g,4 次/d,每天测尿 pH 2 次,记尿量,要求尿量在 2 500ml/d 以上,尿 pH>6.5,必要时给予 5% 碳酸氢钠静脉滴注。

6) EMA/EP 方案：常用于对以 5-FU 为主的联合化疗方案或 EMA/CO 方案耐药的患者。由 EMA 和 EP 两部分组成。具体用法见表 15-22。

表 15-22　EMA/EP 方案及用药方法

用药时间	药物名称	药物剂量	用药方法
EMA 方案	第 1 天同 EMA/CO 方案第 1 天用药,第 2 天只用 CVF		
EP 方案			
第 8 天	VP16	$150mg/m^2$	溶于 300ml NS,静脉滴注
	DDP	$75mg/m^2$	溶于 500ml NS,静脉滴注
第 15 天	重复下一疗程第 1 天		

(3) 疗效评估：每一疗程结束后,应每周测定一次血 HCG,定期进行妇科检查、超声、胸部 X 线片或 CT 等影像学检查。在每个疗程化疗结束至 18 天内,血 HCG 下降至少 1 个对数称为有效。

(4) 毒副作用防治：对各种化疗药物的主要毒副作用,如骨髓抑制、胃肠道反应、肝功能及肾功能损害等应有所了解。化疗期间应定期检查血常规、尿常规、肝功能、肾功能。使用 MTX 时,应注意保护肾功能,用药期间用碳酸氢钠碱化尿液(口服,1g,4 次 /d),记尿量,每天 2 次测尿 pH,要求尿量在 2 500ml/d 以上,尿 pH>6.5。使用 5-FU 时需注意患者大便次数,若 >4 次 /d,应停化疗,并积极治疗腹泻,但收敛药物要慎用。口腔溃疡：以 MTX 及 KSM 发生溃疡较多。

(5) 停药指征：对于低危患者,在 HCG 正常后至少给予 1 个疗程的化疗,对于化疗过程中 HCG 下降缓慢和已有转移的患者,给予 2~3 个疗程的化疗。对于高危患者,血 HCG 正常后需巩固化疗 3 个疗程,极高危组则巩固 4 个疗程。第 1 个巩固疗程必须为联合化疗。在滋养细胞肿瘤的化疗中,影像学检查的结果不再作为停药指征。

2. 手术治疗 自证明大剂量化疗能有效治疗滋养细胞肿瘤后,手术逐渐退居于治疗的次要地位,但在某些情况下,手术治疗仍有十分重要的价值。

手术适应证:

(1)当原发病灶或转移瘤大出血(如子宫穿孔、肝脾转移瘤破裂出血等),如其他措施无效,常需立即手术切除出血器官,以挽救患者生命。脑转移出血患者,伴有颅压急剧升高及系列神经症状、体征,可紧急行开颅去骨瓣减压及转移瘤切除。

(2)对年龄较大且无生育要求的患者,为缩短治疗时间,经几个疗程化疗,病情稳定后,可考虑进行子宫切除术。

(3)对子宫或肺部病灶较大,经多疗程化疗后,血HCG 已正常,而病变消退不满意者,亦可考虑手术切除。

(4)对于一些耐药病灶,如果病灶局限(如局限于子宫或局限于一叶肺内),亦可考虑在化疗的同时辅以手术切除。

3. 放射治疗 对顽固性耐药病灶的治疗、预防转移灶出血及减轻疼痛等方面的效果尚可,对脑转移和肝转移的患者,采用全脑或全肝照射可以获得一定的治愈率。

三、绒毛膜癌

【背景知识】

绒毛膜癌(choriocarcinoma,CC)简称绒癌,是一种高度恶性的滋养细胞肿瘤,其特点是滋养细胞失去了原来绒毛或葡萄胎的结构,而散在地侵入子宫肌层,由此而转移至其他脏器或组织。绒癌根据其是否继发于妊娠可分为妊娠性绒癌和非妊娠性绒癌。绝大多数绒癌为妊娠性绒癌,它可以继发于各种类型的妊娠,如葡萄胎、足月分娩、早产或流产、异位妊娠等,主要发生于生育年龄妇女。由于肿瘤是由具有男方的成分在内的异体细胞恶变而成,具有较强免疫源性,对化疗反应较好。非妊娠性绒癌又称原发性绒癌,较为少见,与妊娠无关,可发生于任何年龄,包括未婚育的女性,甚至男性。由于肿瘤是自体细胞所恶变而成,具有较低的免疫源性,对化疗敏感性差。本节讲述的是妊娠性绒癌。

绒毛膜癌的常见临床表现。①阴道不规则出血:葡萄胎、流产或足月产后的阴道持续不规则出血,量多少不定。有时绒癌可与妊娠同时存在,可表现为妊娠中反复出血,以经常反复大出血为多。②恶病质:肿瘤在体内多处破坏,大量消耗,可使患者极度衰竭,出现恶病质,这也是患者死亡原因之一。③转移灶表现:阴道转移破溃出血,可发生阴道大出血。肺转移患者可有咯血、胸痛及憋气等表现。脑转移可出现头痛、喷射性呕吐、抽搐、偏瘫及昏迷等。肝、脾转移可出现肝大、脾大、上腹闷胀或黄疸等。消化道转移可出现呕吐及柏油样大便。肾转移可出现血尿等。

绒毛膜癌的分期同侵蚀性葡萄胎。

自有效的化学药物治疗开始后,绒癌的预后发生了根本性的改变,其死亡率由过去的 90% 以上逐步下降至 10% 左右,从而使其最早成为可治愈的恶性肿瘤之一。与绒癌预后相关的因素包括:①患者年龄,年龄大于 40 岁者预后较差。②末次妊娠性质,继发于葡萄胎者预后好于继发于流产及足月产者。③发病至诊断明确的间隔时间,诊断越早,治疗开始越及时,其预后越好。④血 HCG 水平,HCG 越高,说明肿瘤细胞增生活跃,恶性程度越高。⑤肿瘤病灶大小,肿瘤直径大者预后差。⑥转移瘤部位及数目,发生脑、肝转移者预后最差。转移瘤数目越多,治疗效果越不令人满意。⑦是否曾经进行过化疗,接受过化疗者发生耐药可能性增大,对患者预后产生不良影响。

【接诊要点】

1. **现病史** 现病史采集时需注意询问患者的年龄,末次妊娠的性质和时间,有无阴道出血、胸闷、咯血、头痛等临床症状,血清 HCG 值,超声或 CT 等影像学检查,既往治疗经过等。

2. **体格检查** 体格检查可发现阴道内酱色而特臭的分泌物,子宫增大、柔软、形态不规则,常可发现宫旁两侧子宫动脉有明显搏动,有时可触到猫喘样的血流感觉,此为宫旁组织有动静脉瘘的存在。阴道转移的患者可见阴道有一个或数个大小不一的转移结节,以阴道前壁或尿道下为多见。

3. **辅助检查**

(1)血 HCG 测定:一般足月产或流产后血 HCG 在 1 个月内转为阴性,葡萄胎完全排出后 2 个月 HCG 亦应转阴。超过上述时间,血 HCG 仍未正常,或一度正常后又转为阳性,除外胎盘残留、不全流产或残余葡萄胎等情况后,应考虑绒癌可能。

(2)胸部 X 线或肺 CT:可见有转移阴影或出现其他脏器转移。

(3)盆腔动脉造影:表现同侵蚀性葡萄胎。

(4)彩色多普勒超声:一旦病灶侵蚀子宫肌层,彩超检查常可发现广泛的肌层内肿瘤血管浸润及低阻性血流频谱。

(5)病理检查:在子宫肌层或其他切除的器官可见大片坏死和出血,在其周围可见大片生长活跃的滋养细胞,并且肉眼及镜下均找不到绒毛结构。

4. **鉴别诊断** 绒毛膜癌和侵蚀性葡萄胎在很多临床表现上并没有特异性。两者的鉴别主要依赖肉眼或镜下是否见到绒毛结构。凡在标本中肉眼或镜下找到绒毛结构或葡萄胎组织者为侵蚀性葡萄胎。反之,若肉眼或镜下均找不到绒毛或葡萄胎结构,才可诊断为绒毛膜癌。

在无病理的情况下,临床上可根据以下两点初步鉴别绒癌和侵蚀性葡萄胎。①根据末次妊娠性质:凡是继发于流产或足月产后发生恶变的,临床诊断为绒癌。②根据葡萄胎排出的时间:凡葡萄胎排出后 1 年以内者诊断为侵蚀性葡萄胎,超过 1 年者,均诊断为绒癌。但在临床实践中,由于侵蚀性葡萄胎和绒毛膜癌的处理相同,对于难以明确的患者,进行鉴别有时也并非必须。

【治疗方案】

同侵蚀性葡萄胎。

(王 丹 李 源 汤萍萍)

第十六章

子宫内膜异位症

【背景知识】

具有生长功能的子宫内膜组织(腺体和间质)出现在子宫腔被覆内膜及宫体肌层以外的其他部位时称为子宫内膜异位症(EM),简称内异。EM是生育年龄妇女的常见病,发病率可高达10%~15%,包括腹膜型(PEM)、卵巢型(OEM,又称巧克力囊肿)、深部浸润型(DIE)和其他部位的EM(OtEM,包括腹壁EM、会阴EM、肝膈肺EM等)。

EM的病因及发病机制尚未明确,目前主要有以下3种学说。①种植学说:该学说认为异位灶是在位内膜可能经过经血逆流、医源性种植、淋巴和血管等途径转移至宫腔外并异位种植生长的结果。②体腔上皮化生学说:该学说认为异位内膜细胞是由具有高度分化潜能的体腔上皮细胞在激素、炎症等作用下被激活而转化的结果。③诱导学说:该学说认为子宫内膜异位组织由未分化的间充质被诱导而形成。其中以Sampson经血逆流种植及体腔上皮化生学说为主导理论。此外,EM的形成还与遗传因素、免疫因素、炎症和在位内膜的特性密切相关。北京协和医院郎景和教授提出了"在位内膜决定论"并初步验证,对EM传统发病机制提出有力的补充和修正,近年来更是致力于基础理论转化为临床实践的研究,为EM的诊治提供了新思路。

【接诊要点】

1. 现病史 主要了解有无疼痛、包块和不孕等情况。尤其应注意疼痛与月经的关系,如合并 DIE,应注意有无性交痛、经期大便痛、腹泻、便秘等症状。如盆腔外组织有异位灶时,应注意有无包块随月经周期而呈节律性大小和疼痛症状的改变。

2. 既往史 有无合并子宫畸形、双子宫、残角子宫等疾病,既往孕产史和手术史,腹壁 EM 往往合并剖宫产史。

3. 体格检查 尤其注重妇科查体,尤其是三合诊的检查。了解 EM 在盆腔分布和粘连情况,如合并卵巢囊肿,可于附件区触及囊性包块,往往活动性差。如合并深部 EM,多于宫骶韧带和后穹隆扪及触痛结节。

4. 辅助检查 中、重度 EM 患者往往伴有血清 CA12-5 轻度升高,多低于 200IU/L,当 CA12-5 过度升高,应警惕巧克力囊肿恶变等情况。B 超是检测巧克力囊肿的重要手段,价格便宜,且其敏感性和特异性均在 96% 以上。MRI 对深部 EM 的诊断及了解病变对周围脏器的侵犯情况有重要作用,但价格昂贵而受限。

5. 鉴别诊断 见表 16-1。此外,巧克力囊肿还应与盆腔炎性包块相鉴别。盆腔炎性包块者多有反复发作盆腔感染史,发作时伴有体温和白细胞升高,抗炎治疗有效,疼痛无周期性,平时亦有下腹隐痛。在巧克力囊肿破裂急性炎症期也可有上述表现,但多为一过性且伴有剧烈腹痛史。腹壁 EM 应与腹壁瘢痕、纤维瘤等相鉴别。

【治疗】

EM 患者年龄轻,症状多样并呈进行性加重。治疗需结合患者的年龄、症状、体征、有无生育要求、病变范围和严重程度,给予综合的个体化治疗方案。北京协和医院郎景和教授总结28字治疗方针为:减灭和消除病灶;减轻和消除疼痛;促进和改善生育;减少和避免复发。

1. 非手术治疗

(1)期待治疗:对病变轻微的患者,可在有长期随访的条件下观察或仅应用非甾体消炎药物对症治疗痛经症状。

表 16-1 卵巢巧克力囊肿和卵巢恶性肿瘤的鉴别

	巧克力囊肿	恶性肿瘤
发病年龄	多见于育龄妇女,绝经后逐渐缓解	任何年龄阶段的女性
病程进展	缓慢	短期迅速进展
月经情况	痛经	往往不伴有痛经
包块部位及性质	囊性,活动性差	囊实性,不规则,固定
腹水情况	无	常有,腹水中可查到瘤细胞
全身情况	无体重明显改变,也可合并有其他脏器的EM灶	可伴有体重减轻,恶病质,晚期伴有远处多发转移灶
超声表现	液性暗区,内有细密点状回声,囊性边界清楚,血流不丰富	可见实性部分,回声杂乱,有丰富血流信号,边界欠清
CA12-5	轻度升高	明显升高
妇科查体	触痛结节	可有质硬结节,多无明显触痛

(2)药物治疗:非甾体消炎药(如吲哚美辛、双氯芬酸、布洛芬等)虽可以缓解痛经情况,但不能阻止病情进展,激素类药物在控制症状、延缓病情进展、减少手术并发症和防止术后复发等多方面有重要作用。目前国内常用的激素主要包括以下几种。

1)口服避孕药:包括复方去氧孕烯片(妈富隆)、炔雌醇环丙孕酮(达英-35)和屈螺酮炔雌醇(优思明)等。其中优思明对体重影响较少而患者依从性提高。长期使用应注意对肝功能的监测。

2)单一孕激素:主要包括17-羟孕酮(醋酸甲羟孕酮)和19-去甲甾体类化合物(孕三烯酮),常见的不良反应有抑郁、乳房胀痛、水潴留、食欲增加和体重增加等。

3)促性腺激素释放素激动剂(GnRHa):目前国内上市的有达菲林、亮丙瑞林(抑那通)和诺雷德等,其用法简单,每周期一次,但患者用药初期可有点滴阴道出血,长期往往伴有骨质疏松、失眠、出汗等围绝经期症状,必要时可采用反向添加治疗。

4)达那唑:为合成的17α-乙炔睾丸酮衍生物,可以通过多种路径抑制内膜增生,使在位和异位内膜萎缩,从而起到治疗作用。主要的不良反应为卵巢功能抑制症状,如潮热、多汗、阴道干燥和骨丢失及雄激素同化作用。现在应用较少。

5)芳香化酶抑制剂:芳香化酶 aromatase p-450 是雌激素合成关键酶,芳香化酶抑制剂不仅抑制卵巢雌激素的产生,还可有效降低外周组织(如脂肪内)雌激素的合成,同时减少异位内膜病灶自身雌激素的合成。

6)左炔诺孕酮宫内节育系统(曼月乐):一次放置宫腔内,可持续稳定释放左炔诺孕酮 $20\mu g/24h$,5 年后降为约 $11\mu g/24h$。局部药物浓度高,全身副作用小,耐受性好,对子宫肌腺病和 DIE 的疼痛缓解尤为有效。但最初使用的半年容易出现月经淋漓不尽的情况,部分患者出现闭经,但为可逆性,取出后渐恢复正常月经周期。

2. 手术治疗

(1)腹膜型EM:单纯的浅表腹膜型EM(图16-1,见文末彩插)通常在手术中发现,一般的无创检测很难有阳性发现。手术治疗比较简单,包括冷刀切除、电凝、激光或者超声刀烧灼等方法都可以有效去除。

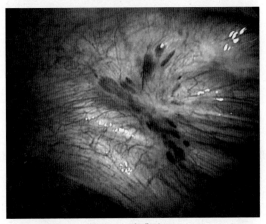

图16-1 腹膜型EM

(2)卵巢内膜异位囊肿(图16-2,见文末彩插)的处理:巧克力囊肿的处理首选手术治疗。腹腔镜由于手术微创,术后粘连减少而成为治疗卵巢巧克力囊肿首选的手段。巧克力囊肿的手术方式包括以下3种:①卵巢囊肿剔除术;②卵巢囊肿穿刺或开窗+囊内壁烧灼术;③附件切除术。其中以囊肿剔除手术最广为接受。囊肿穿刺往往应用于已明确巧克力囊肿诊断的术后复发者,而附件切除应用于卵巢巧克力囊肿破坏组织严重、Ⅲ或Ⅳ期患者、症状明显且无生育要求的患者。

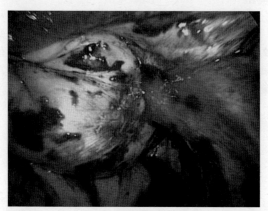

图 16-2　卵巢内膜异位囊肿

(3) DIE 的处理(图 16-3,见文末彩插):DIE 可以位于膀胱子宫陷凹、子宫直肠窝和盆腔侧壁,但病灶主要位

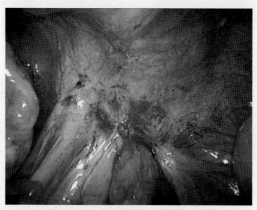

图 16-3　深部浸润型子宫内膜异位症

于子宫直肠窝,如宫骶韧带、阴道直肠隔、阴道穹隆、直肠或者结肠壁。患者疼痛症状重,容易合并脏器受累,手术难度大,是 EM 处理的难点之一。目前治疗方式以手术为主。

(4) 术前评估:EM 临床表现多样,可以侵犯各种脏器。术前一定要全面评估疾病的侵犯范围和严重程度。对于有生育要求合并巧克力囊肿的女性,建议术前评估卵巢储备功能,以便于指导手术。对于可疑 DIE 的患者,应注意有无泌尿系和肠道的侵犯。必要时术前行膀胱镜、结肠镜、静脉肾盂造影等检查。

(5) 术中注意事项:EM 患者盆腔粘连重,解剖变异大,首先应尽可能分离粘连,恢复盆腔正常解剖结构。对于卵巢子宫内膜异位囊肿,找对解剖层次,剥离囊皮完整,对于卵巢门的止血应特别注意,尽可能减少对卵巢组织的损伤。对于 DIE,应注意尽可能减少对输尿管和肠管损伤,对于病灶已经侵犯上述脏器需切除的情况,必要时可请泌尿外科或基本外科(普通外科)指导或台上协助手术。手术相关人员亦应熟悉输尿管和肠管周围解剖结构,掌握腹腔镜 / 开腹输尿管切断缝合、肠管部分切除吻合等操作。

(6) 术后:EM 为良性慢性进展性疾病,恶变率小于 1%。术后应密切随访,对于保留生育功能的患者更应该长期用药预防复发或病程进展。对于有生育要求的女性,应依据其卵巢储备功能,有无其他不孕因素,积极指导妊娠。

【Tips】
腹腔镜下阴道直肠凹陷 DIE 的处理要点:①如果有盆腔粘连和卵巢内膜异位囊肿,应优先处理,以保证术野清晰。②分离输尿管并向外侧推开。如输尿管走行不清,则向上寻找,在盆腔入口附近髂总动脉处辨认。③分离直肠结肠侧窝,将直肠及结肠推开。④输尿管、直肠及结肠推开后,可以切除宫骶韧带结节;锐性及钝性分离阴道直肠隔,由于界限不清,为避免直肠损伤,可在阴道内放置纱布卷将后穹隆上顶,同时直肠内放入探子或者卵圆钳,将直肠向后推,或以手指指示,如果阴道穹隆有病灶则从腹腔镜切入阴道,将病灶切除。

(史精华)

第十七章

盆底功能障碍性疾病

【背景知识】

女性骨盆由封闭骨盆出口的多层肌肉和筋膜组成，尿道、阴道和直肠则经此贯穿而出。盆底组织承托并保持子宫、膀胱和直肠等盆腔脏器于正常位置。现代解剖学在垂直方向上将盆底结构分为前、中、后3个腔室：前腔室包括阴道前壁、膀胱、尿道，中腔室包括阴道顶部、子宫，后腔室包括阴道后壁、直肠。在水平方向上，DeLancey于1994年提出了阴道支持结构的3个水平的理论：水平1（level 1）为上层支持结构（主韧带-宫骶韧带复合体），水平2（level 2）为旁侧支持结构（肛提肌群及膀胱、直肠阴道筋膜），水平3（level 3）为远端支持结构（会阴体及括约肌）。

盆底功能障碍性疾病（pelvic floor dysfunction，PFD）是指由于退化、创伤等因素，导致盆底支持结构薄弱，使女性生殖器官与其相邻的脏器发生移位并引起各种盆腔器官功能障碍的一组疾病，临床表现为盆腔器官脱垂、尿失禁及性功能障碍等。这些疾病虽非致命性疾病，却严重影响患者的生活质量。

盆腔器官脱垂（pelvic organ prolapse，POP）是指盆腔脏器脱离正常解剖位置而疝入阴道的过程，是中老年女性的常见病。POP可能的病因包括：①妊娠、分娩，特别是产钳或胎头吸引术下的困难阴道分娩，盆腔筋膜、韧带和肌肉可能因过度牵拉而被削弱其支撑力量;产后过早参加体力劳动,特别是重体力劳动。②衰老,随着年龄的增长,特别是绝经后出现的支持结构的萎缩,在盆底松弛的发生或发展中有重要作用。③慢性咳嗽、频繁举重或便秘而造成腹腔内压力增加,可导致子宫脱垂。④肥胖,尤其是腹型肥胖,可致腹压增加,导致 POP。⑤医源性原因,包括没有充分纠正手术时所造成的盆腔支持结构的缺损。常见的 POP 包括子宫脱垂、直肠膨出、膀胱膨出以及全盆底脱垂。POP 常伴随排尿功能障碍,如尿失禁、梗阻性排尿症状、尿急、尿频等。

压力性尿失禁(stress urinary incontinence,SUI)是指腹压的突然增加导致尿液不自主流出,不是由逼尿肌收缩压或膀胱对尿液的张力压引起的。其特点是正常状态下无漏尿,而腹压突然增高时尿液自动流出。SUI 是女性最常见的尿失禁类型,我国成年女性 SUI 发生率为 18.9%,其中 90% 为解剖型 SUI,为盆底组织松弛引起。压力传导理论认为 SUI 的病因在于因盆底支持结构缺损而使膀胱颈/近端尿道脱出于盆底外,所以咳嗽引起的腹腔内压力不能被平均地传递到膀胱和近端的尿道、增加的膀胱内压力大于尿道内压力而出现漏尿。约 10% 为尿道内括约肌障碍型 SUI,为先天发育异常所致。SUI 最典型的症状是腹压增加时不自主溢尿,其他还有尿急、尿频和排尿后膀胱区胀满感等。

【接诊要点】

1. 现病史 POP 接诊时,需了解脱垂出现的时间、进展,有无盆腔痛、后背痛和盆腔不适,能否自行还纳、或经手也不能还纳,有无性交痛,是否合并排尿及排便功能障碍,是否合并尿失禁。理论上轻度脱垂一般无不适;重度脱垂对子宫韧带有牵拉、盆腔充血,患者会有不同程度的腰骶部酸痛、下坠感,站立过久或劳累后症状明显,卧床休息后则减轻;重度脱垂常伴有排便及排尿困难、便秘、残余尿增加,部分患者可发生 SUI,但随着膨出加重,其 SUI 可消失(需警惕该类患者就可能有隐匿性 SUI),取而代之的是排尿困难、甚至需手协助压迫阴道前壁帮助排尿、易并发尿路感染。暴露在外的宫颈和阴道黏膜长期与衣裤摩擦,可致宫颈和阴道壁发生溃疡而出血,如感染则有脓性分泌物。

对于尿失禁者,要确定患者最严重的症状及漏尿频率,漏尿量,什么会引发漏尿,什么会加重或缓解漏尿(表 17-1,临床常用简单的主观分度),既往治疗情况。患者的全身健康状况和活动水平,是否可以耐受手术。

表 17-1 临床常用简单的尿失禁主观分度

分度	内容
Ⅰ级	尿失禁只发生在剧烈压力下,如咳嗽、打喷嚏、慢跑
Ⅱ级	尿失禁发生在中度压力下,如快速运动或上下楼梯
Ⅲ级	尿失禁发生在轻度压力下,如站立时。患者在仰卧位时可控制尿液

2. 既往史 对脱垂的患者,需详细询问孕产史,有无阴道助产、产伤、巨大儿分娩史等,产后是否过早体力劳动,有无长期便秘、慢性咳嗽等增加腹压的慢性疾病。对尿失禁者,还要了解对尿失禁有直接影响的全身性疾病,如糖尿病、血管功能障碍、慢性肺疾病以及神经系统疾病。

3. 体格检查和辅助检查

(1) POP 的相关检查:判断脱垂的部分和程度时,特别有用的方法是将盆腔分为不同的区域。检查前盆腔时,把窥具放在阴道后壁向下拉;检查后盆腔时,把窥具放在阴道前壁向上拉。同时注意有无溃疡存在,其部位、大小、深浅、有无感染等。注意子宫颈的长短,做宫颈细胞学检查。如为重度脱垂,可触摸子宫大小,将脱出的子宫还纳,做双合诊检查子宫两侧有无包块。双合诊检查泌尿生殖裂隙宽松情况及肛提肌损伤和松弛程度。在评价后盆腔缺陷时,三合诊检查也很重要,用于区分阴道后壁缺损和肠疝或者两者同时存在。鼓励患者做Valsalva 动作(紧闭声门的屏气)获得最大限度的膨出。对于严重的 POP 患者,脱垂产生的尿道扭曲效应可能掩盖潜在的漏尿问题(隐匿性 SUI),因此应将脱垂复位行基础膀胱功能测定,包括尿流率、残余尿的测定。

(2)尿失禁的相关检查

1)压力试验:患者膀胱充盈时取截石位检查,咳嗽时有尿液不自主溢出可提示 SUI。如果截石位状态下没有尿液溢出,应让患者站立位时重复压力试验。

2)指压试验:检查者中、示指放入阴道前壁的尿道两侧,指尖位于膀胱与尿道交界处,向前上抬高膀胱颈,再行诱发压力试验。如 SUI 现象消失,为阳性。

3)棉签试验:患者仰卧位,将涂有利多卡因凝胶的棉签置入尿道,棉签头处于尿道膀胱交界处,分别测量患者在静息时及 Valsalva 动作时棉签与地面之间形成的角度。角度差值小于 15° 为良好,大于 30° 说明解剖学支持薄弱。

4)尿动力学检查:包括膀胱内压测定和尿流率测定,主要观察逼尿肌的反射及患者控制或抑制这种反射的能力,并可以了解膀胱排尿速度和排空能力。

5)超声检查:利用即时或区域超声,可获得患者静息和做 Valsalva 动作时关于尿道角度、膀胱基底部和尿道膀胱连接处的运动和漏斗状形成的信息。另外,也可能发现膀胱或尿道憩室。

4. 疾病分度 关于 POP 的分度,目前常用方法是盆腔器官脱垂定量分期法(pelvic organ prolapse quantitation,POP-Q)。此分期系统是分别利用阴道前壁、阴道顶端、阴道后壁上的 2 个解剖指示点与处女膜的关系来界定盆腔器官的脱垂程度(表 17-2)。与处女膜平行以 0 表示,位于处女膜以上用负数表示,处女膜以下则用正数表示。阴道前壁上的 2 个点分别为 Aa 和 Ba 点;阴道顶端的 2 个点分别为 C 和 D 点;阴道后壁的 Ap、Bp 两点与阴道前壁 Aa、Ba 点是对应的。另外,还包括阴裂(Gh)的长度,会阴体(Pb)的长度,以及阴道的总长度(TVL)。测量值均用厘米表示。POP-Q 通过 3×3 表格记录以上各测量值(表 17-3),客观地反映脱垂程度(表 17-4)。

SUI 患者通过表 17-1~ 表 17-5 进行分度。

表 17-2 盆腔器官脱垂定量分期法的评估指示点

指示点	内容描述	范围
Aa	阴道前壁中线距处女膜缘 3cm 处,相当于尿道膀胱沟处	-3 至 +3cm
Ba	阴道顶端或前穹隆到 Aa 点之间,阴道前壁上段中的最远点	无阴道脱垂时,此点位于 -3cm,在子宫切除术后阴道完全外翻时,此点将为 +TVL
C	宫颈或子宫切除后阴道顶端所处的最远端	-TVL 至 +TVL
D	仍有宫颈时的后穹隆的位置	-TVL 至 +TVL,或空缺(子宫切除后)
Ap	阴道后壁中线距处女膜 3cm 处,Ap 与 Aa 点相对应	-3 至 +3cm
Bp	阴道顶端或后穹隆到 Ap 点之间,阴道后壁上段中的最远点,Bp 与 Ap 点向对应	无阴道脱垂时,此点位于 -3cm,在子宫切除术后阴道完全外翻时,此点将为 +TVL

POP-Q 分期应在向下用力屏气时,以脱垂最大限度出现时的最远端部位距处女膜的正负值计算;阴裂的长度(Gh)为尿道外口中线到处女膜后缘的中线距离,会阴体的长度(Pb)为阴裂的后端边缘到肛门中点距离,阴道总长度(TVL)为总阴道长度。

表 17-3 POP-Q 分度九格表

Aa	Ba	C
Gh	Pb	TVL
Ap	Bp	D

表 17-4 盆腔器官脱垂分度

分度	内容
0	无脱垂,Aa、Ap、Ba、Bp 均在 –3cm 处,C、D 两点在阴道总长度和阴道总长度 –2cm 之间,即 C 或 D 点量化值 < [*TVL–2]cm
I	脱垂最远端在处女膜平面上 >1cm,即量化值 <–1cm
II	脱垂最远端在处女膜平面上 <1cm,即量化值 >–1cm、但 <+1cm
III	脱垂最远端超过处女膜平面 >1cm,但 < 阴道总长度 –2cm,即量化值 >+1cm,但 < [TVL–2]cm
IV	下生殖道呈全长外翻,脱垂最远端即宫颈或阴道残端脱垂超过阴道总长度 –2cm,即量化值 > [TVL–2]cm

* 为了补偿阴道的伸展性及内在测量上的误差,在 0 和 IV 度中的 TVL 值允许有 2cm 的误差。

表 17-5 压力性尿失禁基于尿垫试验的客观分度

分度	内容
轻度	1h 漏尿 ≤ 2g
中度	2g<1h 漏尿 ≤ 10g
重度	10g<1h 漏尿 <50g
极重度	1h 漏尿 ≥ 50g

5. 功能评价 脱垂为影响生活质量的疾病,应评价其对泌尿道、性功能和肠道功能的影响,最好采用客

观的、以患者为主体的生活质量问卷,并注意患者是否有慢性盆腔痛,以了解手术的影响。推荐应用经中文验证过的问卷:盆底功能影响问卷简表(pelvic floor impact questionnaire-short form 7,PFIQ-7)和盆腔器官脱垂及尿失禁性生活问卷(pelvic organ prolapse-urinary incontinence sexual questionnaire,PISQ-12)评估上述症状的严重程度及对生活质量的影响,以便更精确地评价盆腔器官的功能及手术效果。

尿失禁对生活质量的影响建议使用经中文验证的尿失禁对患者生活质量影响问卷调查表简版(incontinence impact questionnaire-7,IIQ-7)。

6. **鉴别诊断** POP 要与下列疾病鉴别。

(1)阴道壁肿物:阴道壁肿物在阴道壁内,固定、边界清楚。膀胱膨出时可见阴道前壁有半球形块物膨出,柔软,指诊时可于肿块上方触及宫颈和宫体。

(2)宫颈延长:阴道脱出物主要为宫颈,双合诊检查阴道内宫颈虽长,但宫体在盆腔内,屏气并不下移。

(3)子宫黏膜下肌瘤:患者有月经过多病史,宫颈口见红色、质硬肿块,表面找不到宫颈口,但在其周围或一侧可扪及被扩张变薄的宫颈边缘。

(4)慢性子宫内翻:很少见。阴道内见翻出的宫体,被覆暗红色绒样子宫内膜,两侧角可见输卵管开口,三合诊检查盆腔内无宫体。

SUI 在症状和体征方面最易与急迫性尿失禁混淆,可通过尿动力学检测来鉴别明确诊断。

【治疗】

1. **盆底器官脱垂**

(1)非手术治疗:非手术治疗用于轻度到中度的脱垂、希望保留生育功能、不适合手术或不愿意手术的患者。目标是预防脱垂加重,减轻症状的严重程度,增加盆底肌肉的强度、耐力和支持力,避免或延缓手术干预。

非手术治疗包括：

1)改变生活方式：减轻体重，减少增加腹压的动作。

2)盆底康复锻炼：嘱咐患者行收缩肛门运动，用力收缩盆底肌肉3秒以上后放松，每次10~15分钟，每日2~3次。

3)放置子宫托：子宫托是一种支持子宫和阴道壁并使其维持在阴道内而不脱出的工具，有支撑型和填充型。重度脱垂伴盆底明显萎缩以及宫颈或阴道壁有炎症和溃疡者不宜使用子宫托，经期和妊娠期停用。第一次使用子宫托应在医师指导下进行安置。白天使用，晚间取出，洗净备用，使用后每3个月复查。不良反应包括阴道刺激、溃疡和分泌物增多、异味，膀胱阴道瘘、嵌顿和感染等。

4)中药和针灸：补中益气汤(丸)。

(2)**手术治疗**：手术治疗适用于尝试过保守治疗而效果不满意或不愿意保守治疗的患者，主要是有症状的脱垂、或者POP-Q Ⅲ度及以上的患者。合并中度以上SUI应同时行抗尿失禁手术。手术的主要目的是缓解症状、恢复正常的解剖位置和脏器功能。

手术路径包括经阴道、经腹和腹腔镜或几种方法联合。没有一种术式可适应所有患者，应根据其年龄、对性功能保留的要求、脱垂程度、宫颈长度和病变、有无子宫和附件疾病、合并症及以往治疗情况等综合分析考虑。常用的手术方式包括以下几种。

1)曼氏手术(Manchester手术)：包括阴道前后壁修补、主韧带缩短及宫颈部分切除术，适用于年龄较轻、宫颈延长的子宫脱垂患者。

2)经阴道子宫全切除及阴道前后壁修补术：适用于年龄较大、无需考虑生育功能的患者，但重度子宫脱垂患者的术后复发概率较高。

3)阴道封闭术：分阴道半封闭术(又称LeFort手术)

和阴道全封闭术。该手术将阴道前后壁分别剥离长方形黏膜面,然后将阴道前后壁剥离创面相对缝合,以部分或完全封闭阴道。术后失去性交功能,仅适用于年老体弱不能耐受较大手术、且无经阴道性生活要求者。

4) 盆底重建手术:可经阴道或腹腔镜或开腹完成。盆底重建手术包括以下几种:

A. 子宫/阴道骶前固定术:多采用合成网片一端缝合在双宫骶韧带或子宫切除者的阴道穹隆处宫骶韧带断端,网片另一端缝合在骶骨 S1(S4 前的坚韧纤维组织,即前纵韧带)上,为阴道顶端缺陷治疗的标准术式。

B. 阴道植入网片盆底重建手术:顶端植入合成吊带固定骶棘韧带,阴道前后壁植入合成网片支持阴道前后壁筋膜,达到重建目的。

C. 骶棘韧带固定术:通过近穹隆的阴道后壁切口分离阴道黏膜与直肠间隙达坐骨棘和骶棘韧带。将阴道残端缝合固定于距坐骨棘 2.5cm 的骶棘韧带上,能较好地保留阴道功能及保持阴道位于肛提肌板上的水平轴向,效果持久。

D. 高位骶韧带悬吊术:将宫骶韧带提起、用不可吸收缝线 2~3 针自身宫骶韧带缝合打结,以缩短其韧带长度。

2. 压力性尿失禁

(1) 非手术治疗:包括生活方式干预(减轻体重、戒烟、减少饮用含咖啡因的饮料、避免和减少增加腹压的活动和治疗便秘等慢性腹压增高疾病)、盆底康复锻炼、抗尿失禁子宫托、盆底电刺激、膀胱训练、α- 肾上腺素能激动剂和雌激素替代药物治疗,主要用于轻、中度 SUI 治疗和手术治疗前后的辅助治疗,30%~60% 能改善症状。

(2) 手术治疗:影响生活质量的尿失禁只有 SUI 方能考虑手术治疗,急迫性尿失禁如诊断不明确进行了手术则无效且加重症状。手术的主要适应证包括:非手术治疗效果不佳或不能坚持、不能耐受的患者;中重度 SUI,严重影响生活质量的患者;POP 伴有 SUI 需行盆底手术者,可同时行抗尿失禁手术。

手术方法众多,目前公认的标准术式为耻骨后膀胱尿道悬吊术和阴道无张力尿道中段悬吊带术。因阴道无张力尿道中段悬吊带术更为微创,已成为一线手术治疗方法。以 Kelly 手术为代表的阴道前壁修补术在以往一直为 SUI 治疗的主要手术,是通过阴道前壁修补,对尿道近膀胱颈部折叠筋膜缝合,达到增加膀胱尿道阻力作用。该手术方法比较简单,但解剖学和临床效果均较差,术后 1 年治愈率约为 30%,并随时间推移而下降。目前已认为并非治疗 SUI 术式。

1)耻骨后膀胱尿道悬吊术:术式很多而命名不同,但均遵循 2 个基本原则。①缝合膀胱颈旁阴道或阴道周围组织,以提高膀胱尿道交界处;②缝合至相对结实和持久的结构上,最常见为缝合至髂耻韧带,即 Cooper 韧带(称 Burch 手术)。Burch 手术有开腹途径、腹腔镜途径和"缝针法"完成。

2)阴道无张力尿道中段悬吊带术:悬吊带术可用自身筋膜或合成材料。近年来医用合成材料的发展迅速,以聚丙烯材料为主的合成材料的悬吊带已得到全世界普遍认同和广泛应用。经阴道无张力尿道中段悬吊带术(TVT)的悬吊带为编织的普理灵网带;经闭孔的尿道中段悬吊带术(TOT 和 TVT-O,其闭孔穿刺方向为"里→外")是将与 TVT 同样的吊带经阴道内切口放置于两侧闭孔之间、尿道中外 1/3 处的下方,两端从大腿内侧切口穿出。除解剖型 SUI 外,尿道内括约肌障碍型 SUI 和合并有急迫性尿失禁的混合性尿失禁也为该手术适应证。术后 1 年治愈率在 90% 左右。

【Tips】

盆腔器官脱垂治疗方式有非手术治疗和手术治疗。

治疗目的是缓解症状,恢复正常的解剖位置和脏器功能,子宫托和盆底康复锻炼的非手术治疗为一线治疗。手术主要是重建时针对中盆腔的建设,通过吊带、网片和缝线把阴道穹隆组织或宫骶韧带悬吊固定于骶骨前、骶棘韧带,也可行自身宫骶韧带缩短缝合术。子宫可以切除或保留,可以经阴道或经腹腔镜或开腹完成。图17-1为POP诊治流程。

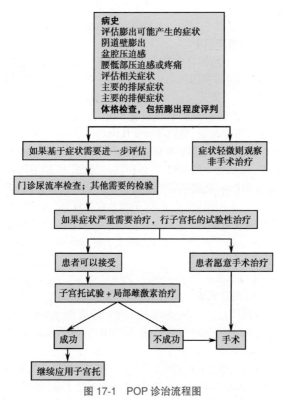

图 17-1　POP 诊治流程图

（宋晓晨）

第十八章

生殖器官畸形

【背景知识】

女性生殖器官在形成、分化过程中,若受到某些内源性因素(如基因或染色体异常等)或外源性因素(如使用性激素类药物)的影响,原始性腺的分化、发育、内生殖器始基的融合、管道腔化和发育以及外生殖器的衍变可发生改变,导致各种女性内、外生殖器官畸形发生。常见的生殖器官畸形有:①正常管道形成受阻所致异常,包括处女膜闭锁、阴道横隔、阴道纵隔、阴道闭锁和宫颈闭锁;②副中肾衍生物发育不全所致异常,包括无子宫、无阴道、始基子宫、子宫发育不良、单角子宫和输卵管发育异常;③副中肾管衍生物融合障碍所致异常,包括双子宫、双角子宫、鞍状子宫和纵隔子宫等发育异常。

【接诊要点】

1. 临床表现

(1)闭经:约 50% 原发性闭经的患者为性腺发育异常,20% 为生殖器官畸形(如 MRKH 综合征、处女膜闭锁等)。

(2)生殖器官梗阻症状:生殖器官完全梗阻最常见的表现为痛经和周期性下腹痛,还可有盆腔子宫内膜异位症的相关症状。生殖器官不完全梗阻时,可出现月经淋漓不尽。当梗阻合并感染时,表现为急性盆腔炎症性疾病的相关症状。

(3)不良妊娠结局:不同类型的子宫畸形可能与流产、早产、胎位异常、胎儿生长受限、产程进展异常、产后出血相关。残角子宫妊娠可导致子宫破裂,甚至危及生命。

(4)性交困难:因无法进行正常的性生活或性交困难而首诊。多为外阴阴道畸形。

(5)泌尿系统发育异常症状:30%~50%的生殖器官畸形患者存在泌尿系统发育异常。大部分患者无泌尿系统症状;部分可出现月经期血尿和泌尿系统感染症状;少部分尿道开口异常者,可有阴道结石。

(6)合并其他器官畸形:部分患者合并骨骼、心脏、耳、眼等其他多发性畸形而出现相应症状。

2. 体格检查

(1)全身一般检查:注意第二性征的发育情况,如身材、体态及乳房的发育是否正常,以排除有无性腺发育异常。

(2)妇科检查:外生殖器的形态有助于外生殖器畸形的诊断,盆腔双合诊检查和必要时的三合诊或肛诊可以帮助了解阴道、子宫颈和子宫的情况,发现内、外生殖官畸形。

3. 辅助检查

(1)影像学检查:影像学检查的主要目的为提示生殖器官畸形的部位、局部解剖特点、是否存在相关合并症,以及排查有无合并其他器官形态学异常。盆腔超声检查因无创、费用低廉,应为第一步的检查方法。三维超声和盆腔 MRI 检查对子宫颈畸形、子宫畸形、盆腔复杂畸形的诊断有优势,常作为进一步的诊断手段。X 线和CT 检查对于合并骨骼系统畸形的排查有价值。注意应常规同时行泌尿系统影像学检查。

(2)子宫输卵管造影:可以显示宫腔和输卵管的位

置、形态、大小，能够较好地显示大部分的宫腔发育异常，是协助诊断子宫畸形的主要方法，有其他辅助检查不可替代的优势。但不能反映子宫外部轮廓，在进行子宫畸形的分类时应予以考虑。

(3)实验室检查：特殊的实验室检查包括染色体检查及女性激素水平检查，必要时需检查有关下丘脑、垂体、肾上腺皮质功能的试验等来协助诊断。

(4)内镜检查：对于合并有其他手术治疗指征、经上述辅助检查仍不能完全明确诊断者，可考虑进行腹腔镜或宫腔镜检查进行诊断并同时完成治疗。少数合并下泌尿道(尿道、膀胱)畸形的患者，膀胱镜检查有助于协助诊断。

【分类】

女性生殖道畸形有许多分类，但目前世界范围内广泛接受的是美国生育协会(AFS)1988年制定的生殖道畸形分类系统。该分类系统根据胚胎学发育的理论基础，完善了子宫、阴道发育异常的分类，现普遍应用于临床，具体分型如下。①副中肾管发育不良：包括子宫、阴道未发育，该类畸形患者无生育潜能。②泌尿生殖窦发育不良：泌尿生殖窦未参与形成阴道下端，主要表现为不同程度的阴道闭锁。③副中肾管融合异常：又可进一步分为副中肾管垂直融合异常、侧面融合异常和垂直-侧面融合异常，患者主要表现为阴道的各种隔。根据苗勒管发育异常的发生阶段，AFS又进一步将子宫发育异常分成7种不同的类型。Ⅰ：不同程度的子宫发育不全或缺失。Ⅱ：单角子宫、残角子宫(一侧中肾旁管发育不全或者缺失)。Ⅲ：双子宫(中肾旁管未融合，各自发育成子宫和阴道)。Ⅳ：双角子宫(宫角在宫底水平融合不全)。Ⅴ：纵隔子宫(子宫阴道纵隔未吸收或吸收不全)。Ⅵ：弓形子宫(宫底有一轻微凹陷：源于近乎完全吸收的子宫阴道纵隔)。Ⅶ：DES(diethystilbestrol,

己烯雌酚)相关异常(胎儿期在宫内受乙烯雌酚暴露可引起子宫肌层形成收缩带样发育异常,宫腔呈 T 形改变)。

【治疗】

1. 原则 生殖器官畸形明确诊断后,治疗原则依其畸形类型及患者的意愿而定。对于无临床症状或不需要解决生育问题的、染色体及性腺正常的患者可不进行治疗。大部分生殖器官畸形需要手术纠正,应解除梗阻、恢复解剖、促进生育和提高生命质量。手术治疗的途径可通过开腹、内镜、阴式 3 种术式来完成。同时注意对共存的泌尿道畸形进行矫治。对于复杂的多发性畸形或手术困难的生殖器官畸形的矫治,制订治疗方案时考虑的次序应为:先解决症状问题、再解决功能问题、再解决解剖问题,当然,三者均解决是最完美、最理想的目标。

2. 非手术治疗 见于 MRKH 综合征的顶压法成形阴道,是直接用模具在发育较好的外阴的舟状窝向内顶压成形阴道的方法,成功率可达 90%,无手术相关并发症。

3. 手术治疗

(1)外阴畸形的手术治疗:主要有处女膜异常、外生殖器男性化、小阴唇融合等畸形。

1)处女膜异常:这些异常包括处女膜闭锁、微孔处女膜、分隔处女膜、筛孔处女膜等,理想的手术时间包括新生儿期、青春期发生周期性下腹痛时。如果阴道积血导致子宫或输卵管积血、继发盆腔子宫内膜异位症或感染,一经确诊,应尽快手术。术前应排除阴道闭锁或 MRKH 综合征、完全雄激素不敏感综合征等先天性畸形。治疗包括手术切开处女膜并清除阴道积血,应在闭锁的处女膜最为突出部切开。

2)外生殖器男性化:外生殖器男性化主要表现为阴

蒂增大。手术关键是术前一定要明确诊断。按女性生活意愿或要求进行手术。建议青春期手术。手术应选择保留血管和神经的阴蒂整形术,同时手术矫治外阴其他畸形等。同时注意性腺的处理和内分泌治疗。

3)小阴唇融合:手术应在除外其他合并畸形或合并的全身内分泌系统疾病情况下进行,一经诊断,均需手术矫正。经期手术有利于通过经血流出路径明确阴道开口位置。手术需切开增高的会阴体,纵切横缝。术后需防止小阴唇再次粘连。

(2)阴道畸形的手术治疗

1)MRKH综合征:目前常用的人工阴道成形术包括羊膜法、腹膜法、肠道法和生物补片法等。人工阴道成形术即是在直肠与膀胱之间的间隙造穴,铺垫腹膜等自身组织或生物补片等完成阴道成形术。推荐18岁后进行治疗(如有特殊要求,建议有性生活要求前进行手术)。

2)阴道闭锁:阴道闭锁为生殖器官梗阻型畸形,分为阴道下段闭锁(即Ⅰ型)和阴道完全闭锁(即Ⅱ型)两类。一经诊断,应尽早手术治疗。阴道下段闭锁的患者阴道上段扩张积血可以提供充足的黏膜,手术成功率高,如患者无明显手术禁忌证,可直接行闭锁段切开,阴道上段开放,引流经血。如切开的闭锁阴道不长,可直接把上方的黏膜间断缝合至处女膜。一般术后无需佩戴模具,定期扩宫,预防挛缩即可。阴道完全闭锁的手术应选在"经期"(即有腹痛)时进行。阴道完全闭锁处理的关键为是否有保留子宫的可能。阴道完全闭锁多合并子宫颈发育异常、子宫体发育不良或子宫畸形,若子宫过小或无子宫颈结构,因无支撑结构,术后再闭锁风险高,目前主张直接行子宫切除术。阴道完全闭锁且有保留子宫可能者,需"上下结合",行子宫阴道贯通及子宫颈成形术。

3)阴道横隔:完全性阴道横隔患者在阴道发育成熟

后或青春期月经来潮后出现腹痛症状,一旦明确诊断,应尽早进行手术治疗。不完全性阴道横隔患者若生育前出现临床症状或影响生育,则需行手术治疗。对于妊娠期发现的不完全性阴道横隔,若横隔薄者,可于临产时处理;若横隔较厚处理困难,可选择剖宫产术。一般选行阴道横隔切开术,尽可能切除阴道横隔,创面上下端的阴道黏膜用可吸收缝线间断缝合。术后定期扩张,防止阴道狭窄。

4) 阴道纵隔:阴道纵隔不影响性生活及分娩者无需手术(如完全性阴道纵隔合并双子宫颈者)。有不孕或反复流产史的完全性或部分性阴道纵隔影响性生活或分娩时阻碍胎先露下降者,应行阴道纵隔切除术。

5) 阴道斜隔综合征:一经确诊,尽早行阴道斜隔切除术,缓解症状和防止并发症的发生,并保留生育能力。治疗若不及时,则可继发盆腔子宫内膜异位症、盆腔感染。手术选择在月经期进行,阴道壁肿物或闭锁侧宫腔积血张力大,易于定位。阴道斜隔切除术是理想的手术方式,手术的关键在于充分切除斜隔,保证引流通畅。

(3) 子宫畸形

1) 残角子宫:残角子宫的治疗取决于是否是有功能性内膜的子宫。若超声或 MRI 等影像学检查未提示残角子宫有内膜存在,并且无周期性腹痛的症状,可不处理。若影像学检查(或腹腔镜)证实残角子宫宫腔有内膜存在、有症状者,需尽早行残角子宫切除术,同时切除同侧输卵管。合并子宫内膜异位症的患者,同时进行相应的手术治疗。

2) T 形子宫:T 形子宫患者同时有不孕史或不良孕产史时,可选择宫腔镜手术治疗。手术选择宫腔镜 T 形子宫畸形矫正术,术中与子宫侧壁垂直自宫底部向子宫峡部切开子宫侧壁,术后可选择放置宫腔内球囊或宫内节育器预防继发性宫腔粘连,并给予雌孕激素周期治疗,促进子宫内膜生长。术后 3 个月再次宫腔镜检查评估。

3)双角子宫:既往无不良孕产史者,可先试孕;有生育要求及有不孕、不良产史者,可行宫腹腔镜联合手术。腹腔镜仔细检查盆腔,并在其监护下进行宫腔镜子宫隔板切除术,腹腔镜下横行切开子宫底至距双侧子宫角1~1.5cm,纵向间断缝合子宫底全层以闭合宫腔(即横切纵缝)。术后放置宫内节育器或口服雌、孕激素预防宫腔粘连。

4)纵隔子宫:纵隔子宫分为部分子宫纵隔和完全子宫纵隔。既往无不良孕产史者,可先试孕。有生育要求及有不孕、不良产史者,可在腹腔镜或 B 超监视下行宫腔镜子宫纵隔切除术。部分子宫纵隔切除术电切环从纵隔尖端开始电切,横向左右交替,直到纵隔基底部;完全子宫纵隔切除术注意两侧宫腔是否相通。相通者自子宫颈内口水平开始进行纵隔切除术;不相通者在对侧宫腔内放入探针作为指示,切开纵隔使左右两侧宫腔相通,再进行纵隔切除。

5)Robert子宫:与子宫颈不相通一侧的子宫盲腔内,会积血。也有罕见病例报道,因隔上有孔,于子宫盲腔内妊娠,则类似于残角子宫妊娠。可在腹腔镜联合超声监护下,宫腔镜下电切切开,并尽量切除子宫内的隔膜。术后可考虑放置宫内节育器预防粘连,根据隔膜的厚度及术后子宫内膜缺损的程度,决定是否加用雌激素辅助子宫内膜生长修复。

【Tips】

女性生殖器官畸形种类多样,临床表现各不相同,部分畸形并不常见,临床上极易误诊、误治。因女性生殖系统与泌尿系统在胚胎起源上均起源于体腔上皮、内胚层和外胚层,故生殖系统的发育异常常合并泌尿系统发育异常,妇产科医生在诊治女性生殖道畸形患者的同时,要考虑是否伴有泌尿系统发育异常。不必要的手术和器官切除是在生殖器官畸形处理中特别值得提出警示的问题,不同类型的生殖器官畸形患者治疗方案各异。接诊时,应结合患者的病史、临床表现及辅助检查,做出准确判断,并根据不同的畸形类型制订相应的治疗方案。

(陈 娜)

第三篇

计划生育学

第十九章

避孕和绝育方法

一、避孕方法

【背景知识】

1. 可供选择的避孕方法（contraception）

(1) 自然避孕法（NFP）。

(2) 体外排精法（CI）。

(3) 屏障避孕法（BARR） 如男或女用避孕套、阴道隔膜（子宫帽）、杀精剂等。

(4) 阴道避孕环（IVR）。

(5) 复方口服避孕药（COCs）。

(6) 单方孕激素避孕片/针（POP/Is）。

(7) 复方注射避孕针剂（CICs）。

(8) 皮下埋置物（NOR）。

(9) 宫内节育器（IUD）。

(10) 紧急避孕（ECPs）。

(11) 哺乳期闭经避孕（LAM）。

(12) 男/女性绝育术（STER）。

2. 药具机制

(1) 口服避孕药：利用雌、孕激素对下丘脑和垂体的负反馈抑制，抑制卵的成熟和排出。

(2) 探亲避孕药：使宫颈黏液发生不利于精子穿过的变化。

(3)紧急避孕药:抗排卵、抗受精、抗着床、抑制输卵管蠕动。

(4)复方口服避孕药:其形成的"假周期"是内膜受激素刺激后的撤退性出血,用药后闭经往往反映正常激素状态的过度抑制。

(5)IUD引起月经过多的机制:过量组胺释放,毛细血管脆性增加,纤维蛋白溶解活性增加;含铜IUD的失血量较少变化,可能由于铜离子刺激平滑肌收缩,并通过对前列腺素F_2(PGF_2)的作用使内膜血管收缩。

【应用要点】

1. 口服避孕药

(1)禁忌证

1)严重心血管疾病,如冠心病、高血压。

2)急性和慢性肝炎、肾炎。

3)血液病或血栓性疾病。

4)内分泌疾病,如糖尿病、甲状腺功能亢进。

5)激素依赖性肿瘤。

6)可疑或已知妊娠者。

7)产后半年内或月经未来潮者。

8)月经少或年龄大于45岁者。

9)吸烟者。

10)生活不能自理者。

(2)种类

1)短效片(单相片或三相片):孕激素＋炔雌醇或单方孕激素避孕片。

2)长效片:孕激素＋炔雌醇。

3)紧急避孕:左炔诺孕酮或米非司酮(RU486)。

4)探亲片:孕激素。

2. 宫内节育器(IUD)

(1)常用IUD

1)带铜T形宫内节育器。

2）含铜无支架 IUD（又称吉妮 IUD，植入型宫内节育器）。

3）左炔诺孕酮 IUD（又称曼月乐，含左炔诺孕酮，直接对内膜起作用）。

（2）IUD 的特点

1）高效：第 1 年内妊娠率 <1/100 妇女年。

2）长效：使用 5~10 年。

3）安全：局部作用，对全身无影响。

4）可逆：取器后生育能力恢复快。

5）方便：一次放置，长期有效，便于检查和取出。

（3）禁忌证

1）妊娠或可疑妊娠。

2）生殖器炎症。

3）生殖器官肿瘤。

4）月经频发、月经过多或不规则阴道出血。

5）宫颈松弛、重度裂伤、重度狭窄及重度子宫脱垂（不适于 T 形环和曼月乐）。

6）生殖器畸形。

7）较严重的全身急性和慢性疾病。

8）各种未愈性病。

9）盆腔结核。

10）人工流产后，有宫腔内组织残留或感染可能时。

11）有铜过敏者不宜放置铜节育环。

（4）放置时间

1）月经干净 3~7 天内，或经期（限曼月乐）。

2）月经延迟或哺乳期，闭经期间应除外妊娠后方可放置。

3）阴道分娩后 42 天，会阴切口愈合，子宫恢复正常。

4）人工流产吸宫术或钳刮术后，中孕引产或流产后 24 小时内清宫术后（子宫收缩不良、出血过多或有感染可能者除外）。

5）剖宫产术后满 6 个月。

（5）取器时间

1）月经干净后 3~7 天为宜。

2）因月经过多，随时可取出。

（6）取器时禁忌证

1）生殖器官及盆腔急性炎症。

2）全身情况不良，不能耐受手术或疾病急性发作期。

3. 皮下埋置物（norplant）

（1）类型

1）Ⅰ型：Capsule×6；左炔诺孕酮 36mg×6：有效期 5 年。

2）Ⅱ型：Rod×2。国内左炔诺孕酮 75mg×2，有效期 4 年；国外左炔诺孕酮 70mg×2，有效期 3 年。

（2）效果和不良反应：有效率接近 99%，有 80% 使用者有不规则出血。

4. 紧急避孕（postcoital contraception）

（1）定义：指在未采取避孕措施下的性交或避孕失败后为防止非意愿妊娠而采取的紧急措施。

（2）方法

1）紧急避孕药：同房后 72 小时内间隔 12 小时服用 2 次左炔诺孕酮 0.75mg，或米非司酮 10mg 或 25mg。

2）其他方法：未保护同房后 5 天内放置含铜 IUD。

5. 外用避孕药具

（1）阴茎套：又称男用避孕套，是世界上最常用、无害的男用避孕法。不但可以避孕，而且可以防止性传播疾病。

性生活后检查避孕套如有破裂，应采取紧急避孕措施。如能正确使用，避孕成功率可达 95% 以上。

（2）女用避孕套：又称阴道套，也能预防性传播疾病和艾滋病的传播。以下情况不宜使用：阴道过紧、生殖道畸形、子宫Ⅱ度及以上脱垂、生殖道急性炎症、女用避孕套过敏。

（3）阴道杀精剂：是性交前置入女性阴道，具有抑制精子活性作用的一类化学避孕制剂。以壬苯醇醚为主要成分，最快者5秒内使精细胞膜产生不可逆改变。

性交前5~10分钟将载有药物不同剂型（栓、片或膜）置入阴道深处，待其溶解后即可性交。正确使用后的避孕效果达95%以上。一般对局部黏膜无刺激或损害，少数妇女有灼烧感。

6. 自然避孕法 又称安全期避孕法，是指不用任何药物、工具或手术方法，顺应自然的生理规律，利用女性月经周期中生理上产生的不同自然信号来识别其处于月经周期中的"易孕期"或"不易受孕期"，从而选择性交时间，以达到避孕的目的。自然避孕法包括日历表法、哺乳期闭经避孕法、基础体温测量法、宫颈黏液观察法。

卵子自卵巢排出后可存活1~2天，而受精能力最强时间是排卵后24小时内。精子进入女性生殖道后可存活3~5天。因此，理论上，排卵前后4~5天内为易孕期，其余的时间不易受孕为安全期。但事实上，妇女排卵时间可受多种因素影响而推迟或提前，还可能发生额外排卵。因此，安全期避孕法并不十分可靠，失败率达20%。

二、绝育方法

【背景知识】

可供选择的绝育方法：经腹输卵管结扎术；腹腔镜输卵管结扎术。

【应用要点】

1. 适应证 ①自愿接受绝育术而无禁忌证者；②患有严重全身疾病不宜生育而行治疗性绝育术。

2. 禁忌证 ①急性生殖道和盆腔感染，腹壁皮肤感染等，应在感染治愈后再行手术；②24小时内有两次间隔 4 小时的体温在 37.5℃或以上;③全身情况不良,不能耐受手术;④严重的神经症;⑤各种疾病的急性期;⑥腹腔粘连、心肺功能不全、膈疝等。

3. 手术方式 ①开腹多采用抽芯近端包埋法;②腹腔镜将弹簧夹钳夹或者硅胶环套于输卵管峡部,阻断输卵管通道。

4. 术后并发症 ①出血或血肿;②感染;③脏器损伤;④绝育失败。

【避孕并发症】

1. 激素避孕的并发症

(1)类早孕反应:为激素刺激胃黏膜引起的恶心、食欲缺乏、头晕等症状。如症状不重,坚持服药数日后可自然缓解或消失,症状严重需要更换剂型。

(2)突破性出血:漏服、不按时服用或个人体质可能造成体内激素水平不稳定,无法维持子宫内膜的正常生长,表现为阴道淋漓出血。根据出血量多少,可采取每晚加服炔雌醇 0.005~0.01mg(1~2 片),与避孕药同服至 22 天停药。如出血似月经量或近周期结束时可直接停药,自阴道出血第 5 天开始一个新的周期服药。

(3)停经或月经过少:规律周期用药时,如果停药后无阴道出血,可在停药第 7 天开始服用下一周期的避孕药。如连续 2 周期无阴道出血,应考虑更换其他种类的避孕药。如换药后仍停经,应停止服药期待阴道出血。也可以采用黄体酮撤退法使阴道出血。停药 6 个月仍闭经的女性不能忽视患其他疾病如垂体瘤的危险,应全面评估,仔细查找原因。月经量减少者通常无需处理,如月经过少可每日加服炔雌醇,用法同突破性出血的处理。

(4)体重增加:短效避孕药中的孕激素有弱雄激素样作用,可促进体内合成代谢,或致水钠潴留,长期口服此类避孕药可致少数妇女体重增加。这种体重增加不导致肥胖症,不影响健康,不用特别处理。

（5）色素沉着：少数妇女颜面皮肤出现淡褐色色素沉着，停药后多数妇女可自然减轻或恢复，不用特别处理。

2. 宫内节育器（IUD）的并发症

（1）放置 IUD 术中的并发症：出血、子宫穿孔、脏器损伤和心脑综合反应（极少见）。多因子宫位置和宫腔深度检查有误造成。前位子宫多造成子宫后壁穿孔，后位子宫多造成子宫前壁穿孔，如穿孔部位有较大血管会造成腹腔内出血，探针或其他锐利器械会造成其他脏器损伤，继发腹腔内感染。

处理原则包括：

1）开放静脉通路，监测血压、脉搏等指标，维持患者生命体征稳定。

2）评估损伤的严重情况。明确造成损伤的器械种类和部位，可能造成的损伤类型和范围。

3）IUD 定位并取出。在未明确损伤情况的时，不要贸然强行拉尾丝或环的可见部分，可采用宫腔镜和腹腔镜，必要时开腹手术。

（2）IUD 术后并发症：感染、铜过敏、IUD 下移、异位、断裂或带环妊娠。

处理原则包括：

1）IUD 与一般的盆腔感染性疾病没有直接关系，但是"盆腔放线菌感染"是与 IUD 有关的独特感染，首选青霉素治疗，治疗效果明确。如果在带 IUD 妇女阴道分泌物中发现放线菌感染时，首先要治疗放线菌感染，然后及时取环。

2）金属过敏的妇女不宜采用带铜的 IUD 避孕，如 TCu220、TCu380 或爱母环等。

3）随诊过程中发现环下移或异位时需及时将 IUD 取出。带环妊娠建议尽早终止妊娠。

4）环的断裂常发生在取环时，环的残留部分是否一定要取出需根据临床评估而定。

(3) IUD 的其他不良反应:阴道淋漓出血、腹痛、白带增多。可对症处理。如无效并影响生活者可取环,选择其他避孕方法。

3. 非激素性避孕方法的并发症

(1)性交中断(体外射精)和安全期避孕:失败率较高。

(2)阴道隔膜或阴道环:放置和取出时要注意清洁,避免阴道感染。

(杨 华)

三、避孕失败后的补救

【背景知识】

避孕失败后预防妊娠的方法为紧急避孕,避孕失败后妊娠的补救措施为人工终止妊娠。紧急避孕(emergency contraception)是指在无保护性生活,或避孕失败(如阴茎套破裂、阴茎套滑脱)或特殊情况性交(如被强奸)后 3 天内,妇女为防止非意愿妊娠而采用的避孕方法。人工终止妊娠简称人工流产,分为早期人工流产和中期妊娠引产。凡在妊娠 12 周内采用人工的方法终止妊娠称为早期妊娠终止。早期人工流产可分为手术流产与药物流产两种方法。手术流产又分为负压吸引术与钳刮术。人工流产和紧急避孕仅作为避孕失败后的补救措施,不能作为常用的节育方法。

【接诊要点】

1. 紧急避孕的通用禁忌证

(1)已确定妊娠的妇女。

(2)若妇女要求紧急避孕但不能绝对排除妊娠时,经解释后可以给药,但应说明可能无效。

2. 手术流产的适应证及禁忌证

(1)负压吸宫术适用于妊娠 10 周内自愿终止妊娠而无禁忌证或因某种疾病不宜继续妊娠者。

(2)负压吸宫术的禁忌证:各种疾病的急性期;急性、

亚急性生殖道炎症未经治疗者;全身健康状况不良不能耐受手术者。术前 2 次(间隔 4 小时),体温 ≥ 37.5℃。

(3)钳刮术适应证:妊娠 10~14 周自愿要求终止妊娠而无禁忌证,或因某种疾病(包括遗传性疾病)不宜继续妊娠者或其他流产方法失败。禁忌证同负压吸引术。

3. 药物流产的适应证及禁忌证

(1)适应证

1)年龄 18~40 周岁的健康妇女。

2)此次妊娠前 3 个月经周期规律(25~35 天)。

3)停经 ≤ 49 天内的正常宫内妊娠,B 超提示宫内孕囊 ≤ 2.5cm,最好 ≤ 2cm。

4)自愿使用米非司酮 / 前列腺素类似物,且能正常随访者。

5)对手术流产有顾虑或恐惧心理者。

6)手术流产的高危对象,如瘢痕子宫、多次人工流产及严重骨盆畸形等。

(2)禁忌证

1)曾有内科慢性疾病者:糖尿病、肝肾功能异常。

2)存在米非司酮禁忌证:肾上腺疾病或类固醇激素依赖性肿瘤等。

3)存在前列腺素禁忌证:二尖瓣狭窄、青光眼、高血压、镰状细胞贫血、严重哮喘、慢性结肠炎、癫痫、低血压等。

4)有血栓病史,严重肝病史或妊娠期皮肤瘙痒。

5)过敏体质。

6)此次妊娠前 1 个月或妊娠后使用过类固醇激素者。

7)带器妊娠。

8)妊娠剧吐。

9)贫血:血红蛋白(Hb)<95g/L。

10)吸烟超过每天 10 支或酗酒。

11）长期服用抗结核药、抗癫痫药、抗抑郁药、抑酸药、前列腺素合成抑制剂和巴比妥类药物。

12）异位妊娠或可疑异位妊娠。

【治疗】

1. 紧急避孕的方法

（1）紧急避孕药的种类：有甾体激素类和非甾体激素类。应用甾体激素类药物紧急避孕只能对这一次无保护性生活起保护作用，本周期内不应再有性生活，除非采用避孕套避孕。一般在无保护性生活后 72 小时内口服。

（2）紧急避孕药物的剂量与使用方法：见表 19-1。

表 19-1 紧急避孕药物的剂量与使用方法

名称	成分	含量 / mg	每次片数	服用次数	给药时间
左炔诺孕酮片	LNG	0.75	1	2	无保护性交后 72h 内首剂，12h 重复 1 次
复方左旋 18- 甲短效避孕药	LNG EE	0.015 0.03	4	2	同上
速效探亲片	炔诺孕酮 LNG	3 1.5	1/2	2	同上
米非司酮片	米非司酮	25	1	1	无保护性交后 120h 内
		10	1	1	同上

（3）药物紧急避孕的不良反应：常见轻微的胃肠道反应、头晕乏力、乳房胀痛、不规则阴道出血，下次月经来潮推迟或提前。米非司酮不良反应少而轻。

（4）紧急放置带铜宫内节育器（IUD）：可以作为紧急避孕方法，一般在无保护性生活后 5 日（120 小时）之内放入带铜 IUD，其妊娠率 <1%。

2. 手术流产的方法

（1）体位：受术者排空膀胱，取膀胱截石位。常规消毒外阴、阴道、铺巾。双合诊复查子宫位置、大小及附件情况。阴道窥器暴露宫颈并消毒。

（2）探测宫腔：宫颈钳夹持宫颈前唇后，用子宫探针探测子宫屈向和深度。

（3）扩张宫颈：宫颈扩张器扩张宫颈管，一般扩张至大于准备用的吸管半号或 1 号。

（4）吸管负压吸引：吸引前，需进行负压吸引试验。无误后，按孕周选择吸管粗细及负压大小，负压不宜超过 500mmHg。一般按顺时针方向吸引宫腔 1~2 周，即可将妊娠物吸引干净。

（5）检查宫腔是否吸净：用小号刮匙轻刮宫腔，尤其要注意宫底及两侧宫角部。全部吸出物用纱布过滤，检查有无绒毛、胚胎或胎儿组织，有无水泡状物。肉眼观察发现异常者，即送病理检查。

3. 手术流产的并发症

（1）子宫穿孔及脏器损伤：器械进入宫腔突然出现"无底"感觉，或其深度明显超过检查时子宫大小，均可诊断为穿孔，应停止手术，给予缩宫素和抗生素，严密观察患者的生命体征，有无腹痛、阴道出血及腹腔内出血征象。

（2）术中出血：负压吸宫术出血量 ≥ 200ml；钳刮术出血量 ≥ 300ml。

（3）人工流产综合反应：发生率 0.6%~12.5%，主要由局部刺激诱发迷走神经兴奋，表现为心动过缓、血压下降、面色苍白、出汗，甚至晕厥。术前适当镇痛、麻醉可能预防其发生。一旦出现心率减慢，静脉注射阿托品 0.5~1mg。

（4）吸宫不全：若无明显感染征象，应行刮宫术，刮出物送病理检查,术后抗生素预防感染。

(5)漏吸:若吸出组织送病理检查又未见绒毛或胚胎组织时,除考虑漏吸外,还应除外异位妊娠可能。确属漏吸,应再次行负压吸引术。

(6)术后感染:治疗为卧床休息,支持疗法,及时应用广谱抗生素。宫腔内残留妊娠物者按感染性流产处理。

(7)栓塞:空气栓塞已罕见,偶见羊水栓塞。

(8)宫颈裂伤:裂伤超过 2cm 者需可吸收线缝合修补。

(9)远期并发症:可有宫颈、宫腔粘连,慢性盆腔炎,月经异常,继发不孕等。

4. 术后注意事项

(1)休息:负压吸宫术:2 周。妊娠 3 个月内的钳刮术:3 周。妊娠 3 个月以上的钳刮术:4 周。

(2)禁盆浴、禁性生活 1 个月,但应每日清洗外阴。

(3)咨询并落实避孕方法,防止再次意外妊娠。

5. 药物流产的不良反应及注意事项 药物流产的不良反应轻,主要不良反应是药物流产后出血时间长和出血量多。此外,必须警惕异位妊娠误行药物流产导致休克。药物流产必须在正规、有抢救条件的医疗机构进行。

(杨 华)

第二十章

妊娠早、中期终止妊娠的方法

【背景知识】

终止妊娠是指通过人工干预措施主动终止胎儿在孕妇体内生长发育的过程。一般是由于意外怀孕、胎儿有严重生理缺陷、孕妇患有妊娠期疾病，或因各种原因引起的胎儿发育异常而采取医学方法使妊娠结束。妊娠早期终止妊娠方法主要包括药物流产、负压吸宫术和钳刮术。妊娠中期终止妊娠方法主要有羊膜腔内注药法和剖宫取胎术。现介绍各终止妊娠方法如下。

【接诊要点】

1. 药物流产

(1)适应证

1)确定为宫内孕，妊娠 ≤ 49 天(7 周)，患者自愿终止妊娠，便于密切随访者。

2)因合并其他内、外科合并症而不宜继续妊娠者。

3)对手术流产有顾虑的患者。

4)手术流产的高危人群，如瘢痕子宫、多次人工流产史，严重骨盆畸形等。

5)手术流产困难或失败时，如子宫畸形无法顺利进入宫腔、宫颈手术后宫颈粘连或无法暴露等。

(2)禁忌证

1)可疑异位妊娠时。

2)全身器官疾病控制不佳者,如肝肾功能异常、凝血功能异常等。

3)生殖系统急性炎症期。

4)合并米非司酮禁忌证,如肾上腺疾病或与甾体激素相关的肿瘤。

5)合并米索前列醇禁忌证,如青光眼、高血压、支气管哮喘、镰状细胞贫血、二尖瓣狭窄等。

6)妊娠剧吐水、电解质代谢失衡未纠正时;严重贫血。

7)长期服用抗结核药、抗抑郁药、抑酸药、前列腺素合成抑制药和巴比妥类药物等。

(3)接诊要点

1)向患者及家属详细交代用药目的及可能发生的各种风险及可能的结局,在征得同意的情况下方可行药物流产。

2)详细询问病史,包括避孕史,尤其注意既往人工流产、剖宫产史,是否合并生殖道发育异常,有无合并其他系统疾患等,尤其注意是否在哺乳期。

3)妇科检查,完善盆腔超声、凝血、感染指标、血常规等各项术前化验结果,做阴道清洁度检查。

(4)用法及用量:常用方法米非司酮50mg,q12h,共2天。第3天晨起空腹顿服米索前列醇600μg。服用米索前列醇后6小时若无宫缩可再口服200μg。

(5)观察指标及注意事项

1)服药前后2小时禁食、水,以防服药后胃肠道反应呕吐出药片。如出现,则需及时补服。

2)严密观察有无药物副作用,如胃肠道反应、过敏反应等,对症处理。

3)少数患者服用米非司酮期间即发生阴道出血、腹痛,甚至胎囊排出。

4)胎囊排出后应让医生检查确认是否绒毛,必要时送病理,B超核实宫内胎囊是否消失。

5)清宫指征

A.用药期间发生阴道严重出血应及时清宫。

B.服用米索前列醇当天孕囊未排出,可观察1周,如仍未排出,为药物流产失败,应及时清宫。

C.如孕囊排出后3周仍有阴道出血,超声提示宫内有残留时应及时清宫。

6)门诊随诊,注意月经复潮情况并指导避孕方法。

2. 负压吸引术

(1)适应证:妊娠10周内,要求终止妊娠或孕妇因合并症不宜继续妊娠者。

(2)禁忌证

1)各种疾病的急性阶段,特别是生殖器急性炎症。

2)术前24小时内体温2次在37.5℃以上者,暂缓手术。

3)可疑葡萄胎、绒癌或子宫相关恶性肿瘤的患者。

4)合并全身系统疾病,特别是血液疾病等凝血障碍的患者应纠正后住院手术。

(3)接诊要点

1)详细询问病史,注意既往人工流产、剖宫产史,是否有生殖道发育异常,本次妊娠是否哺乳期,既往健康状况,有无合并其他系统疾患及手术史,必要时做相应辅助检查和会诊。

2)妇科检查,核对盆腔超声、各项术前化验结果,做阴道清洁度检查。

3)告知围手术期风险,尤其对于哺乳期、剖宫产术后1年内、多次流产史、带器妊娠等高危患者更应注意穿孔、出血感染以及残留等风险。

(4)手术操作要点

1)严格执行无菌操作:患者排空膀胱,取膀胱截石位后,常规消毒外阴及阴道,铺洞巾,再次行阴道检查,核对子宫位置、大小及质地。

2)探测宫腔,逐级扩张宫颈至大于所用吸管半号。

3)吸刮器械进入宫腔时,切勿接触阴道壁和外阴等部位,以减少感染机会。吸宫时负压一般在 300~500mmHg,不宜过大;吸管不要带负压进出宫颈管。

4)吸刮宫操作动作轻柔,注意吸刮双侧宫角,以免残留。绒毛吸出后可给予缩宫素肌内注射,预防子宫损伤和出血。

5)术后应仔细检查宫腔刮出物,首先确认有无绒毛组织,然后检查绒毛大小是否与孕周相符、肉眼检查有无水泡样组织等异常情况。必要时送病理检查。

(5)术后处理

1)没有采用麻醉时,人工流产后需卧床休息半小时以上;采用麻醉时,则需卧床休息至完全清醒。

2)术后休息 2 周,禁性生活及盆浴 4 周。

3)注意阴道出血及宫缩等情况。如阴道出血多于月经量、出血超过 2 周、阴道脓性分泌物、腹痛或发热等情况,应及时回院就诊。

4)术后应用抗生素预防感染。

5)术后做避孕宣教,及时落实避孕措施。

3. 钳刮术

(1)适应证:妊娠 10~14 周以内要求终止妊娠或孕妇因合并症不宜继续妊娠者。

(2)禁忌证:同负压吸引术。

(3)接诊要点:除与吸引术相同外,应做宫颈准备,使宫颈易于扩张至 8.5 号扩宫器以便于手术。可采用器械法:宫颈插管术(术前 12 小时经宫颈插入 16 号无菌导尿管);如无药物禁忌证者也可以采用药物法:术前 2 小时阴道后穹隆放置米索前列醇 200μg。

（4）手术操作要点

1）颈管扩张宜够大，一般扩张宫颈应至 8.5 号。

2）破羊水后应注意患者主诉，警惕羊水栓塞。

3）胎儿骨骼通过宫颈管时不宜用暴力，钳出时以胎体纵轴为宜，以免损伤宫体和颈管组织。

4）核对钳夹出的胎块组织，拼接并核对胎儿躯干、肢体和头骨是否完整。

5）术毕，检查宫缩和出血情况，给予宫缩剂。

（5）术后处理：术后应休息 3~4 周，余同吸引术。

4. 依沙吖啶羊膜腔内注药法

（1）适应证：孕 14~26 周要求终止妊娠或因孕妇合并症不宜继续妊娠者。

（2）禁忌证

1）生命体征不稳定者。

2）各种疾病急性期，严重高血压疾病、心脏病、血液病及贫血等不能耐受手术或宫缩剂者。

3）肝、肾功能明显异常患者。

4）阴道炎需经治疗后方能引产。

5）胎盘前置状态确诊者。

6）对依沙吖啶过敏者。

（3）接诊要点：除前面所述外，还应注意以下几点。

1）全身体格检查，妇科盆腔检查，血常规、尿常规、凝血、肝功能、肾功能、血型、感染等，阴道拭子细菌培养 + 药敏。

2）术前阴道冲洗 3 天。

（4）手术操作要点

1）经腹羊膜腔内注射前孕妇排空膀胱，取截石位，消毒后行阴道检查做宫颈评分。

2）选取穿刺点，一般在宫底下 1~2 指，中线旁开 1~2cm；定位困难时可 B 超定位。

3)用 7 号腰穿针垂直刺入腹壁,进入羊膜腔内时有明显落空感,空针回抽有羊水时,接上有依沙吖啶液的注射器,再次回抽见絮状羊水时,将依沙吖啶缓慢注入羊膜腔,拔针前还须回抽羊水,再次证实穿刺针仍然在羊膜腔内。

4)如羊水过少无法回抽或无法确认是否进入羊膜腔时,可在 B 超定位引导下穿刺。穿刺针进入羊膜腔内后试注入无菌注射用水 100ml 左右,B 超下可见到液体流入羊膜腔,证实穿刺针确实在羊膜腔内后注入依沙吖啶。由于氯化钠与依沙吖啶混合会形成结晶,所以只能采用无菌注射用水。

5)一次羊膜腔穿刺失败后可调整位置再穿刺一次,如仍然失败,则放弃羊膜腔内注药引产方法,不能第三次穿刺。可采用羊膜腔外依沙吖啶引产方法。

6)依沙吖啶单次注射剂量不能超过 100mg。

(5)术后处理

1)羊膜腔穿刺注药后口服抗生素预防感染。

2)注药后每天观察并记录宫缩、阴道出血及药物不良反应等。

3)注药后 72 小时内没有规律宫缩为引产失败,可行第二次注射。两次均失败者则应放弃羊膜腔内依沙吖啶引产方法,需采取其他引产方式。

4)羊膜腔注药时若宫颈评分小于 4 分者,可即时后穹隆放置一枚地诺前列酮(无用药禁忌证时),12 小时后取出;如宫缩过强或胎膜早破,需提前取出。联合应用地诺前列酮后,产程可能加快,应严密注意宫缩及宫口进展,观察药物副作用,并警惕产后出血发生。

5)如宫缩过强、穹隆膨出时,应及时肌内注射哌替啶或地西泮(安定)缓解宫缩,避免子宫破裂或穹隆穿孔。

6)胎儿及胎盘娩出后,应检查胎盘、胎膜是否完整,必要时辅助 B 超检查,发现胎盘胎膜不全应立即清宫。同时检查宫颈、前后穹隆是否有损伤,及时修补。

7)胎盘娩出后予以缩宫素促进子宫收缩,术后注意子宫收缩和阴道出血情况。

8)警惕及早期诊断羊水栓塞,并做好抢救准备。

9)产后采用芒硝敷乳房和焦麦芽茶饮退奶。全休 4 周,禁性生活和盆浴 4 周。

5. 剖宫取胎术

(1)适应证

1)凡妊娠 26 周以内,要求终止妊娠而不宜应用其他方法、应用其他引产方法失败或急需在短时内终止妊娠者。

2)需同时绝育者。

(2)禁忌证

1)合并其他系统疾病不能耐受手术者,需病情控制相对稳定时方可手术。

2)急性炎症,24 小时内测量体温 2 次高于 37.5℃以上者。

(3)接诊要点

1)详细询问病史,体格检查,妇科检查。签署知情同意书。

2)腹部备皮,术前一天睡前应用镇静剂,手术晨空腹,术前测体温,导尿。

3)术前常规备血。

(4)手术操作要点:基本操作步骤同足月剖宫产术。除常规剖宫产注意事项外,妊娠中期子宫下段形成差,应严格止血,紧密缝合,产后常规给予宫缩剂。

(5)术后处理

1)注意预防感染,注意观察子宫收缩及阴道出血情况。

2）产后采用芒硝敷乳房和焦麦芽茶饮退奶。全休并禁性生活和盆浴4周。

3）术后门诊随诊,有异常出血、腹痛、切口愈合不良等情况及时就诊。

（杨　华）

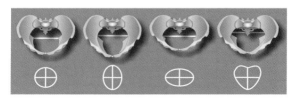

图 3-4 骨盆类型分类与主要狭窄环节

从左到右依次为：女型、类人猿型（三个平面横径均狭窄）、扁平型（入口平面前后径狭窄）、男型（中骨盆与出口平面均狭窄）。

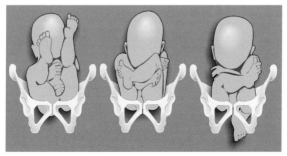

图 3-5 臀先露的种类

从左到右依次为单臀先露、混合臀先露、单足先露。

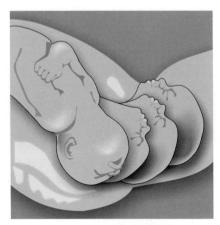

图 3-6 颏前位阴道分娩机制

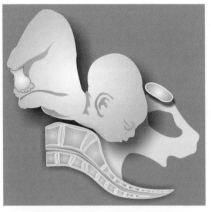

图 3-7 颏后位不能经阴道分娩

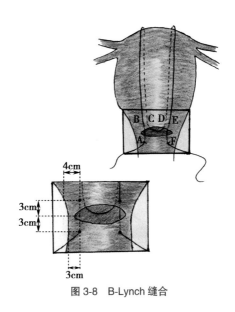

图 3-8 B-Lynch 缝合

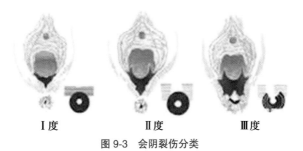

Ⅰ度   Ⅱ度   Ⅲ度

图 9-3 会阴裂伤分类

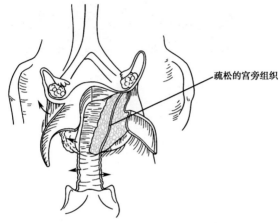

疏松的宫旁组织

图 10-1　盆腔蜂窝组织炎的感染途径

如箭头所示,病原体可通过直接扩散或经宫颈撕裂处、子宫创面等进入阔韧带之间的宫旁组织。会阴或阴道的撕裂伤通常只引起局部的蜂窝织炎,少部分可扩散至盆腔淋巴系统。

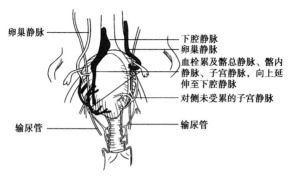

图 10-2　化脓性血栓静脉炎的传播途径

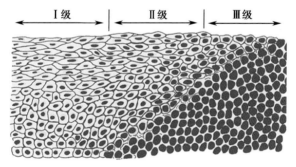

图 14-1　上皮内瘤变示意图

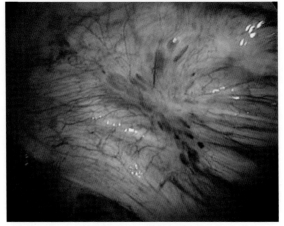

图 16-1　腹膜型 EM

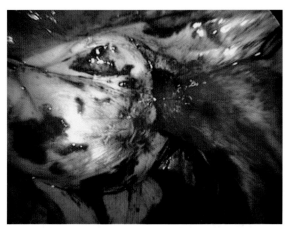

图 16-2　卵巢内膜异位囊肿

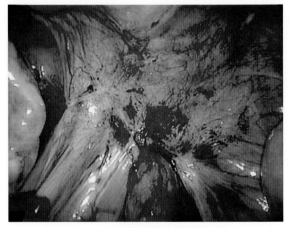

图 16-3　深部浸润型子宫内膜异位症

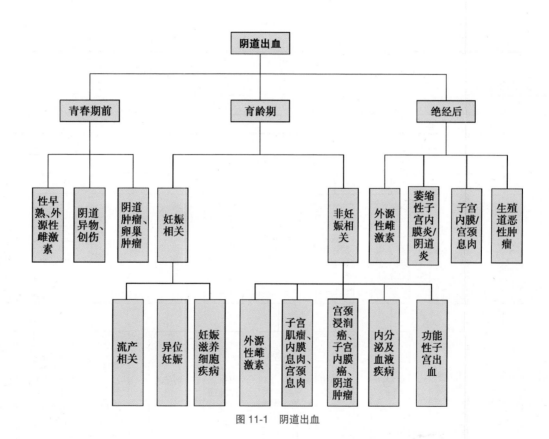

图 11-1　阴道出血

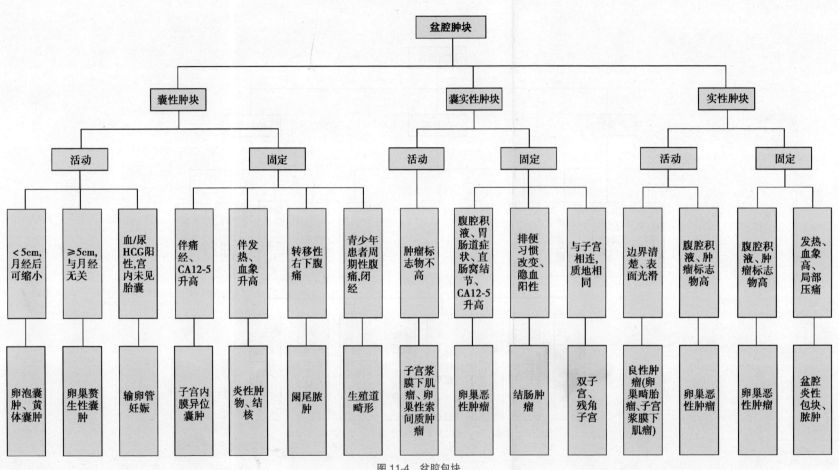

图 11-4　盆腔包块